Selecionando os Pontos Certos de Acupuntura

Um Manual de Acupuntura

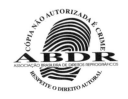

Dr. Geng Junying trouxe aproximadamente trinta anos de experiência em Medicina Tradicional Chinesa para este mais recente trabalho da terapia por Acupuntura. Professor do Departamento de Acupuntura da Universidade de Beijing, onde vem lecionando, pesquisando e conduzindo a prática clínica desde sua graduação em 1964. Suas publicações em chinês incluem ESTUDOS DOS CINCO SABORES DAS ERVAS, CONTRA-INDICAÇÕES E INTERDEPENDÊNCIA NAS FÓRMULAS DAS ERVAS e MOXIBUSTÃO TERAPÊUTICA CHINESA. Em inglês, é co-autor de MEDICINA TRADICIONAL CHINESA PRÁTICA E FARMACOLOGIA, uma série de cinco volumes, compreendendo TEORIAS BÁSICAS E PRINCÍPIOS, ACUPUNTURA E MOXIBUSTÃO, ERVAS MEDICINAIS, FÓRMULAS DAS ERVAS e EXPERIÊNCIAS CLÍNICAS.

Selecionando os Pontos Certos de Acupuntura

Um Manual de Acupuntura

Geng Junying
Huang Wenquan
Sun Yongping

Assistência de
Dong Xiang e Du Wei

Traduzido do Original: Selecting the Right Acupoints – A Handbook on Acupunture Therapy – First Edition

Copyright © 1995 by New World Press, Beijing, China.
ISBN: 7-80005-181-1/R.014

Copyright © 1996 da 1ª Edição pela Editora Roca Ltda.
ISBN: 85-7241-152-6
Reimpressão 2005

Nenhuma parte desta publicação poderá ser reproduzida, guardada pelo sistema "retrieval" ou transmitida de qualquer modo ou por qualquer outro meio, seja este eletrônico, mecânico, de fotocópia, de gravação ou outros, sem prévia autorização escrita da Editora.

Tradução e Revisão Científica
Dr. Licínio das Neves Carramate

Dados Internacionais de Catalogação na Publicação (CIP)
(Câmara Brasileira do Livro, SP, Brasil)

Geng, Junying
    Selecionando os pontos certos de acupuntura : um manual de acupuntura / escrito por Geng Junying Huang e Du Wei ; [tradução e revisão científica Licínio das Neves Carramate]. -- São Paulo : Roca, 1996.

    Título original: Selecting the right acupoints.
    ISBN 85–7241–152-6

    1. Acupuntura I. Huang, Wenquan. II. Sun, Yongping. III. Dong, Xiang. IV. Du, Wei. V. Título.

96–0211   CDD–610.951

Índices para catálogo sistemático:
    1. Acupuntura : Medicina chinesa   610.951

Todos os direitos para a língua portuguesa são reservados pela

EDITORA ROCA LTDA.
Rua Dr. Cesário Mota Jr., 73
CEP 01221-020 – São Paulo – SP
Tel.: (11) 3331-4478 – FAX: (11) 3331-8653
E-mail: vendas@editoraroca.com.br – wwww.editoraroca.com.br

Impresso no Brasil
Printed in Brazil

Introdução

Acupuntura, uma pérola brilhante na Medicina Chinesa, tem se expandido pelo mundo nos últimos anos. O resto do mundo está começando a ver o valor da Acupuntura, que os chineses já conhecem há milhares de anos. Ao contrário dos tratamentos médicos ocidentais, a Acupuntura utiliza ferramentas simples e orgulha-se de ter um baixo índice de efeitos colaterais. Associada a uma eficiência marcante, tem sido largamente aceita por ambos, médicos e pacientes.

A seleção dos pontos de Acupuntura é um dos fatores decisivos da terapia e a experiência acumulada pelos acupunturistas chineses em tempos remotos e atuais é importante para o sucesso de sua prática. Muito desse conhecimento é difundido através da Acupuntura clássica, livros modernos e revistas ou é possuído por médicos praticantes.

Em um esforço para expandir o conhecimento dos pontos de Acupuntura, e reunir esta vasta coleção de métodos em uma ferramenta concisa e útil, compilamos SELECIONANDO OS PONTOS CERTOS DE ACUPUNTURA – UM MANUAL DE ACUPUNTURA. O conteúdo deste livro exprime as práticas correntes na seleção dos pontos de Acupuntura e métodos recentemente desenvolvidos em pesquisas clínicas. Primariamente, este livro tem intenção de fornecer fácil acesso ao material de referência para os praticantes de Acupuntura que possuem um certo nível de conhecimento da ciência da Acupuntura. Mas também serve como um manual prático para principiantes.

Índice

Capítulo 1

Introdução geral aos métodos de seleção
dos pontos de Acupuntura 1
    Acupuntura corporal 1
    Auriculopuntura 7
    Acupuntura craniana 22
    Acupuntura ocular 25
    Acupuntura da Mão 26
    Acupuntura do Pé 30
    Acupuntura do Punho e Tornozelo 34

Capítulo 2

Terapias de Acupuntura 41
    Síncope 41
    Cefaléia 42
    Acidente vascular cerebral 46
    Ciatalgia 51
    Nevralgia do trigêmio 54
    Dor no hipocôndrio 56
    Espasmos diafragmáticos (soluços) 57
    Espasmo do gastrocnêmio 60
    Espasmo facial 61
    Paralisia facial 63
    Paralisia periódica 67
    Mal de Parkinson 68
    Mão trêmula (agrafia) 69
    Neurite múltipla 70
    Neurite do nervo cutâneo lateral da coxa .. 71

Neurites periféricas 74
Neurastenia 77
Histeria 80
Síndrome da menopausa 83
Epilepsia 84
Paraplegia 85
Lesão aguda dos tecidos moles da cintura 87
Lesão dos tecidos moles do joelho 89
Lesão dos tecidos moles do tornozelo 90
Espondilose cervical 94
Torcicolo 96
Periartrite da articulação do ombro 98
Epicondilite umeral externa 102
Tenossinovite 105
Gânglios 105
Síndrome *Pi* (juntas doloridas) 106
Lombalgia 109
Calcanhar dolorido 111
Palpitação 113
Hipertensão 114
Angina de peito 116
Tromboangiite 117
Ausência de pulso (aortoarterite) 119
Doença de Raynaud 120
Eritromelalgia 121
Anemia 122
Trombocitopenia 124
Leucopenia 126
Vômitos 127
Dor abdominal 128
Diarréia 131
Disenteria 132
Úlcera gastroduodenal 134
Perfuração aguda de úlcera gastroduodenal 135
Gastroptose 136
Dilatação gástrica aguda 137
Apendicite aguda 138
Obstrução intestinal aguda 139
Pancreatite 140
Colecistite e colélito 141
Obstipação 144
Hemorróidas 146
Prolapso do reto 147
Ascaríase 149
Hepatite infecciosa 151
Resfriado comum 153

Bronquite aguda 154
Bronquite crônica 156
Asma brônquica 158
Pneumonia... 160
Tuberculose pulmonar 161
Retenção e incontinência urinária 163
Infecção urinária... 166
Cálculo urinário 167
Prostatite 169
Orquite, epididimite 171
Nefrite.. 172
Impotência... 173
Espermatorréia 174
Infertilidade masculina 176
Menstruação irregular.. 177
Dismenorréia 178
Amenorréia 181
Hemorragia uterina funcional... 182
Leucorréia.. 184
Mal-estar matinal... 185
Malposição fetal 186
Inércia do útero (trabalho de parto prolongado) 188
Lactação insuficiente... 189
Deslactação 191
Inflamação pélvica crônica 192
Prurido vulvar 194
Prolapso uterino... 196
Mioma uterino 197
Infertilidade feminina 199
Hiperplasia da glândula mamária................................... 200
Mastite aguda 202
Convulsão infantil 205
Desnutrição infantil 206
Diarréia infantil 208
Enurese infantil 210
Sialorréia infantil 213
Hérnia infantil.. 214
Seqüelas de poliomielite 215
Coqueluche.. 217
Parotidite 219
Conjuntivite 222
Hordéolo (terçol) 224
Ptose da pálpebra superior (blefaroptose) 226
Cegueira noturna 227
Cegueira para cores 229
Miopia... 231

Estrabismo 233
Atrofia óptica 236
Timpanite 239
Zumbido e surdez 240
Surdo-mudez 242
Tonsilite aguda 244
Laringofaringite 246
Rouquidão 247
Odontalgia 249
Nasossinusite 250
Rinite 252
Epistaxe 253
Síndrome da articulação temporomandibular 255
Urticária 257
Eczema 259
Neurodermatite 260
Acne 263
Herpes zóster 265
Tinea 267
Verruga 268
Leucodermia 270
Alopecia 272
Foliculite 274
Calo 275
Linfangite aguda 276
Escrófulo 277
Malária 279
Encefalite epidêmica B 281
Carboxiemoglobinemia 283
Insolação 284
Tontura e vertigem 285
Doenças motoras 288
Edema 288
Úlceras por frio 290
Afogamento 290
Tabagismo 291
Bócio simples e hipertireoidismo 292
Diabetes 294
Obesidade 295

Apêndice 297
Pontos extras de Acupuntura 299-303

Índice Remissivo 305

Introdução Geral aos Métodos de Seleção dos Pontos

1

Existe uma variedade de técnicas de inserção envolvidas na Acupuntura. As comumente usadas são Acupuntura corporal, Auriculopuntura, Acupuntura Craniana, Acupuntura da Mão, Acupuntura do Pé, Acupuntura do Punho e Tornozelo e Acupuntura Ocular.

ACUPUNTURA CORPORAL

A agulha utilizada para Acupuntura corporal é filiforme ou fina. Esta é a técnica mais popular, tendo uma longa história de uso. Baseada nas teorias dos Órgãos *Zang Fu*, a Acupuntura corporal é usada para prevenir e tratar doenças, puncionando pontos localizados ao longo de 14 canais, Pontos Extra e Pontos *Ashi*, com agulhas.

Existem alguns princípios básicos para a seleção dos pontos em Acupuntura corporal. O praticante seleciona pontos simétricos, pontos específicos, Pontos *Ashi* e pontos de acordo com uma tabela de tempo, com o trajeto do canal ou com os trajetos dos canais relacionados interna ou externamente.

Seleção de pontos de acordo com o trajeto do canal

Selecione pontos locais e distantes ao longo do canal envolvido para o tratamento. Por exemplo, para dor epigástrica, os Canais do Estômago, Circulação-Sexo e Vaso-Concepção estão envolvidos. Os pontos distantes,

2   Selecionando os Pontos Certos de Acupuntura

Zusanli (E 36) e *Neiguan* (CS 6), e o ponto local, *Zhongwan* (VC 12), poderiam ser selecionados para tratamento. Outro exemplo, para uma dor de cabeça hemicraniana, os três Canais *Yang* da Mão e do Pé estão envolvidos. A seleção de pontos distantes, *Qiaoyin*-pé (VB 44), *Qiuxu* (VB 40), *Zhiyin* (B 67), *Lidui* (E 45), *Neiting* (E 44), *Waiguan* (TA 5), *Hegu* (IG 4), *Houxi* (ID 3), *Yanggu* (ID 5) e pontos locais, *Fengchi* (VB 20), *Linqi-* Cabeça (VB 15), *Qubin* (VB 7), *Shuaigu* (VB 8), *Sizhukong* (TA 23), *Jiaosun* (TA 20), *Yifeng* (TA 17), *Quanliao* (ID 18), *Juliao*-Nariz (E 3), *Xiaguan* (E 7), *Jiache* (E 6) e *Zanzhu* (B 2), deve ser considerada para aliviar a dor.

Seleção de pontos de acordo com os canais relacionados interna e externamente

Determine os pontos do canal afetado assim como os pontos dos canais afetados interna e externamente. Por exemplo, para dor abdominal, *Zusanli* (E 36) e *Sanyinjiao* (BP 6) são recomendados para tratamento; para dor no hipocôndrio, *Taichong* (F 3) e *Yanglingquan* (VB 34) podem ser usados adicionalmente.

Seleção de pontos simétricos

O uso dos pontos simétricos é um método cruzado, selecionando pontos no lado direito para tratar doenças no esquerdo e vice-versa. Por exemplo, *Yanglingquan* (VB 34) no lado direito pode ser usado para uma cefaléia hemicraniana esquerda; *Hegu* (IG 4) do lado direito pode ser puncionado para paralisia facial à esquerda; para hemiplegia afetando o lado esquerdo, *Hegu* (IG 4), *Huantiao* (VB 30), *Yanglingquan* (VB 34) e *Fengshi* (VB 31) no lado saudável (lado direito) são usados para tratamento. Em geral, a punção de pontos alternadamente nos lados esquerdo e direito proporciona melhores resultados que aquela feita em apenas um lado.

Seleção de pontos específicos

Pontos específicos incluem cinco Pontos *Shu*, Pontos *Yuan* (Fonte), Pontos *Luo* (Ligação), Pontos de Assentimento, Pontos *Mo*, oito Pontos de Reunião, oito Pontos de Confluência, Pontos *Ho* Inferiores e Pontos *Xi*.

a) Aplicação dos cinco Pontos *Shu*

Os cinco Pontos *Shu* são *Ting*-Poço, *Iong*-Riacho, *Shu*-Lagoa, *King*-Rio e *Ho*-Mar. Em geral, as propriedades terapêuticas dos cinco Pontos *Shu* são para tratar qualquer doença dos Órgãos *Zang Fu*. Dois princípios de seleção são usados para os cinco Pontos *Shu*. Primeiro, a seleção do ponto é baseada nas suas propriedades terapêuticas. Por exemplo, os Pontos *Ting*-Poço são usados para sensação sufocante no peito, *Iong*-Riacho para doenças febris, *Shu*-Lagoa para inflamação, sensação de peso e juntas doloridas, *King*-Rio para asma, tosse, febre e calafrios, e *Ho*-Mar para vômitos e diarréia. Segundo, a seleção de pontos é determinada de acordo com a categoria dos Cinco Elementos. Os cinco Pontos *Shu* são atribuídos aos Cinco Elementos. Partes dos pontos dividem o relacionamento entre "mãe" e "filho". Reforçam a "mãe" para tratar deficiências, e reduzem o "filho" para tratar os excessos. Por exemplo, reduzindo o Ponto *Xingjian* (F 2, Ponto Fogo) para Síndrome de

Excesso do Fígado; reforçando o Ponto *Ququan* (F 8, Ponto Água) para Deficiência do Fígado. Outro exemplo, reduzir o Ponto *Shaofu* (C 8, Ponto Fogo) é usado para Síndrome de Excesso do Fígado, enquanto reforçar *Yingu* (R 10, Ponto Água) é usado para tratar Deficiência do Fígado. O primeiro exemplo mostra a aplicação de "reforço da mãe" e "redução do filho" no canal envolvido. O segundo exemplo mostra que o mesmo método pode ser usado para o canal relacionado.

Cinco Pontos *Shu*

TABELA 1.1 – Cinco Pontos *Shu* dos Canais *Yang*.

Canal	Pontos				
	Ting-Poço (Metal)	*Iong*-Riacho (Água)	*Shu*-Lagoa (Madeira)	*King*-Rio (Fogo)	*Ho*-Mar (Terra)
Intestino Grosso (Metal)	*Shangyang* (IG 1)	*Erjian* (IG 2)	*Sanjian* (IG 3)	*Yangxi* (IG 5)	*Quchi* (IG 11)
Estômago (Terra)	*Lidui* (E 45)	*Neiting* (E 44)	*Xiangu* (E 43)	*Jiexi* (E 41)	*Zusanli* (E 36)
Intestino Delgado (Fogo)	*Shaoze* (ID 1)	*Qiangu* (ID 2)	*Houxi* (ID 3)	*Yanggu* (ID 5)	*Xiaohai* (ID 8)
Bexiga (Água)	*Zhiyin* (B 67)	*Tonggu*-pé (B 66)	*Shugu* (B 65)	*Kunlun* (B 60)	*Weizhong* (B 40)
Triplo Aquecedor (Fogo-Ministro)	*Guanchong* (TA 1)	*Yemen* (TA 2)	*Zhongzhu*-Mão (TA 3)	*Zhigou* (TA 6)	*Tianjing* (TA 10)
Vesícula Biliar (Madeira)	*Qiaoyin*-pé (VB 44)	*Xiaxi* (VB 43)	*Linqi*-pé (VB 41)	*Yangfu* (VB 38)	*Yanglingquan* (VB 34)

b) Aplicação dos Pontos *Mo* e de Assentimento

A combinação dos Pontos *Mo* e de Assentimento é recomendada quando os órgãos internos estão afetados. Normalmente, quando um órgão interno está doente, o Ponto de Assentimento correspondente e o Ponto *Mo* desse órgão podem ser usados para tratamento. Por exemplo, *Feishu* (B 13), Ponto de Assentimento do Pulmão, e *Zhongfu* (P 1), Ponto *Mo* do Pulmão, podem ser selecionados para doenças do pulmão; *Weishu* (B 21), Ponto de Assentimento do Estômago, e *Zhongwan* (VC 12), Ponto *Mo* do Estômago, podem ser usados para doenças gástricas; *Dachangshu* (B 25), Ponto de Assentimento do Intestino Grosso, e *Tianshu* (E 25), Ponto *Mo* do Intestino Grosso, podem ser aplicados em doenças desse órgão. Os Pontos de Assentimento e Pontos *Mo* podem ser usados separadamente.

4　*Selecionando os Pontos Certos de Acupuntura*

TABELA 1.2 – Cinco Pontos *Shu* dos Canais *Yin*.

Canal	Pontos				
	Ting-Poço (Madeira)	*Iong*-Riacho (Fogo)	*Shu*-Lagoa (Terra)	*King*-Rio (Metal)	*Ho*-Mar (Água)
Pulmão (Metal)	*Shaoshang* (P 11)	*Yuji* (P 10)	*Taiyuan* (P 9)	*Jingqu* (P 8)	*Chize* (P 5)
Baço (Terra)	*Yinbai* (BP 1)	*Dadu* (BP 2)	*Taibai* (BP 3)	*Shangqiu* (BP 5)	*Yinlingquan* (BP 9)
Coração (Fogo)	*Shaochong* (C 9)	*Shaofu* (C 8)	*Shenmen* (C 7)	*Lingdao* (C 4)	*Shaohai* (C 3)
Rim (Água)	*Yongquan* (R 1)	*Rangu* (R 2)	*Taixi* (R 3)	*Fuliu* (R 7)	*Yingu* (R 10)
Circula- ção-Sexo (Fogo-Ministro)	*Zhongchong* (CS 9)	*Laogong* (CS 8)	*Daling* (CS 7)	*Jianshi* (CS 5)	*Quze* (CS 3)
Fígado (Madeira)	*Dadun* (F 1)	*Xingjian* (F 2)	*Taichong* (F 3)	*Zhongfeng* (F 4)	*Ququan* (F 8)

TABELA 1.3 – Pontos de Assentimento e Pontos *Mo*.

Órgão Interno	Ponto de Assentimento	Ponto Mo
Fígado	*Ganshu* (B 18)	*Qimen* (F 14)
Coração	*Xinshu* (B 15)	*Juque* (VC 14)
Circulação-Sexo	*Jueyinshu* (B 14)	*Shanzhong*(VC 17)
Pulmão	*Feishu* (B 13)	*Zhongfu* (P 1)
Baço	*Pishu* (B 20)	*Zhangmen* (F 13)
Rim	*Shenshu* (B 23)	*Jingmen* (VB 25)
Vesícula Biliar	*Danshu* (B 19)	*Riyue* (VB 24)
Intestino Delgado	*Xiaochangshu* (B 27)	*Guanyuan* (VC 4)
Triplo Aquecedor	*Sanjiaoshu* (B 22)	*Shimen* (VC 5)
Intestino Grosso	*Dachangshu* (B 25)	*Tianshu* (E 25)
Estômago	*Weishu* (B 21)	*Zhongwan* (VC 12)
Bexiga	*Pangguangshu* (B 28)	*Zhongji* (VC 3)

c) Aplicação dos Pontos Fonte e dos Pontos *Luo* (de Conexão)

Os Pontos Fonte são usados no tratamento de síndromes afetando seus órgãos relacionados. Os Pontos *Luo* são usados no tratamento de síndromes afetando seus canais interna ou externamente relacionados. Quando um órgão interno está afetado, o Ponto Fonte daquele canal envolvido pode ser escolhido em combinação com o Ponto *Luo* (de Conexão) de seus canais interna e externamente relacionados para tratamento. Por exemplo, se o Canal do Pulmão está doente, *Taiyuan* (P 9), o Ponto Fonte do Canal do Pulmão, e *Pianli* (IG 6), o Ponto *Luo* (de Conexão) do Canal do Intestino Grosso, podem ser prescritos para tratar a doença; ou, se o Canal do Intestino Grosso apresenta disfunção, *Hegu* (IG 4), o Ponto Fonte do Canal do Intestino Grosso, e *Lieque* (P 7), o Ponto *Luo* (de Conexão) do Canal do Pulmão, podem ser selecionados para o tratamento da doença.

Introdução Geral aos Métodos de Seleção dos Pontos   5

TABELA 1.4 – Pontos Fonte e Pontos *Luo* (de Conexão).

Órgão Interno	Ponto Fonte	Ponto Luo
Pulmão	*Taiyuan* (P 9)	*Lieque* (P 7)
Intestino Grosso	*Hegu* (IG 4)	*Pianli* (IG 6)
Estômago	*Chongyang* (E 42)	*Fenglong* (E 40)
Baço	*Taibai* (BP 3)	*Gongsun* (BP 4)
Coração	*Shenmen* (C 7)	*Tongli* (C 5)
Intestino Delgado	*Wangu*-Mão (IG 4)	*Zhizheng* (ID 7)
Bexiga	*Jinggu* (B 64)	*Feiyang* (B 58)
Rim	*Taixi* (R 3)	*Dazhong* (R 4)
Circulação-Sexo	*Daling* (CS 7)	*Neiguan* (CS 6)
Triplo-Aquecedor	*Yangchi* (TA 4)	*Waiguan* (TA 5)
Vesícula Biliar	*Qiuxu* (VB 40)	*Guangming* (VB 37)
Fígado	*Taichong* (F 3)	*Ligou* (F 5)

d) Aplicação dos oito Pontos de Reunião

Existem oito Pontos de Reunião. Cada um tem efeito em doenças de certos tecidos. Para distúrbios do *Qi*, sangue, pulso, tendões, ossos, medula e Órgãos *Zang* e *Fu*, os pontos correspondentes podem ser determinados para tratamento.

TABELA 1.5 – Oito Pontos de Reunião.

Tecidos	Pontos de Reunião
Qi	*Shanzhong* (VC 17)
Sangue	*Geshu* (B 17)
Pulso (Vasos)	*Taiyuan* (P 9)
Ossos	*Dazhu* (B 11)
Tendões	*Yanglingquan* (VB 34)
Medula	*Xuanzhong* (VB 39)
Órgãos *Zang*	*Zhangmen* (F 13)
Órgãos *Fu*	*Zhongwan* (VC 12)

e) Aplicação dos oito Pontos de Confluência

Os oito Pontos de Confluência estão nos doze Canais Regulares e fornecem conexões com os oito Canais Extras. Esses pontos têm propriedades terapêuticas para o tratamento de doenças dos Canais Extras e seus Canais Regulares relacionados. Um ponto na extremidade superior é freqüentemente usado em combinação com um outro ponto na extremidade inferior. Dessa maneira, dois pontos são pareados para tratamento. Por exemplo, *Neiguan* (CS 6) combinado com *Gongsun* (BP 4) é sugerido no tratamento da distensão e sensação de plenitude no peito, epigastralgia, inapetência, etc. Isto porque *Neiguan* (CS 6) conecta o Canal Extra *Yinwei*, enquanto *Gongsun* (BP 4) conecta o Canal Extra *Chong*; ambos os *Yinwei* e o Canal Extra *Chong* são confluentes a áreas do coração, peito e

6 *Selecionando os Pontos Certos de Acupuntura*

estômago. Outro exemplo, *Lieque* (P 7) e *Zhaohai* (R 6) em combinação são recomendados para o tratamento de garganta irritada, plenitude no peito e tosse. *Lieque* (P 7) conecta o Canal Extra VC, enquanto *Zhaohai* (R 6) conecta o Canal Extra *Yinqiao*. Ambos os Canais Extras penetram áreas do sistema pulmonar, garganta, peito e diafragma.

TABELA 1.6 – Oito Pontos de Confluência com Canais Extras.

Ponto de Confluência	Canal Extra	Indicação (Parte do Corpo)
Gongsun (BP 4)	*Chong*	Coração, peito, estômago
Neiguan (CS 6)	*Yinwei*	
Linqi-Pé (VB 41)	*Dai*	Retroaurícula, maxilar,
Waiguan (TA 5)	*Yangwei*	Ombro, pescoço, comissura palpebral externa
Houxi (ID 3)	VG	Comissura palpebral interna, ombro, nuca, orelha
Shenmai (B 62)	*Yangqiao*	pulmão, garganta, peito,
Lieque (P 7)	VC	Diafragma
Zhaohai (R 6)	*Yingqiao*	

f) Aplicação do Ponto *Ho* inferior

Existem seis Pontos *Ho*-Mar inferiores incluindo três pontos dos três Canais *Yang* da Mão e do Pé. Esses pontos são usados para tratar doenças dos seis Órgãos *Fu*. Cada um pode ser usado para tratar seu Órgão *fu* correspondente. Por exemplo, *Shangjuxu* (E 37) pode ser escolhido para tratar apendicite.

TABELA 1.7 – Pontos *Ho*-Mar Inferiores.

	Órgão Fu	Ponto Ho-Mar Inferior
Canal *Yang* da Mão	Triplo Aquecedor	*Weiyang* (B 39)
	Intestino Grosso	*Shangjuxu* (E 37)
	Intestino Delgado	*Xiajuxu* (E 39)
Canal *Yang* do Pé	Vesícula Biliar	*Yanglingquan* (VB 34)
	Bexiga	*Weizhong* (B 40)
	Estômago	*Zusanli* (E 36)

g) Aplicação dos Pontos *Xi*

Existe um Ponto *Xi* em cada um dos doze Canais Regulares e outro em cada um dos Canais Extras *Yinwei*, *Yangwei*, *Yinqiao* e *Yangqiao*, totalizando 16. As propriedades terapêuticas dos Pontos *Xi* são para o tratamento de doenças agudas e dor. Por exemplo, *Kongzui* (P 6) pode ser escolhido para hemoptise e *Ximen* (CS 4) pode ser selecionado para aliviar dor torácica.

Introdução Geral aos Métodos de Seleção dos Pontos   7

TABELA 1.8 – Pontos Xi.

Canal	Ponto Xi
Pulmão	*Kongzui* (P 6)
Coração	*Yinxi* (C 6)
Fígado	*Zhongdu*-Pé (F 6)
Baço	*Diji* (BP 8)
Rim	*Shuiquan* (R 5)
Circulação-Sexo	*Ximen* (CS 4)
Intestino Grosso	*Wenliu* (IG 7)
Intestino Delgado	*Yanglao* (ID 6)
Vesícula Biliar	*Waiqiu* (VB 36)
Estômago	*Liangqiu* (E 34)
Bexiga	*Jinmen* (B 63)
Triplo Aquecedor	*Huizong* (TA 7)
Yangqiao	*Fuyang* (B 59)
Yinqiao	*Jiaoxin* (R 8)
Yangwei	*Yangjiao* (VB 35)
Yinwei	*Zhubin* (R 9)

Aplicação de Pontos Ashi

Quando o corpo humano está doente, alguns fenômenos, como sensibilidade, mudanças morfológicas ou de coloração, podem aparecer nas áreas correspondentes do corpo. Resultados terapêuticos podem ser obtidos pela aplicação de moxibustão ou agulhas nos pontos sensíveis. Por exemplo, para um paciente com asma, sensibilidade ou inflamação às vezes é encontrada no Ponto *Feishu* (B 13); ou para um paciente com distúrbios do intestino grosso o *Dachangshu* (B 25) é quase sempre o ponto sensível. A dor poderá ser rapidamente interrompida por uso de agulha no ponto designado.

Seleção de pontos de acordo com tabela de tempo

Este é um método de seleção de pontos de Acupuntura baseado em divisões iguais de tempo. É um método complicado e freqüentemente não é usado na prática. Portanto não serão dados detalhes aqui.

AURICULOPUNTURA

É o tratamento de doenças através da aplicação de agulhas na orelha, já que a superfície auricular tem estreita ligação com várias partes do corpo. As doenças podem ser curadas tratando-se os pontos auriculares correspondentes.

Princípios de seleção de pontos

1. Seleção de pontos de acordo com a área afetada. Por exemplo, Ponto Olho para distúrbios oculares, Ponto Estômago para epigastralgia e Ponto Intestino Grosso para diarréia ou obstipação.

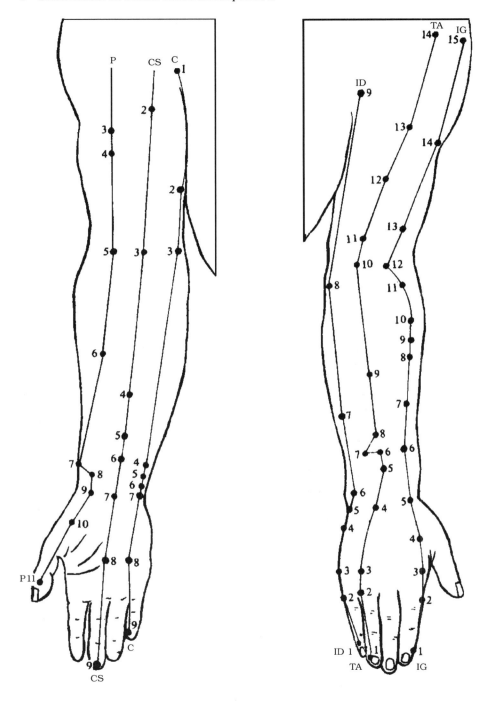

FIGURA 1.1 – Pontos nas Extremidades Superiores.

Introdução Geral aos Métodos de Seleção dos Pontos 9

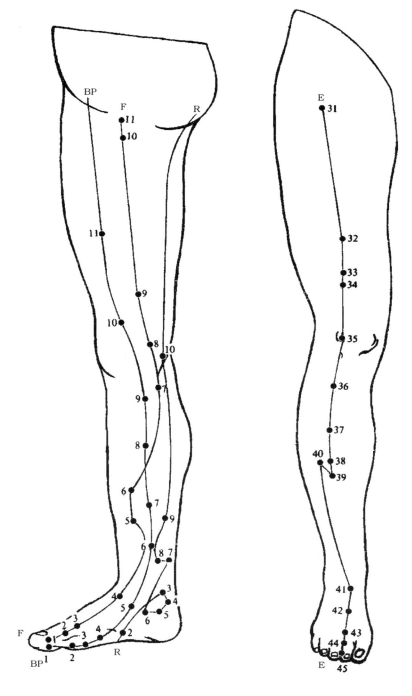

FIGURA 1.2 – Pontos nas Extremidades Inferiores.

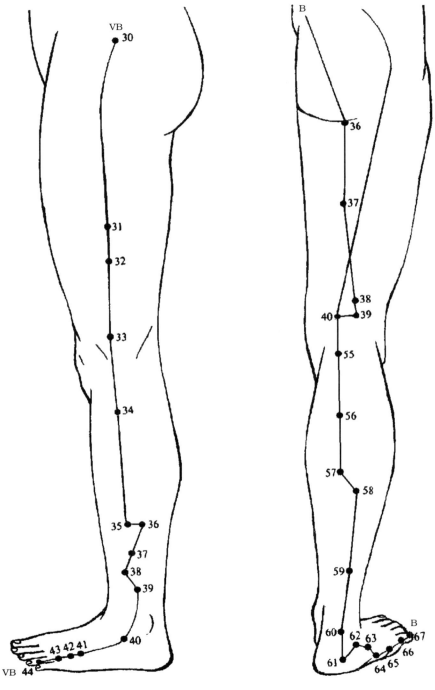

FIGURA 1.3 – Pontos nas Extremidades Inferiores.

Introdução Geral aos Métodos de Seleção dos Pontos 11

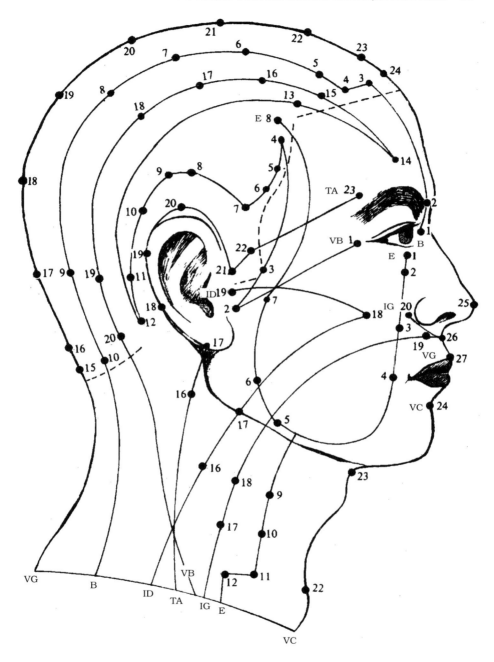

FIGURA 1.4 – Pontos na Cabeça e Pescoço.

12   Selecionando os Pontos Certos de Acupuntura

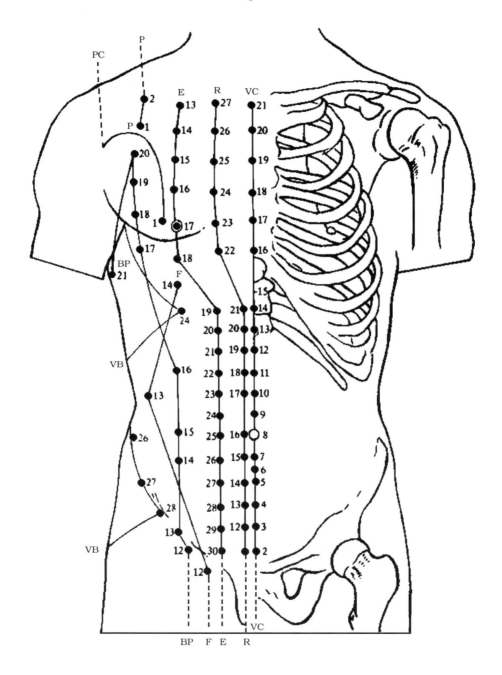

FIGURA 1.5 – Pontos no Tórax e Região Abdominal.

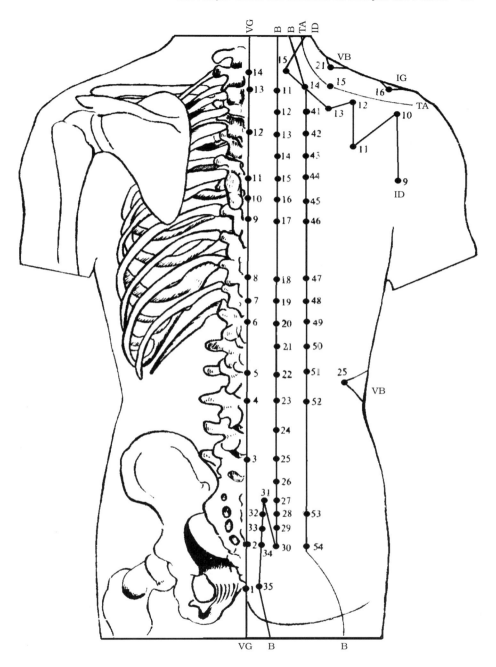

FIGURA 1.6 – Pontos nas Costas.

14   Selecionando os Pontos Certos de Acupuntura

2. Seleção dos pontos baseadas nos locais sensíveis, ou pontos com alterações morfológicas ou descoloração.

3. Seleção dos pontos de acordo com as teorias da medicina moderna. Por exemplo, Ponto Intertrago é escolhido para irregularidade menstrual, Ponto Fim da Helix Crus Inferior para distúrbios abdominais.

4. Seleção dos pontos de acordo com as teorias da Medicina Tradicional Chinesa. Por exemplo, Ponto Fígado para distúrbios oculares, Ponto Rim para distúrbios do ouvido, Ponto Pulmão para distúrbios de pele.

5. Seleção dos pontos de acordo com a experiência clínica. Por exemplo, Ponto Hipertensão para hipertensão, Ponto Ápice da Orelha para conjuntivite aguda.

Tabela 1.9 – Tabela de Pontos na Orelha.

Área Auricular	Nome do Ponto	Localização	Indicação
Helix Crus	Central	Na Helix Crus	Soluço, doenças de pele
Hélice	Porção Inferior do Reto	Fim da hélice perto do nó supratrago	Obstipação, tenesmo, prolapso do reto
	Uretra	Na hélice, no nível da borda inferior da antihelix crus	Freqüência, urgência ou retenção urinária
	Genital Externo	Na hélice, no nível da borda superior da antihelix crus inferior	Orquite, vaginite e impotência
	Ápice da Orelha	No topo da orelha quando dobrada em direção do trago	Conjuntivite aguda, febre, hipertensão
	Hélice 1 a 6	Região da borda inferior do tubérculo auricular (Hélice 1) até o meio da borda inferior do lóbulo (Hélice 6), dividida em 5 partes iguais. Os pontos que marcam as divisões são Hélices 2, 3, 4 e 5, respectivamente	Febre, infecção do trato respiratório superior
Canal da Hélice	Dedos	No canal da hélice, superior ao tubérculo auricular	Dor na parte correspondente do corpo
	Punho	No canal da hélice, nivelado com o tubérculo auricular	Dor na parte correspondente do corpo
	Cotovelo	Entre Ponto Punho e Ponto Ombro	Dor na parte correspondente do corpo
	Urticária	Entre Ponto Punho e Ponto Dedos	Prurido, alergias
	Ombros	No canal da hélice, nivelado com o nó supratrago	Torcicolo, periartrite do ombro

(Continua)

Introdução Geral aos Métodos de Seleção dos Pontos 15

TABELA 1.9 – *(Cont.)* **Tabela de Pontos na Orelha**

Área Auricular	Nome do Ponto	Localização	Indicação
	Clavícula	No canal da hélice, entre antitrago e anti-hélice, ligeiramente lateral à cauda da hélice	Dor na parte correspondente do corpo
	Junta do Ombro	Entre Ponto Ombro e Ponto Clavícula	Periartrite do ombro
Antihelix Crus Superior	Dedo do Pé	Canto superior posterior da antihelix crus superior	Dor nos dedos, paroníquia
	Tornozelo	Canto superior anterior da antihelix crus superior	Trauma ou dor no tornozelo
	Joelho	Na origem da antihelix crus superior, nivelada com a borda superior da antihelix crus inferior	Trauma ou dor no joelho
Antihelix Crus Inferior	Nádegas	Metade posterior da borda superior da antihelix crus inferior	Ciatalgia
	Nervo Ciático	Metade anterior da borda superior da antihelix crus inferior	Ciatalgia
Fossa Triangular	*Shenmen*	Ponto da bifurcação das antihelix crus superior e inferior	Insônia, inflamação, distúrbios do sono, dor
	Útero (Vesícula Seminal)	Na fossa triangular, no ponto médio inferior da borda da hélice	Menstruação irregular, leucorréia, impotência, dismenorréia, emissão noturna
	Fim da Helix Crus Inferior	Na junção da antihelix crus inferior e borda medial da hélice	Antiespasmódico e analgésico para órgãos internos
Anti-hélice	Abdome	Na anti-hélice, no nível da borda inferior da antihelix crus inferior	Dor abdominal, dismenorréia
	Peito	Na anti-hélice, no nível do nó supratrago	Dor no peito, nervralgia intercostal, mastite
	Pescoço	Na junção da anti-hélice e antitrago, próximo ao canal da hélice	Torcicolo
	Vértebras lombossacrais	Linha curva da borda medial da anti-hélice corresponde à coluna vertebral. A linha é dividida em 3 partes traçando 2 linhas horizontais respectivamente ao	Dor na parte correspondente do corpo
	Vértebras Torácicas	dida em 3 partes traçando 2 linhas horizontais respectivamente ao	Dor na parte correspondente do corpo

(Continua)

16   Selecionando os Pontos Certos de Acupuntura

TABELA 1.9 – *(Cont.)* **Tabela de Pontos na Orelha.**

Área Auricular	*Nome do Ponto*	*Localização*	*Indicação*
	Vértebras Cervicais	Ponto Porção Inferior do Reto e Ponto Junta do Ombro. As partes superior, média e inferior correspondem respectivamente às vértebras lombossacral torácica e cervical	Dor na parte correspondente do corpo
Trago	Nariz Externo	No centro do aspecto lateral do trago	Rinite, rinite alérgica
	Faringe e Laringe	Metade superior do aspecto medial do trago	Faringite, laringite, tonsilite
	Nariz Interno	Metade inferior do aspecto medial do trago	Rinite, sinusite maxilar
	Ápice Superior do Trago	No tubérculo superior na borda do trago	Odontalgia, estrabismo
	Ápice Inferior do Trago	No tubérculo inferior na borda do trago	Hipotensão, doenças alérgicas
Nó entre Antitrago e Anti-hélice	Tronco Cerebral	Na junção de antitrago e anti-hélice	Dor de cabeça, vertigem
Antitrago	Asma	No ápice do antitrago	Asma, bronquite, caxumba
	Aba Central	No ponto médio da linha que liga o Ponto Asma ao Ponto Tronco	Enurese, insônia
	Cérebro	Na parede interior do antitrago	Agitação, dor
	Gônadas	Uma parte do Ponto Cérebro na parte inferior da parede inferior do antitrago	Epididimidite, irregularidade menstrual
	Fronte	No canto inferior anterior do aspecto lateral do antitrago	Dor de cabeça, tontura, insônia
	Occipúcio	No canto superior posterior do aspecto lateral do antitrago	Dor de cabeça, neurastenia
	Têmpora	No ponto médio da linha que liga o Ponto Fronte ao Occipúcio	Enxaqueca, dor de cabeça
Periferia da Helix Crus	Esôfago	Nos dois terços anteriores do aspecto inferior da Helix Crus	Disfagia
	Cárdia	No terço posterior do aspecto inferior da Helix Crus	Náusea, vômitos

(Continua)

Introdução Geral aos Métodos de Seleção dos Pontos   17

TABELA 1.9 – *(Cont.)* **Tabela de Pontos na Orelha.**

Área Auricular	Nome do Ponto	Localização	Indicação
	Estômago	Na Área Terminal da Helix Crus	Gastralgia, vômitos, dispepsia
	Duodeno	No terço posterior do aspecto superior da helix crus	Úlcera duodenal
	Intestino Delgado	No terço médio do aspecto superior da helix crus	Dispepsia, palpitação
	Intestino Grosso	No terço anterior do aspecto superior da helix crus	Diarréia, obstipação
	Apendicite	Entre o Ponto Intestino Grosso e o Ponto Intestino Delgado	Apendicite aguda simples
Cymba conchae	Bexiga	Na borda inferior da antihelix crus, diretamente acima do Ponto Intestino Delgado	Enurese, retenção de urina
	Rim	Na borda inferior da antihelix crus inferior, diretamente acima do Ponto Intestino Delgado	Lombalgia, zumbido, audição danificada
	Ureter	Entre Ponto Rim e Ponto Bexiga	Distúrbios da uretra
	Fígado	Posterior ao Ponto Estômago e Ponto Duodeno	Dor no hipocôndrio, doenças oculares
	Baço	Inferior ao Ponto Fígado, próximo à borda da anti-hélice	Distenção abdominal, dispepsia
	Pâncreas e Vesícula Biliar	Entre Ponto Fígado e Ponto Rim (Ponto Pâncreas na orelha esquerda e Ponto Vesícula Biliar na orelha direita)	Pancreatite, dispepsia, doenças do ducto biliar
Cavum conchae	Boca	Próximo à parede posterior do meato acústico externo	Paralisia facial, ulceração bucal
	Coração	No centro do cavum conchae	Histeria, palpitação, arritmia
	Pulmão	Área superior em forma de U, inferior e posterior ao Ponto Coração	Tosse, asma, urticária, doenças de pele
	Traquéia	Entre Ponto Boca e Ponto Coração	Tosse, asma

(Continua)

18   *Selecionando os Pontos Certos de Acupuntura*

TABELA 1.9 – *(Cont.)* **Tabela de Pontos na Orelha.**

Área Auricular	Nome do Ponto	Localização	Indicação
	Intertrago	No cavum conchae, próximo ao nó do intertrago	Dismenorréia, irregularidade menstrual
	Triplo Aquecedor	No meio dos 4 Pontos da Boca, Intertrago, Cérebro e Pulmão	Obstipação, edema
Lóbulo	Olho 1	Nos 2 lados do nó intertrágico, a substância anterior	Glaucoma, miopia hordéolo
	Olho 2	Olho 1 e Olho 2 posterior	Glaucoma, miopia hordéolo
	Odontalgia 1	No canto póstero-inferior ou primeira secção do lóbulo*	Odontalgia, anestesia para exodontias, periodontite
	Odontalgia 2	No centro da quarta secção do lóbulo	Odontalgia, anestesia para exodontias, periodontite
	Olho	No centro da quinta secção do lóbulo	Distúrbios oculares
	Mandíbula	No centro da terceira secção do lóbulo	Odontalgia, artrite submandibular
	Ouvido Interno	No centro da sexta secção do lóbulo	Zumbido, audição danificada
	Tonsila	No centro da oitava secção do lóbulo	Tonsilite
	Maxilar	Na junção da quinta e sexta secções do lóbulo	Paralisia facial
Retroaurícula	Hipotensor	Atrás da orelha, no sulco entre a borda da protuberância da cartilagem e hélice	Hipertensão
	Yangwei	Superior ao Ponto Raiz do Vago onde a aurícula intersecciona o processo mastóide	Zumbido, surdez
	Raiz do Vago	Nível da helix crus onde a aurícula intersecciona o processo mastóide	Dor de cabeça, obstrução nasal, alterações biliares

(Continua)

*Para facilitar a localização dos pontos, o lóbulo deve ser dividido em 9 secções. Primeiro, desenhe uma linha horizontal na borda da cartilagem do nó intertrágico. Desenhe duas linhas paralelas abaixo dele para dividir o lóbulo em três partes iguais transversalmente, marque então a segunda linha paralela em três partes iguais com pontos e desenhe duas linhas verticais a partir dos pontos atravessando as três linhas horizontais para dividir o lóbulo em 9 secções. Essas secções são numeradas ântero-posteriormente e súpero-inferiormente na ordem de 1, 2, 3, 4, 5, 6, 7, 8 e 9.

TABELA 1.9 – *(Cont.)* **Tabela de Pontos na Orelha.**

Área Auricular	Nome do Ponto	Localização	Indicação
	Porção Superior da Retroaurícula	Na protuberância da cartilagem na porção superior da retroaurícula	Dores nas costas, distúrbios de pele
	Porção Média da Retroaurícula	No ponto médio que liga os dois pontos das porções superior e inferior da retroaurícula	Dores nas costas, distúrbios de pele
	Porção Inferior da Retroaurícula	Na protuberância da cartilagem na porção inferior da retroaurícula	Dores nas costas, distúrbios de pele
	Raiz Superior da Aurícula	Na borda superior da aurícula	Dor, paralisias
	Raiz Inferior da Aurícula	Na borda inferior da aurícula	Dor, paralisias

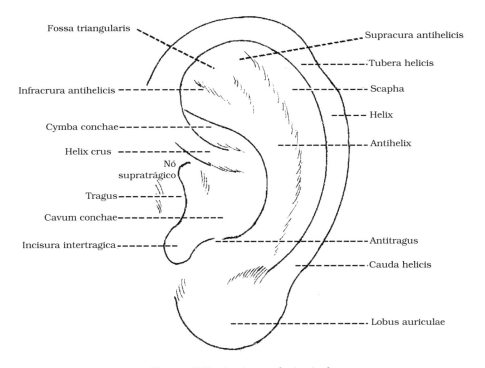

FIGURA 1.7 – Anatomia da Aurícula.

20 *Selecionando os Pontos Certos de Acupuntura*

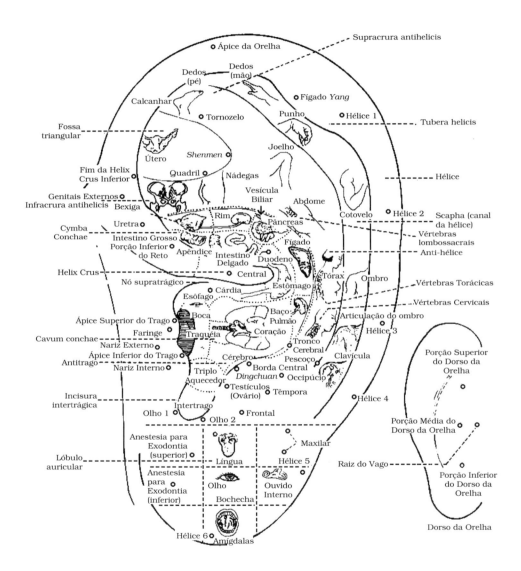

FIGURA 1.8 – Distribuição dos Pontos Auriculares.

Introdução Geral aos Métodos de Seleção dos Pontos 21

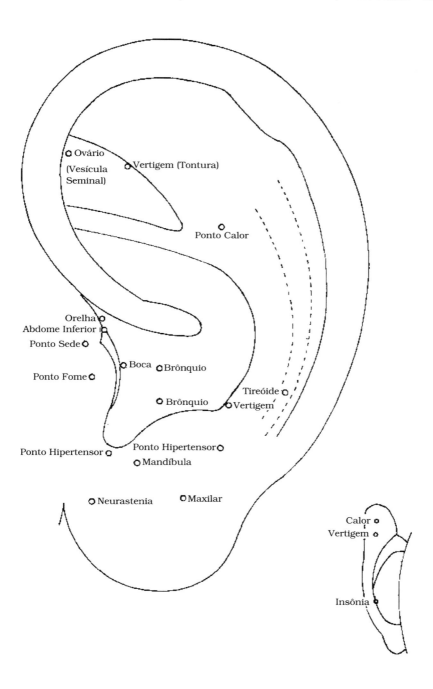

FIGURA 1.9 – Distribuição dos Pontos Auriculares (Referência).

ACUPUNTURA CRANIANA

Combina técnicas da Acupuntura tradicional com modernos conhecimentos sobre áreas representativas do córtex cerebral.

Princípios para seleção dos pontos

1. Seleção de pontos de acordo com áreas representativas no córtex cerebral.

2. Seleção de pontos pelo método de cruzamento.

Selecione pontos na área direita da cabeça para doenças que afetem apenas o lado esquerdo do corpo ou vice-versa.

3. Pontos selecionados bilateralmente.

Doenças dos órgãos internos, aquelas que são sistêmicas por natureza ou aquelas em que há dificuldade para distinção do lado afetado do corpo, são tratadas por estimulação bilateral das áreas da cabeça.

TABELA 1.10 – **Pontos da Acupuntura Craniana.**

Nome	Localização	Indicação
1. Área Motora	Linha começando de um ponto 0,5cm posterior ao ponto médio da linha média e estendendo-se diagonalmente através da cabeça até um ponto na intersecção do arco zigomático (margem superior) com a linha do cabelo na têmpora	
Área do Membro Inferior	No quinto superior da linha da Área Motora	Paralisia do membro inferior (lado oposto)
Área do Membro Superior	Segundo e terceiro quintos da linha da Área Motora	Paralisia do membro superior (lado oposto)
Área Facial (Fala 1)	2/5 inferiores da linha da Área Motora	Paralisia do neurônio motor superior da face (lado oposto), motora
2. Área Sensorial	Linha paralela e 1,5cm posterior à linha da Área Motora	
Área do Membro Inferior, Cefálica Área do Tronco	No quinto superior da linha da Área Sensorial	Dor lombar inferior (lado oposto), entorpecimento ou parestesia nessa área, cefaléia occipital, vertigem e torcicolo
Área do Membro Superior	Segundo e terceiro quintos da linha da Área Sensorial	Dor, entorpecimento ou outra parestesia do membro superior (lado oposto)

(Continua)

Introdução Geral aos Métodos de Seleção dos Pontos 23

TABELA 1.10 – *(Cont.)* **Pontos da Acupuntura Craniana.**

Nome	Localização	Indicação
Área Facial	2/5 inferiores da linha da Área Sensorial	Enxaqueca, nevralgia do trigêmio, odontalgia (lado oposto), artrite da ATM
3. Área de Coréia e de Controle de Tremores	Paralela e 1,5cm anterior à linha da Área Motora	Coréia de Syndenham, tremores, paralisia e síndromes relacionadas
4. Área de Dilatação e Contrição dos Vasos	Paralela e a 1,5cm da Área de Coréia e Controle de Tremores	Edema superficial, hipertensão
5. Área de Audição e Vertigem	Linha horizontal 1,5cm acima e centrada no ápice da orelha, 4cm de comprimento	Zumbido, vertigem, audição diminuída, síndrome de Menier
6. Fala 2	Linha vertical 2cm ao lado do tubo parietal atrás da cabeça, 3cm de comprimento	Afasia nominal
7. Fala 3	Sobre a Área de Audição e Vertigem no ponto médio e 3cm posteriormente	Afasia receptiva
8. Área Motora Voluntária	Na origem do tubo parietal, 3 agulhas são aplicadas inferior, anterior e posteriormente em um comprimento de 3cm. Entre elas, 3 linhas vão formar um ângulo de 40°	Apraxia
9. Área Motora e Sensorial da Perna	Paralela à linha média da cabeça, 1cm ao lado do ponto médio (bilateralmente), cerca de 3cm de extensão	Paralisia, dor, ou insensibilidade do membro inferior, entorse agudo dorsal inferior, enurese, prolapso do útero
10. Área da Visão	1cm lateral à protuberância occipital, paralela à linha média da cabeça, 4cm de extensão, estendendo-se para cima	Cegueira cortical
11. Área do Equilíbrio	3cm lateral à protuberância occipital externa, paralela à linha média da cabeça, 4cm de extensão, estendendo-se para baixo	Perda do equilíbrio por distúrbios cerebelares
12. Área do Estômago	Começa na linha do cabelo, acima da pupila do olho, paralela à linha média da cabeça, 2 cm de comprimento, estendendo-se posteriormente	Mal-estar no abdome superior
13. Área da Cavidade Torácica	No meio, entre e paralela à Área do Estômago e linha média da cabeça, bilateral, 2cm comprimento	Asma, dor torácica, taquicardia paroxística supraventricular
14. Área da Reprodução	Paralela e lateral à Área do Estômago numa distância igual àquela entre a Área do Estômago e a Área da Cavidade Torácica, 2cm de comprimento	Sangramento uterino anormal, combinado com a Área Motora da Perna para prolapso uterino

ATM = articulação temporomandibular.

24 Selecionando os Pontos Certos de Acupuntura

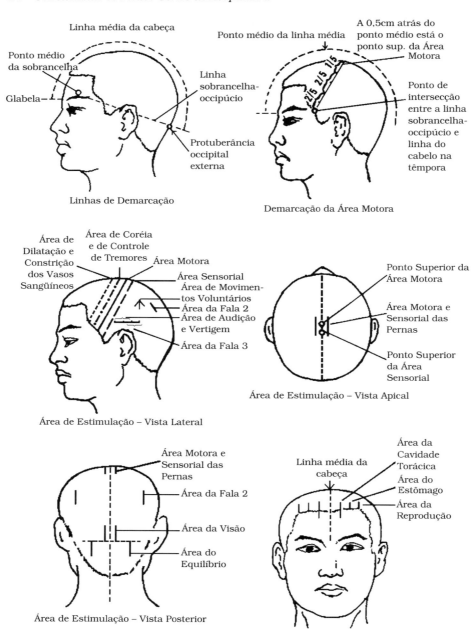

FIGURA 1.10 – Áreas da Acupuntura Craniana.

ACUPUNTURA OCULAR

Baseia-se na íntima relação entre os olhos e os órgãos internos, e é feita através da estimulação de pontos na pele em volta dos olhos. Essa pele é dividida em oito regiões nas quais há 13 pontos: Pulmão, Intestino Grosso, Rim, Bexiga, Aquecedor Superior, Fígado, Vesícula Biliar, Aquecedor Médio, Coração, Intestino Delgado, Baço, Estômago e Aquecedor Inferior.

TABELA 1.11 – Acupuntura Ocular.

Região	Ponto		
1	Pulmão		Intestino Grosso
2	Rim		Bexiga
3		Aquecedor Superior	
4	Fígado		Vesícula Biliar
5		Aquecedor Médio	
6	Coração		Intestino Delgado
7	Baço		Estômago
8		Aquecedor Inferior	

Princípios para seleção de pontos
1. Seleção de pontos de acordo com a alteração morfológica ou descoloração dos vasos do olho.

Quando uma pessoa está doente, freqüentemente ocorrem mudanças morfológicas ou descoloração dos vasos do olho. O tratamento é possível pela estimulação dos Pontos de Acupuntura ocular correspondentes.

2. Seleção dos pontos de acordo com a Teoria do *Sanjiao*.

Primeiramente, a localização da doença pode ser determinada pelo uso da Teoria do *Sanjiao*. Então o Ponto Aquecedor Superior, Médio ou Inferior correspondente pode ser selecionado para o tratamento. Por exemplo, o Ponto Aquecedor Superior pode ser escolhido para doenças da porção superior do corpo, região da cabeça ou membros superiores, o Ponto Aquecedor Médio para tratar doenças da porção média do corpo incluindo região epigástrica, e o Ponto Aquecedor Inferior para distúrbios do sistema urogenital, região abdominal inferior, região lombossacral ou membros inferiores.

3. Seleção dos pontos de acordo com as regiões afetadas (ou seu ponto relacionado).

Depois que a localização da doença é determinada, a região ocular correspondente pode ser escolhida para punção. Por exemplo, o Ponto Fígado na quarta região pode ser selecionado para alterações no fígado, o Ponto Vesícula Biliar na quarta região para alterações na vesícula biliar, e o Ponto Coração para alterações no coração.

26 *Selecionando os Pontos Certos de Acupuntura*

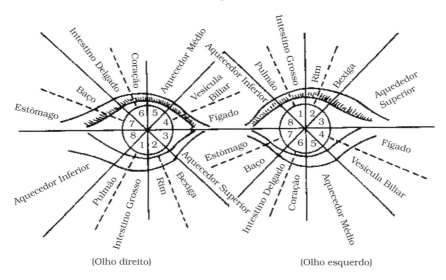

(Olho direito)   (Olho esquerdo)

FIGURA 1.11 – Pontos de Acupuntura Ocular.

Observações

Os métodos concretos para localização dos Pontos de Acupuntura são os seguintes:

1. O ponto sensível na região pode ser usado como Ponto de Acupuntura.

2. Um ponto na região investigada eletronicamente pode ser usado como Ponto de Acupuntura para estimulação.

3. Na região, a agulha é aplicada subcutaneamente, paralela ao cume orbital ou inserida perpendicular e superficialmente.

ACUPUNTURA DA MÃO

É a estimulação de pontos na mão.

Princípios para seleção de pontos

1. Seleção dos pontos de acordo com as propriedades terapêuticas do ponto.

Por exemplo, se enurese é o problema, o Ponto Rim e o Ponto Enurese podem ser selecionados. Para febre, o Ponto Redutor de Febre pode ser usado para alívio. Quando asma ou tosse é a doença, o Ponto Asma, o Ponto Tosse ou o Ponto Pulmão podem ser escolhidos.

2. Seleção dos pontos de acordo com o método cruzado

Uma doença afetando o lado esquerdo do corpo é tratada inserindo-se agulhas na mão direita e vice-versa.

3. Seleção dos pontos bilateralmente.

Introdução Geral aos Métodos de Seleção dos Pontos 27

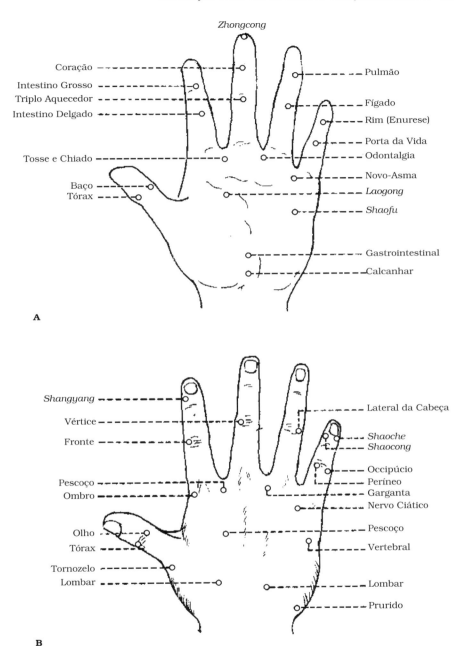

FIGURA 1.12 – A) Aspecto Palmar. B) Aspecto Dorsal.

28 *Selecionando os Pontos Certos de Acupuntura*

Doenças dos órgãos internos com manifestações gerais ou doenças que dificilmente distinguem-se quando afetam apenas um lado ou o outro do corpo são tratadas estimulando-se pontos bilaterais nas mãos.

Observações

1. Peça ao paciente que relaxe suas mãos. Uma agulha de calibre 28 a 30 e 0.5*cun* de extensão é recomendada. Insira a agulha perpendicularmente a uma profundidade de 0,3 a 0,5*cun*. Cuidado para não lesar o periósteo. A fim de evitar infecção é imprescindível uma esterilização rigorosa.

2. Durante a aplicação, peça ao paciente para exercitar a parte afetada.

TABELA 1.12 – **Pontos de Acupuntura da Mão.**

Nome	Localização	Indicação
1. Cotovelo	Na borda da pele escura e clara, no lado radial do polegar na junta metacaporfalangeana	Dor na junta do cotovelo
2. Peito	Na borda da pele escura e clara no lado radial do polegar na junta interfalangeana	Dor no peito, vômito, diarréia e ataques
3. Olho	Na borda da pele escura e clara, no lado ulnar do polegar na junta interfalangeana	Dor no olho, doenças oculares
4. Ombro	Na borda da pele escura e clara, no lado radial do indicador na junta metacarpofalangeana	Dor no ombro
5. Fronte	Na borda da pele escura e clara, no lado radial do dedo indicador na primeira junta interfalangeana	Dor de cabeça frontal, espasmos estomacais, gastroenterite aguda, apendicite simples, dor na junta do joelho
6. Vértice	Na borda da pele escura e clara, no lado radial do dedo médio na primeira juta interfalangeana	Cefaléia emocional, cefaléia no vértice
7. Lateral da Cabeça	Na borda da pele escura e clara, no lado ulnar do quarto dedo na primeira junta interfalangeana	Enxaqueca, dor no peito e costelas, dor na região do baço e fígado, cólica da vesícula biliar
8. Períneo	Na borda da pele escura e clara, no lado radial do dedo mínimo na primeira junta interfalangeana	Dor na região do períneo
9. Occipúcio	Na borda da pele escura e clara, no lado ulnar do dedo mínimo na primeira junta interfalangeana	Cefaléia occipital, tonsilite aguda, dor no braço, dor maxilar, soluços
10. Vértebras	Na borda da pele escura e clara, no lado ulnar do dedo mínimo na junta metacarpofalangeana	Distensão aguda dos ligamentos interespinhosos, deslocamento de disco, dor lombar

(Continua)

Introdução Geral aos Métodos de Seleção dos Pontos   29

TABELA 1.12 – *(Cont.)* **Pontos de Acupuntura na Mão.**

Nome	Localização	Indicação
11. Nervo Ciático	Na margem ulnar da quarta junta metacarpofalangeana no dorso da mão	pós-operatória, dor coccígea, zumbidos, obstrução nasal Ciatalgia, dor no quadril e nádegas
12. Garganta e Odontalgia	Na margem ulnar da terceira junta metacarpofalangeana no dorso da mão	Tonsilite aguda, faringite, nervralgia do trigêmio, odontalgia
13. Pescoço	Na margem ulnar da segunda junta metacarpofalangeana no dorso da mão	Torcicolo ou distensão do pescoço
14. Lombar	1,5*cun* anterior à dobra transversa no dorso do punho, no lado radial do tendão do segundo extensor dos dedos da mão (primeiro ponto) e lado ulnar do quarto (segundo ponto)	Dor lombar e nas pernas, distensão lombar
15. Gastrointestinal	Entre *Laogong* (CS 8) e *Daling* (CS 7) na palma da mão	Gastrite crônica, úlceras, indigestão, vermes redondos no ducto biliar
16. Tosse e Chiado	No lado ulnar do dedo indicador na junta metacarpofalangeana na palma da mão	Bronquite, asma brônquica e cefaléia por tensão
17. Enurese	No ponto médio da dobra transversa da segunda junta interfalangeana do dedo mínimo, superfície palmar	Enurese, poliúria
18. Calcanhar	No ponto médio da linha entre Ponto Gastrointestinal e *Daling* (CS 7)	Dor no calcanhar
19. Elevador da Pressão	No ponto médio da dobra transversa no dorso do punho	Pressão sangüínea baixa
20. Soluço	No ponto médio da dobra transversa no dorso do dedo médio na segunda junta interfalangeana	Soluços
21. Redutor de Febre	Na membrana interdigital do lado radial do dedo médio no dorso da mão	Febre, visão reduzida
22. Diarréia	1*cun* proximal ao ponto médio de uma linha entre a terceira e a quarta juntas metacarpofalangeanas no dorso da mão	Diarréia
23. Malária	Na articulação do primeiro osso metacárpico com o punho (trapézio), na margem radial da eminência tenar	Malária
24. Tonsila	No ponto médio do lado ulnar do primeiro osso metacárpico na palma da mão	Tonsilite, faringite

(Continua)

30   *Selecionando os Pontos Certos de Acupuntura*

TABELA 1.12 – *(Cont.)* Pontos de Acupuntura da Mão.

Nome	Localização	Indicação
25. Reanimação	Na ponta do dedo médio, cerca de 0,2*cun* da unha	Reanimação do coma
26. Anticonvulsivante	No ponto médio da intersecção tenar e hipotenar, na superfície palmar	Convulsões febris
27. Baço	No ponto médio da dobra transversa do polegar, na superfície palmar	Problemas estomacais, edema
28. Intestino Delgado	Na palma da mão, no ponto médio da dobra transversa da primeira junta interfalangeana do dedo indicador	Distúrbios do intestino delgado
29. Intestino Grosso	No ponto médio da dobra transversa da segunda junta interfalangeana do dedo indicador na palma	Distúrbios do intestino grosso
30. Triplo Aquecedor	No ponto médio da dobra transversa da primeira junta interfalangeana do dedo médio na palma	Doenças do peito, abdome e pelve
31. Coração	No ponto médio da dobra transversa da segunda junta interfalangeana do dedo médio na palma	Doenças cardiovasculares
32. Fígado	No ponto médio da dobra transversa da primeira junta interfalangeana do dedo anular na palma	Distúrbios do fígado e vesícula biliar
33. Pulmão	No ponto médio da dobra transversa da segunda junta interfalangeana do dedo anular na palma	Distúrbios respiratórios
34. Porta da Vida	No ponto médio da dobra transversa da primeira junta interfalangeana do dedo mínimo na palma	Problemas no sistema genético
35. Rim	A mesma do Ponto Enurese	

ACUPUNTURA DO PÉ

Envolve a aplicação das agulhas em pontos ao longo do pé.
Princípios para seleção de pontos
1. Seleção de pontos baseada nas propriedades terapêuticas dos mesmos.

Por exemplo, o Ponto N° 2 deve ser selecionado para nevralgia do trigêmeo, o Ponto N° 5 para ciatalgia, os Pontos N° 6 e 19 para distúrbios estomacais e intestinais.

2. Seleção de pontos baseada no método cruzado.

Uma doença afetando o lado esquerdo do corpo é tratada por inserção de agulhas no pé direito e vice-versa.

3. Seleção dos pontos bilateralmente.

Uma doença com manifestações gerais, ou que se torna difícil de distinguir se está afetando apenas um lado ou outro do corpo, deve ser puncionada bilateralmente nos pés.

Observações

1. Trate uma vez ao dia, ou em dias alternados. Sete a dez tratamentos constituem um curso.

2. Se necessário, a eletroacupuntura pode ser adicionada.

3. Durante a aplicação, peça ao paciente que exercite a parte afetada.

4. A esterilização deve ser rigorosa a fim de evitar lesões no periósteo.

Sistema de medidas

1. A distância entre o ponto médio da borda posterior do calcanhar e a membrana entre o segundo e terceiro dedos é medida como 10*cun*.

2. A distância entre duas linhas paralelas é 1*cun*.

3. A distância entre o topo do maléolo lateral (ou maléolo medial) até a borda lateral do pé (ou borda medial do pé) é medida como 3*cun*.

TABELA 1.13 – **Pontos de Acupuntura do Pé.**

Ponto Nº	Localização	Indicação	Método de Inserção
1	1*cun* acima do ponto médio da base do calcanhar, vista posterior	Resfriado comum, cefaléia, sinusite, rinite	Inserção reta, 0,5*cun*
2	1*cun* medial ao ponto que está 3*cun* diretamente acima do ponto médio da borda posterior do calcanhar	Nervralgia do trigêmio	Inserção reta ou inclinada, 0,5 a 1,5*cun*
3	3*cun* diretamente acima do ponto médio posterior do calcanhar (ponto médio da linha de conexão entre o maléolo lateral e o medial na base pé)	Neurastenia, hipotensão, histeria, insônia	Inserção reta ou inclinada para baixo, 0,5 a 1*cun*
4	1*cun* lateral ao ponto que está 3*cun* diretamente acima do ponto médio da borda posterior do calcanhar	Nervralgia intercostal, dor e sensação de asfixia no peito	Inserção reta, 0,5*cun*
5	1,5*cun* lateral à linha média e 4*cun* diretamente acima do calcanhar	Ciatalgia, dor no peito, apendicite	Inserção reta ou inclinada para baixo, 1 a 1,5*cun*
6	1*cun* medial à linha média e 5*cun* diretamente acima do calcanhar	Disenteria, úlcera duodenal, diarréia	Inserção reta ou inclinada, 0,5 a 1,5*cun*
7	5*cun* diretamente acima do ponto médio da borda posterior do calcanhar	Maturidade cerebral incompleta, asma	Inserção reta ou inclinada, 0,5 a 1,5*cun*

(Continua)

32 Selecionando os Pontos Certos de Acupuntura

Tabela 1.13 – *(Cont.)* **Pontos de Acupuntura no Pé.**

Ponto Nº	Localização	Indicação	Método de Inserção
8	1*cun* lateral ao Ponto Nº 2	Neurastenia, neurose, ataques	Inserção reta ou inclinada medialmente, 0,5 a 1*cun*
9	4*cun* posteriormente à junção entre o primeiro e o segundo dedo	Disenteria, diarréia, inflamação uterina	Inserção reta ou inclinada medialmente, 0,5 a 1*cun*
10	1*cun* medial ao *Yongquan* (R 1)	Gastroenterite crônica, espasmo gástrico	Inserção reta, 1*cun*
11	2*cun* lateral ao *Yongquan* (R 1)	Dor no ombro, urticária	Inserção reta ou inclinada para baixo, 0,5 a 1*cun*
12	1*cun* posterior à junção entre o primeiro e o segundo dedo	Odontalgia	Inserção reta, 0,5 a 1*cun*
13	1*cun* posterior ao ponto médio da dobra transversa do quinto dedo	Odontalgia	Inserção reta ou inclinada para baixo, 0,a 1*cun*
14	No ponto médio da dobra transversa do quinto dedo	Incontinência urinária, poliúria	Inserção reta ou inclinada para baixo, 0,5*cun*
15	Na depressão nos 2 lados, 0,5*cun* inferior ao ponto médio da dobra transversa da junta do tornozelo	Lombalgia, dor nas pernas, espasmo do gastrocnêmio	Inserção ligante ou inclinada para cima, 1,5 a 2*cun*
16	Na depressão acima do tubérculo do navicular na vista medial do pé	Hipertensão, caxumba, tonsilite aguda	Inserção reta, 0,5*cun*
17	2,5*cun* inferior ao ponto médio da dobra transversa da junta do tornozelo	Angina de peito, asma, resfriado comum	Inserção reta ou de estímulo, 0,5 a 1*cun*
18	Na depressão medial e anterior ao primeiro osso metatársico, no dorso do pé	Distensão lombar aguda, dor no peito, sensação de asfixia no peito	Inserção reta ou inclinada, 1 a 2*cun*
19	3*cun* posterior à junção entre o segundo e o terceiro dedo, no dorso do pé	Otite média, cefaléia, úlcera gastroduodenal, gastroenterite aguda ou crônica	Inserção reta ou inclinada para cima, 2*cun*
20	2*cun* posterior à junção entre o terceiro e o quarto dedo, no dorso do pé	Torcicolo	Inserção reta ou inclinada para cima, 1,5*cun*
21	0,5*cun* posterior à junção entre o quarto e o quinto dedo no dorso do pé	Ciatalgia, caxumba, tonsilite	Inserção reta ou inclinada, 0,5 a 1*cun*
22	1*cun* posterior à junção entre o primeiro e o segundo dedo no dorso do pé	Tonsilite aguda, caxumba, hipertensão	Inserção reta ou inclinada para cima, 1 a 2*cun*
23	Na junta metacarpofalangeana na vista medial do tendão extensor longo do hálux no dorso do pé	Tonsilite aguda, hipertensão nodular, urticária, eczema, caxumba	Inserção rasa ou de estímulo, 0,5 a 1*cun*

(Continua)

TABELA 1.13 – *(Cont.)* **Pontos de Acupuntura do Pé.**

Ponto Nº	Localização	Indicação	Método de Inserção
24	Na borda da pele escura e clara, na vista medial da segunda junta interfalangeana do segundo dedo	Cefaléia, Otite média	De estímulo, 0,1 a 0,3 *cun*
25	Na borda da pele escura e clara no aspecto medial da segunda junta interfalangeana do terceiro dedo	Cefaléia	De estímulo, 0,1 a 0,3 *cun*
26	Na borda da pele escura e clara no aspecto medial da segunda junta interfalangeana do quarto dedo	Cefaléia, hipertensão	De estímulo, 0,1 a 0,3 *cun*
27	No ponto médio da linha de conexão entre *Taibai* (BP 3) e *Gongsun* (BP 4)	Convulsões, histeria, dor abdominal	Inserção transversa, 0,3 a 1 *cun*
28	Na depressão póstero-inferior ao tubérculo navicular no aspecto medial do pé	Dismenorréia, sangramento uterino funcional, anexite	Inserção reta, 2 *cun*
29	2 *cun* diretamente abaixo do centro do maléolo medial	Sangramento uterino funcional, bronquite, asma	Inserção reta ou transversa 1 a 3 *cun*
30	1,5 *cun* acima da borda posterior do maléolo lateral	Ciatalgia, lombalgia, cefaléia	Inserção transversa ou inclinada para cima, 1 a 2 *cun*

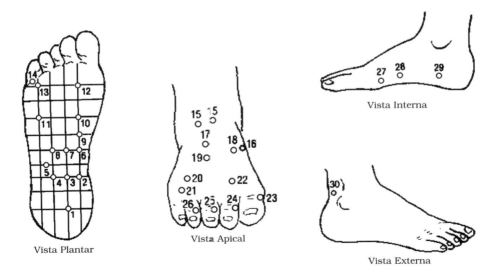

FIGURA 1.13 – Pontos de Acupuntura do Pé.

ACUPUNTURA DO PUNHO E TORNOZELO

Estimulação de pontos no punho ou tornozelo pode ser usada para aliviar doenças.

Princípios para seleção de pontos

1. Seleção de pontos de acordo com as propriedades terapêuticas dos mesmos.

Por exemplo, o Ponto Inferior 1 pode ser escolhido para dismenorréia, o Ponto Superior 1 para gastralgia, o Ponto Superior 2 para dor no peito, o Ponto Inferior 2 para dor no hipocôndrio, etc.

2. Seleção de pontos unilateralmente, no lado afetado.

3. Seleção de pontos bilateralmente, para tratar de uma doença com manifestações gerais.

4. Seleção de pontos de acordo com a localidade da doença. Selecione pontos no punho para tratamento de doença localizada acima do diafragma, ou pontos no tornozelo para tratamento de doença localizada abaixo do diafragma.

Observações

Aplique a agulha subcutaneamente voltada para cima, 1 a 1,5*cun* de profundidade. Se mãos ou pés estão afetados, aplique a ponta da agulha voltada para baixo. Mantenha as agulhas por 20 a 30min.

Distribuição de áreas do corpo:

O corpo é dividido em seis áreas.

Área 1 corresponde às regiões localizadas entre duas linhas paralelas à linha média frontal, incluindo fronte, olhos, nariz, língua, garganta, traquéia, esôfago, coração, abdome e períneo.

Área 2 corresponde às duas regiões frontais localizadas lateralmente à Área 1, incluindo as têmporas, maxilares, dentes, mandíbulas, mamas e abdome lateral.

Área 3 compreende as laterais da frente do corpo, incluindo as regiões da cabeça e face, junto a uma linha vertical anterior à aurícula, bem como tórax e abdome, junto à linha vertical descendente a partir da axila.

Área 4 é a junção da parte frontal e dorsal do corpo, incluindo partes do vértice, orelhas e regiões junto à linha axilar média.

Área 5 corresponde a duas regiões dorsais, parelhas à Área 2, incluindo as regiões posterior e lateral da cabeça e pescoço, bem como as escápulas.

Área 6 representa as regiões entre duas linhas paralelas à linha média posterior, parelhas à Área 1, incluindo a região posterior da cabeça, nuca, processos espinhosos e vértebras, sacrococcígeo e ânus.

Para as extremidades, a distribuição é similar à distribuição corporal. Nas extremidades superiores, o lado palmar corresponde à região frontal do corpo e o lado dorsal à região dorsal. Nas extremidades inferiores, o lado tibial corresponde à região frontal do corpo e o lado fibular à região dorsal.

Usando o diafragma como uma linha divisória, as seis áreas, mencionadas anteriormente, podem ser subdivididas em áreas superiores e inferiores.

TABELA 1.14 – Pontos de Acupuntura do Punho e Tornozelo.

Área	Ponto	Localização	Indicação
1	Sup.1	Na depressão anterior à borda do osso ulnar no lado ulnar do dedo mínimo	Cefaléia frontal, doenças dos olhos e nariz, neurite facial, odontalgia, faringite, asma, tosse, palpitações, zumbidos, suor noturno, depressão, insônia, mania, ataques
	Inf.1	Próximo à borda medial do tendão do calcâneo	Dor e distensão epigástrica, dor periumbilical, dismenorréia, leucorréia, enurese, prurido, dor no calcanhar
2	Sup.2	*Neiguan* (CS 6), 2*cun* acima da dobra transversa do punho, entre os tendões do M. palmar longo e flexor radial do carpo	Dor e inflamação submandibular, sensação de asfixia no peito, dor no peito, asma, deslactação
	Inf.2	Próximo à borda posterior da tíbia no centro da vista medial	Dor no hipocôndrio, dor abdominal, enterite alérgica
3	Sup.3	Próximo à vista lateral do nervo radial	Hipertensão, dor no tórax
	Inf.3	1cm medial à borda anterior da tíbia	Dor na junta do joelho
4	Sup.4	Na borda do rádio, vista dorsal	Cefaléia em vértice, doenças dos ouvidos, inflamação da ATM, periartrite do ombro, dor no tórax
	Inf.4	No ponto médio entre as bordas anteriores da tíbia e da fíbula	Dor no quadríceps femoral, artrite gonocócica, dor e flacidez nos membros inferiores, paralisia dos membros inferiores, dor nas juntas falangeanas
5	Sup.5	*Waiguan* (TA 5), no dorso da mão entre o rádio e a ulna	Dor temporal posterior, periartrite do ombro, insensibilidade ou déficit motor dos membros superiores, dor nas juntas dos dedos, punho e cotovelo
	Inf.5	No centro da vista lateral da perna	Dor na junta do quadril, entorse do tornozelo
6	Sup.6	Na borda da ulna	Cefaléia occipital, dor na nuca, dor nas vértebras cervicais e torácicas
	Inf.6	Próximo à borda lateral do tendão do calcâneo	Distensão lombar aguda, distensão muscular lombar, dor na articulação sacroilíaca, ciatalgia, espasmo do músculo gastrocnêmio, dor digital dorsal do pé

Nota – 1. Pontos Superiores 1 a 6 são localizados 2*cun* acima da dobra transversa do punho. 2. Pontos Inferiores 1 a 6 são localizados 3*cun* acima do tornozelo.

36 *Selecionando os Pontos Certos de Acupuntura*

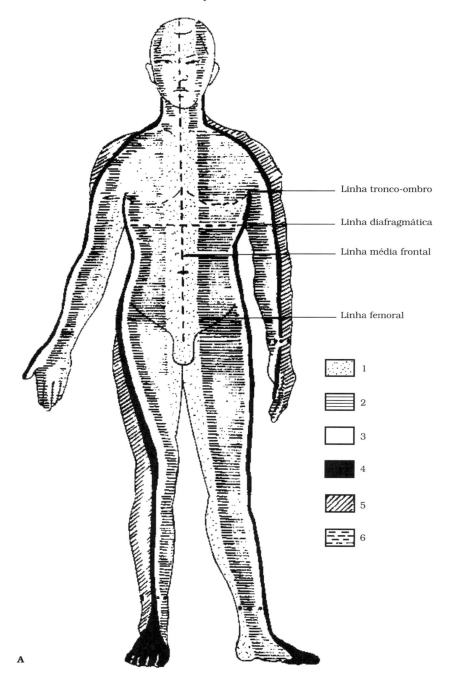

Figura 1.14 – Distribuição das Áreas de Acupuntura Punho-Tornozelo. **A)** Vista Frontal.

Introdução Geral aos Métodos de Seleção dos Pontos 37

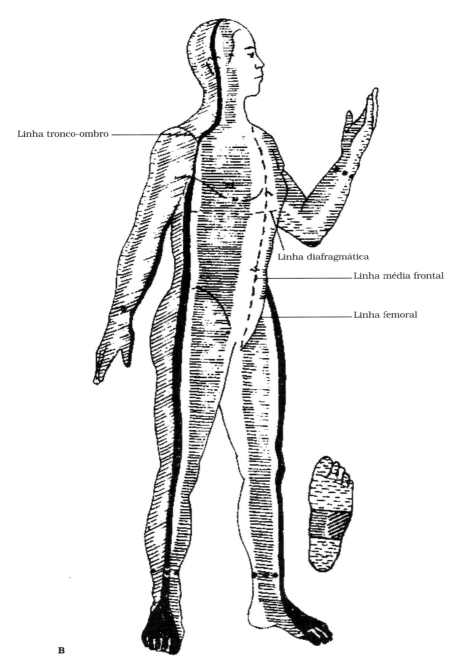

Figura 1.14 – B) Vista Lateral.

38 Selecionando os Pontos Certos de Acupuntura

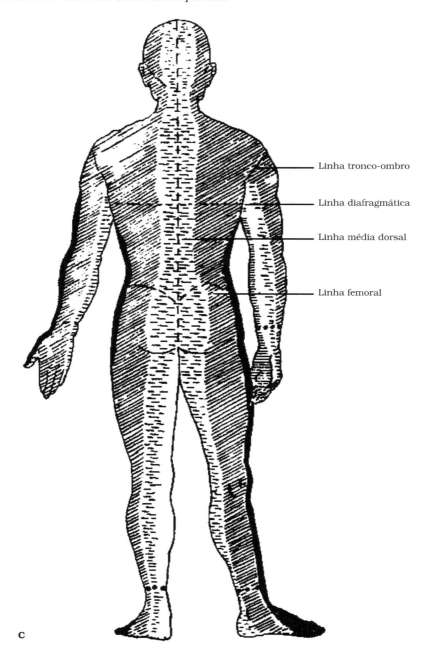

c

FIGURA 1.14 – Distribuição das Áreas de Acupuntura Punho-Tornozelo. **C)** Vista Dorsal.

Introdução Geral aos Métodos de Seleção dos Pontos 39

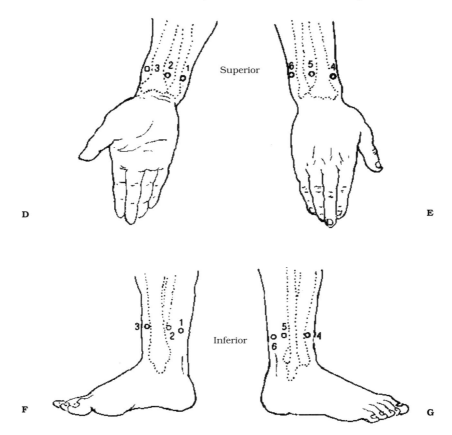

FIGURA 1.14 – D) Aspecto Palmar, **E)** Aspecto Dorsal, **F)** Vista Interna, **G)** Vista Externa.

Terapias de Acupuntura 2

SÍNCOPE

Pontos principais – *Rhenzhong* (VG 26), *Neiguan* (CS 6), *Yongquan* (R 1), *Suliao* (VG 25), *Zhongchong* (CS 9), *Zusanli* (E 36).

Método – Quando aplicar agulha no *Renzhong* (VG 26), a ponta desta deve estar em inclinação ascendente com uma profundidade de 0,5 a 0,7*cun*. Aplique o *Neiguan* (CS 6) com inserção inclinada e ascendente. Para o *Suliao* (VG 25) é necessária uma inserção profunda. Aplique *Zhongchong* (CS 9) de maneira superficial e retire a agulha rapidamente. A agulha pode ser inserida no *Zusanli* (E 36) em profundidade de 2*cun*. Aplique manipulação contínua e estimulação forte a cada ponto até que a pressão sangüínea se torne estável. Então uma manipulação periódica será necessária.

Outras terapias

1. Moxibustão

Pontos – *Baihui* (VG 20), *Shenque* (VC 8), *Guanyuan* (VC 4), *Qihai* (VC 6).

Método – Use a moxibustão com um bastão ou cone de moxa. A moxibustão indireta com sal é aplicada ao *Shenque* (VC 8). O número de cones é determinado pela restauração do pulso ou fim da transpiração.

42   *Selecionando os Pontos Certos de Acupuntura*

2. Auriculopuntura

Pontos – Coração, *Shenmen*, Fim da Helix Crus Inferior, Ápice Inferior do Trago, Cérebro.

Método – Aplique bilateralmente com estimulação moderada e manipulação periódica. As agulhas permanecem em posição por 1 a 2h.

Observações – Acupuntura e moxibustão são tratamentos de primeiros socorros que devem ser combinados com outras medicações.

REFERÊNCIAS

Sete métodos de emergência de Acupuntura e moxibustão no tratamento da síncope.

1. Drenar Fogo para ressuscitação: *Dazhui* (VC 14), *Shixuan* (Extra).
2. Remover obstrução de muco para ressuscitação: *Neiguan* (CS 6), *Zhongwan* (VC 12).
3. Elevar *Yang* e promover circulação do *Qi* para ressuscitação: *Renzhong* (VG 26), *Guanyuan* (VC 4).
4. Baixar a pressão sangüínea para ressuscitação: *Weizhong* (B 40), *Zhiyin* (B 67), *Changqiang* (VG 1).
5. Drenar o Fígado e diminuir o Vento interno: *Dadum* (F 1), *Sanyinjiao* (BP 6).
6. Recuperar *Yang* e desviar o estado de colapso: *Guanyuan* (VC 4), *Qihai* (VC 6).
7. Suavizar o *Qi* para ressuscitação: *Shanzhong* (VC 17), *Zhongwan* (VC 12).

(***Fonte*** – *Zhejiang* Journal of Traditional Chinese Medicine, 15(8):370, 1980.)

CEFALÉIA

Pontos principais – *Baihui* (VG 20), *Taiyang* (Extra), *Fengchi* (VB 20)

Método – *Fengchi* (VB 20) é perfurado primeiro. Deixe a sensação de inserção da agulha estender-se à têmpora. As agulhas permanecem por 20 a 30min com manipulação periódica. Trate diariamente. Dez tratamentos constituem 1 curso.

Pontos complementares

Cefaléia frontal: *Shangxing* (VG 23), *Touwei* (E 8), *Yintang* (Extra), *Hegu* (IG 4).

Cefaléia parietal: *Qianding* (VG 21), *Taichong* (F 3), *Yongquan* (R 1).

Cefaléia unilateral: *Shuaigu* (VB 8), *Zhongzhu*-Mão (ID 3), *Taiyang* (Extra) junto ao *Shuaigu* (VB 8).

Cefaléia occipital: *Houding* (VG 19), *Tianzhu* (B 10), *Houxi* (ID 3).

Invasão por fatores patogênicos externos: *Hegu* (IG 4), *Lieque* (P 7).

Deficiência de *Qi* e Sangue: *Zusanli* (E 36), *Xuehai* (BP 10).

Distúrbio ascendente de Vento-Mucosidade: *Fenglong* (E 40), *Taichong* (F 3), *Taixi* (R 3).

Estagnação sangüínea: *Hegu* (IG 4), *Sanyinjiao* (BP 6).

Outras terapias

1. Acupuntura cutânea

Pontos – *Taiyang* (Extra), *Yintang* (Extra), Pontos *Ashi*.

Método – Use agulhas cutâneas para estímulos leves, até que a pele local se torne congestionada. Aplique então a ventosa. Esse método é aplicável no tratamento de cefaléias devidas a invasão de vento externo patogênico ou hiperfunção do *Yang* do Fígado.

2. Auriculopuntura

Pontos – Occipúcio, Frontal, Cérebro, *Shenmen*.

Método – 2 a 3 pontos são usualmente escolhidos em uma sessão. Use agulhas filiformes, aplicando estimulação moderada. As agulhas permanecem por 20 a 30min, com manipulação periódica uma vez a cada 5min. A permanência de agulhas também pode ser de 3 a 7 dias. Quanto à cefaléia persistente, o sangramento venoso no dorso da orelha pode ser aplicado.

3. Hidroacupuntura

Ponto – *Fengchi* (VB 20).

Método – Para a cefaléia persistente, 3,5ml de procaína a 0,25% e 0,5ml de solução de cafeína são injetados no *Fengchi* (VB 20), (0,5 a 1ml de solução em cada aplicação), ou 0,1ml injetado no Ponto *Ashi*.

Observações – Acupuntura é bastante efetiva no alívio da dor no tratamento das cefaléias.

REFERÊNCIAS

1. Resultado da estimulação do *Taichong* (F 3) no tratamento de 30 casos de cefaléia vascular.

   Pontos – *Taichong* (F 3), *Yangfu* (VB 38), Pontos *Ashi*, todos no lado afetado.

   Método – Primeiro, uma agulha é rapidamente inserida no *Taichong* (F 3) em uma profundidade de 1*cun*. Aplique alto grau de estímulos (elevação, empuxo, giro e rotação) com grande raio de ação de movimentos desde que tolerável para o paciente. Depois de manipular a agulha por 3 a 5min, aplique-a no *Yangfu* (VB 38) e Pontos *Ashi* com

44   *Selecionando os Pontos Certos de Acupuntura*

manipulação periódica, aproximadamente 1 vez a cada 10min. As agulhas permanecem inseridas por 30 a 60min. Trate diariamente. *Resultados* – Em 22 casos, a dor foi completamente reprimida, sem recaída a curto prazo. A dor foi reduzida em 7 casos, enquanto em apenas 1 não houve efeito.

(**Fonte** – Shaanxi Journal of Traditional Chinese Medicine, 4(2):27, 1983.)

2. Observação dos resultados terapêuticos em 34 casos de cefaléia vascular tratados com Acupuntura craniana.

Pontos – Dois quintos abaixo da Área Sensorial, bilateral.

Método – Reforçador, de giro e rotação são usados em uma freqüência de 100 vezes/min, com manipulação periódica de 90 a 180°, a cada 5min. Tente captar queimação, distensão e sensação de entorpecimento. As agulhas permanecem no local por 15min. Trate em dias alternados. Sete tratamentos constituem 1 curso.

Resultados – 6 casos mostraram efeito marcante. Melhora foi vista em 23 casos, enquanto em 5 casos não houve efeito. O total efetivo foi de 85,3%.

(**Fonte** – Shanghai Journal of Acupunture and Moxibustion, 4(15), 1987.)

3. Resultados de Acupuntura observados no tratamento de 123 casos de cefaléia.

Pontos

Cefaléia *Taiyang: Kunlun* (B 60), *Houxi* (ID 3), *Fengchi* (VB 20).

Cefaléia *Shaoyang: Xuanzhong* (VB 39), *Fengchi* (VB 20), *Taiyang* (Extra).

Cefaléia *Yangming: Zhongwan* (VC 12), *Hegu* (IG 4), *Neiting* (E 44).

Cefaléia *Jueyin: Xingjian* (F 2), *Neiguan* (CS 6), *Qiaoyin* do Pé (VB 44).

Método – Trate diariamente. Sete tratamentos constituem 1 curso. Normalmente, tratamentos efetivos necessitam de 1 a 2 cursos.

Resultados – O número de casos que mostraram total recuperação foi de 67. Houve efeito marcante em 38 casos, algum nível de melhora em 11, e não houve efeito em 7.

(**Fonte** – Liaoning Journal of Traditional Chinese Medicine, (11):34, 1983.)

4. Observações clínicas sobre a aplicação de Acupuntura da Mão no tratamento de 102 casos de cefaléia.

Pontos

Cefaléia *Yangming: Yintang* (Extra), Fronte (no lado radial do dedo indicador, próximo à junta falangeana na junção da pele clara e escura).

Cefaléia *Shaoyang: Taiyang* (Extra), Lateral da Cabeça (no lado ulnar do dedo anular, próximo à junta falangeana na junção da pele clara e escura).

Cefaléia *Jueyin*: *Baihui* (VG 20), Vértice (no lado radial do dedo médio, próximo à junta falangeana na junção da pele clara e escura).

Cefaléia *Taiyang*: *Fengchi* (VB 20), Occipúcio (no lado ulnar do dedo mínimo, próximo à junta falangeana na junção da pele clara e escura).

Método – Use agulhas de calibre 28 em ângulo agudo, inserindo a 0,5*cun* de profundidade. Eleve e rotacione as agulhas por 30s. Mantenha-as por 30min. Trate diariamente. Dez tratamentos constituem 1 curso.

Resultados – De 102 casos tratados, 39 foram curados, 36 sofreram efeitos marcantes, 20 casos mostraram alguma melhora e 7 casos não melhoraram. O total efetivo atingiu a marca de 93,1%.

(***Fonte*** – Shaanxi Journal of Traditional Chinese Medicine,(7):326, 1988.)

5. Observação da aplicação de 3 agulhas no tratamento de 34 casos de cefaléia unilateral.

Pontos principais – *Taiyang* (Extra) e *Taichong* (F 3) no lado afetado, *Hegu* (IG 4) no lado saudável.

Pontos complementares

Cefaléia crônica severa: *Fengchi* (VB 20), *Shuaigu* (VB 8).

Método – *Taiyang* (Extra) é aplicado em ângulo agudo em relação ao *Quanliao*(ID 18), penetrando medialmente o arco zigomático, permitindo que a sensação da agulha se estenda à mandíbula no lado afetado. As agulhas são mantidas por 30min com manipulação periódica.

Resultados – Todos os casos foram curados após 1 a 3 tratamentos, com exceção de 1 caso que desistiu.

(***Fonte*** – Jiangsu Journal of Traditional Chinese Medicine, 9(8):27, 1988.)

6. Observações dos resultados terapêuticos de Acupuntura no tratamento de 90 casos de síndrome pós-concussão.

Pontos

Yin Deficiente do Fígado e Rim: a) *Fengchi* (VB 20), *Xuanlu* (VB 5), *Baihui* (VG 20) juntamente com *Sishencong* (Extra); b) *Hegu* (IG 4), *Taichong*(F 3), moxa no *Yongquan*(R 1), *Yamen*(VG 15), *Changqiang* (VG 1), Pontos na orelha (Fígado, Aba Central, Cérebro).

Deficiência de *Qi* e acúmulo de Mucosidade: a) *Taiyang* (Extra), *Houxi* (ID 3); b) *Fengfu* (VG 16), *Shenting* (VG 24), *Zusanli* (E 36), Moxa no *Fenglong* (E 40), *Qihai* (VC 6), *Baihui* (VG 20), pontos na orelha (Baço, *Shenmen*, Tronco Cerebral).

Método – Tratar diariamente, retendo as agulhas por 30min. Doze tratamentos constituem 1 curso. O intervalo entre os cursos é de 1 semana.

Resultados – Reversão completa foi observada em 47 casos, com efeitos marcantes em outros 18. Melhora foi vista em 17 casos e em 8 não houve efeito.

(***Fonte*** – Chinese Acupuncture & Moxibustion, 5(6):13, 1985.)

46   *Selecionando os Pontos Certos de Acupuntura*

ACIDENTE VASCULAR CEREBRAL (APOPLEXIA)

Condição aguda

1. Síndrome espástica

Pontos principais – *Renzhong* (VG 26), *Baihui* (VG 20), *Yongquan* (R 1), *Taichong* (F 3), os 12 Pontos *Ting* das 2 mãos (P 11, C 9, CS 9, IG 1, TA 1, ID 1), *Laogong* (CS 8).

Método – Estimulação forte é usada. Quando se insere *Renzhong* (VG 26), a agulha é colocada profundamente com ângulo para cima e repetidamente elevando-empurrando, estimulando para aumentar a sensação de inserção. Sangrar os 12 Pontos *Ting* (P 11, C 9, CS 9, IG 1, TA 1, ID 1). Outros pontos são colocados com manipulação contínua. As agulhas não ficam retidas.

Pontos complementares
Mandíbulas travadas: *Jiache* (E 6), *Hegu* (IG 4).
Febre: *Quchi* (IG 11).

2. Síndrome flácida

Pontos Principais – *Guanyuan* (VC 4), *Shenque* (VC 8).

Método – Moxibustão, usando cones grandes, é usada nos pontos, mais sal isolado sob os cones no *Shenque* (VC 8). Continuar a moxibustão até que os membros se aqueçam e o pulso esteja restabelecido.

Pontos complementares
Sudorese: *Yinxi* (C 6), *Houxi* (ID 3).
Incontinência urinária: *Zhongji* (VC 3), *Sanyinjiao* (BP 6).

Condição leve e suas seqüelas

Paralisia

Pontos principais
Paralisia dos membros superiores: *Jianyu* (IG 15), *Jianliao* (TA 14), *Quchi* (IG 11), *Shousanli* (IG 10), *Waiguan* (TA 5), *Hegu* (IG 4).

Paralisia dos membros inferiores: *Huantiao* (VB 30), *Fengshi* (VB 31), *Yanglingquan* (VB 34), *Zusanli* (E 36), *Jiexi* (E 41), *Weizhong* (B 40), *Sanyinjiao* (BP 6), *Yinlingquan* (BP 9), *Kunlun* (B 60).

Método – Durante uma sessão, 5 a 7 pontos na área paralisada são utilizados. Aplique com estimulação moderada com a qual a eletroacupuntura possa ser combinada. Primeiro aplique o lado afetado, depois o lado saudável pode ser aplicado com pouca estimulação. Para um caso crônico, moxibustão pode ser aplicada após se retirarem as agulhas.

Pontos complementares
Convulsão no cotovelo: *Quze* (CS 3).
Convulsão no punho: *Daling* (CS 7).

Convulsão no joelho: *Ququan* (F 8).
Convulsão no tornozelo: *Taixi* (R 3).

2. Paralisia facial

Pontos principais – *Dicang* (E 4), *Jiache* (E 6), *Yangbai* (VB 14), *Zanzhu* (B 2), *Yingxiang* (IG 20), *Xiaguan* (E 7), *Hegu* (IG 4), *Neiting* (E 44), *Qianzhen* (Extra).

Método – Para um caso agudo, os pontos do lado afetado podem ser aplicados. Para um caso crônico, os pontos tanto do lado saudável como do lado afetado podem ser aplicados. *Hegu* Bilateral (IG 4) e *Neiguan* (CS 6) são sempre selecionados para o tratamento. Aplique com estimulação moderada. Trate diariamente ou em dias alternados. Moxibustão também pode ser combinada com as aplicações.

Pontos complementares
Salivação: *Chengjiang* (VC 24).

3. Afasia

Pontos principais – *Lianquan* (VC 23), *Yamen* (VG 15), *Tongli* (C 5)

Método – Aplique *Yamen* (VG 15) na profundidade de 1*cun*, rotacionando, sem puxar e empurrar. Retire a agulha logo após obter a sensação da picada da agulha. Deixe as agulhas permanecerem no *Lianquan* (VC 23) e *Tongli* (C 5) por 20 a 30min, com estimulação moderada.

Pontos complementares
Rigidez da língua: *Jinjin-Yuye* (Extra), com inserção de 1*cun*; a agulha é removida imediatamente.

4. Disfagia

Pontos – *Lianquan* (VC 23), *Futu*-Pescoço (IG 18], *Fengchi* (VB 20), *Hegu* (IG 4).

Método – *Futu*-Pescoço (IG 18) deve ser aplicado superficialmente. Aplique *Fengchi* (VB 20) na profundidade de 1*cun* e rotacione. Inserção inclinada à esquerda e à direita pode ser usada na aplicação de *Lianquan* (VC 23). O tratamento deve ser feito diariamente ou em dias alternados. As agulhas permanecem no local por 15min.

Outras terapias

1. Auriculopuntura

Pontos principais – Rim, Ápice Inferior do Trago, Baço, Coração, Fígado, Vesícula Biliar, *Shenmen*, Cérebro, Aba Central, pontos auriculares correspondentes à área afetada pela paralisia.

48 *Selecionando os Pontos Certos de Acupuntura*

Pontos complementares
Disfagia: Boca, Raiz do Vago, Faringe e Laringe.
Método – Escolha de 3 a 5 pontos por sessão. Aplique bilateralmente com agulhas filiformes e estimulação moderada. Trate diariamente ou em dias alternados. As agulhas permanecem no local por 30 a 60min.

2. Acupuntura craniana (adequada para as seqüelas)

Pontos – Área Motora Oposta, Área Motora e Sensorial da perna, Área Sensorial, Área da Fala.
Método – Aplique as agulhas horizontalmente ao couro cabeludo na profundidade de 0,5 a 1*cun* e rotacione com freqüência. Estimule o paciente a exercitar o lado afetado. Trate em dias alternados.

3. Hidroacupuntura (adequada para paralisia do membro)

Pontos – *Jianyu* (IG 15), *Quchi* (IG 11), *Hegu* (IG 4), *Fengshi* (VB 31), *Yanglingquan* (VB 34), *Zusanli* (E 36).
Método – Injete uma solução de 0,1mg de Vitamina B_{12} ou 100mg de Vitamina B_1 nos pontos anteriormente mencionados. Trate em dias alternados.

4. Acupuntura cutânea (adequada para hemiplegia)

Pontos – *Ganshu* (B 18), *Shenshu* (B 23), *Baliao* (B 31 a 34), Pontos *Jiaji* (Extra, da quinta a vigésima primeira vértebras), *Quchi* (IG 11), *Taiyuan* (P 9), *Yanglingquan* (VB 34), *Fengshi* (VB 31), *Xuanzhong* (VB 39).
Método – Batidas leves até que a pele fique congestionada. Trate em dias alternados.

5. Ventosa (adequada para hemiplegia)

Pontos – *Jianyu* (IG 15), *Quchi* (IG 11), *Yangchi* (TA 4), *Huantiao* (VB 30), *Yanglingquan* (VB 34), *Qiuxu* (VB 40).
Método – Escolha de 1 a 2 pontos nos membros superiores e inferiores para cada sessão. Aplique a ventosa por 5 a 10min. Trate uma vez a cada 2 ou 3 dias.
Observações – Terapias de Acupuntura e moxibustão são efetivas nos acidentes vasculares cerebrais e bastante efetivas no tratamento de suas seqüelas. Para um caso agudo e severo, os métodos Chinês e Ocidental devem ser combinados para salvar o paciente. Se este se encontra com os membros paralisados e a fala com pronúncia indistinta, fisioterapia e fonoaudiologia são recomendadas.

Terapias de Acupuntura   49

REFERÊNCIAS

1. Observação clínica de 167 casos usando Acupuntura ocular no tratamento da apoplexia.

Pontos – *Jiao* Superior Bilateral, *Jiao* Inferior.

Método – Pressione com um dedo a pele ao redor do globo ocular para fixá-la. Insira uma agulha de aço inoxidável de calibre 32, 0,5*cun* de comprimento, horizontalmente a uma profundidade de 0,2*cun* na área ao redor do sulco orbital. Sem manipulação, retenha a agulha por 5 a 10min. Trate diariamente. Dez tratamentos constituem 1 curso.

Resultados – De 167 casos tratados, 40 (24%) recuperaram-se, 66 (39,5%) apresentaram sucesso marcante, 56 (33,5%) mostraram alguma melhora e 5 (3%) não apresentaram efeito. O total efetivo foi de 97%.

(***Fonte*** – Chinese Acupunture & Moxibustion, (6):23, 1987.)

2. Observação dos resultados terapêuticos da moxibustão no tratamento da hemiplegia.

Pontos – *Tianchuang* (ID 16), *Baihui* (VG 20).

Método – Aplique a moxibustão com cones de moxa em cada ponto por 15min. Trate 1 ou 2 vezes/dia. Trinta tratamentos constituem 1 curso. O intervalo entre os cursos é de 3 a 5 dias.

Resultados – Após o tratamento, 13 casos recuperaram-se, 13 mostraram melhora significante, 6 mostraram alguma melhora e 1 não mostrou efeito. O total efetivo foi de 97%.

(***Fonte*** – Shandong Journal of Traditional Chinese Medicine, (6):12, 1987.)

3. Resultados da Acupuntura cutânea usada para tratar 106 casos de hemiplegia.

Pontos principais – Linha oposta inclinada começando do vértice da região têmporal, Terços Superior, Médio e Inferior (Área Motora).

Pontos complementares

Hipertensão: Linha média do vértice.

Dislalia: Linha média da fronte.

Método – Adote o método de elevação, empuxo, giro e rotação para produzir reforço ou redução. Esse método é repetido 3 a 5 vezes. Mantenha as agulhas inseridas por 2 a 24h. Trate diariamente ou em dias alternados. Dez tratamentos constituem 1 curso. Estimule o paciente a fazer exercícios funcionais.

Resultados – O tratamento curou 18 casos e produziu melhora significante em 63 casos; 23 casos mostraram alguma melhora e 2 casos não apresentaram efeito. O total efetivo foi de 98,1%.

(***Fonte*** – Journal of Zhejiang College of Traditional Chinese Medicine, 12(2):53, 1988.)

4. Estudo da inserção "ameixeira florida" do *Shegen* (Extra, raiz da língua) no tratamento da afasia na apoplexia.

Pontos principais – *Shegen* (Extra), *Zhimai* (Extra), *Zengyin* (Extra).

Pontos complementares

Disfagia: *Yifeng* (TA 17), *Fengfu* (VG 16).

Disfonia: *Biantaoti* (Extra).

Método – Insira uma agulha fina de calibre 20, em profundidade de 0,5*cun*, elevando e empurrando várias vezes até que a sensação de inserção da agulha se estenda da base da língua até a garganta. Quando aplicar os pontos complementares, insira uma agulha filiforme comum na base da língua a uma profundidade de 1,5 a 2*cun*. Aplique o método de elevação e empuxo e estimulação forte até que a sensação da agulha alcance a base da língua. Uma vez que a sensação seja obtida, retire as agulhas. Trate diariamente ou em dias alternados. Se ocorrer sangramento enxágüe com água fria.

Resultados – O método curou 24 casos e produziu efeito significante em 4 casos; 2 casos mostraram alguma melhora e 1 caso não apresentou efeito após 15 tratamentos.

(**Fonte** – Hebei Journal of Traditional Chinese Medicine, (1):38, 1987.)

5. Resultados terapêuticos observados no tratamento de 144 casos de apoplexia cerebral, usando Acupuntura craniana.

Pontos

Paralisia dos membros inferiores: quinto superior da linha inclinada anterior oposta, do vértice à têmpora, a primeira linha paralela à linha média da cabeça.

Paralisia dos membros superiores: Dois quintos mediais da linha inclinada anterior oposta, do vértice à têmpora.

Paralisia facial, sialorréia, desvio da língua e afonia: Dois quintos inferiores da linha inclinada anterior oposta, do vértice à têmpora.

Degeneração cerebelar: Linha lateral e abaixo da protuberância occipital externa, paralela à linha média da cabeça.

Diminuição da motilidade da mão: Área Motora Voluntária.

Método – Inserir uma agulha filiforme calibre 28 horizontalmente, numa profundidade de 1 a 5*cun*. Após a sensação de inserção ser obtida, deixe as agulhas no lugar por 30 a 40min. Manipular as agulhas por 5 a 8min, 2 a 3 vezes, enquanto estiverem inseridas. Encorajar o paciente a exercitar os membros afetados durante as manipulações. Trate diariamente. Quinze tratamentos constituem 1 curso. O intervalo entre os cursos é 3 a 5 dias.

Resultados – Este tratamento curou 44 casos, ou 30,56%, e produziu um efeito marcante em 62 casos, ou 43,06%. Alguma melhora foi vista em 37 casos, ou 25,69%, e apenas 1 caso, ou 0,69%, não mostrou melhora.

(**Fonte** – Henan Traditional Chinese Medicine, (4):21, 1987.)

6. Resultados observados do tratamento de 35 casos de doença cerebrovascular (paralisia bulbar) pelo uso de Acupuntura corporal e craniana.

Pontos – Área do Estômago, *Zusanli* (E 36), *Renzhong* (VG 26), *Baihui* (VG 20), *Fengfu* (VG 16), *Fengchi* (VB 20), *Chengjiang* (VC 24), *Hegu*

Terapias de Acupuntura 51

(IG 4), *Lianquan* (VC 23), *Tongli* (C 5), *Yamen* (VG 15), *Dicang* (E 4), *Xiaguan* (E 7), *Jiache* (E 6), *Zhaohai* (R 6), *Neiting* (E 44), *Sanyinjiao* (BP 6), *Fenglong* (E 40), *Yinlingquan* (BP 9).

Método – Conectar agulhas ao eletroestimulador. Trate diariamente. Dez tratamentos constituem 1 curso.

Resultados – Do total de 35 casos, 21 foram curados, 12 mostraram efeito marcante, 1 mostrou alguma melhora e apenas 1 não mostrou efeito.

(***Fonte*** – Beijing Medicine, 2(6):379, 1980.)

7. Observações dos efeitos da Acupuntura no tratamento de 20 casos de paralisia pseudobulbar.

Pontos – *Fengchi* Bilateral (VB 20), *Yamen* (VG 15).

Método – Faça uma inserção perpendicular no *Fengchi* (VB 20), a uma profundidade de 0,5 a 1*cun*, mantendo a ponta da agulha na direção do sulco orbital oposto. Rapidamente rotacione a agulha com larga amplitude de movimentos por 2 a 3min. Rotacione, mas não eleve ou empurre, 3 vezes durante uma sessão. No *Yamen* (VG 15), devagar e em linha reta insira sem elevar, empurrar ou rotacionar. Retire a agulha após obter a sensação de inserção. Trate diariamente e 7 a 10 tratamentos constituem 1 curso.

Resultados – Esse método curou 8 casos e produziu efeito marcante em 5. Alguma melhora foi vista em 6 casos, e apenas 1 caso não mostrou efeito.

(***Fonte*** – Shaanxi Journal of Traditional Chinese Medicine, 7(2):75, 1986.)

CIATALGIA

Pontos principais – Pontos *Jiaji* (Extra, L2 a L5), *Zhibian* (B 54), *Huantiao* (VB 30), *Yanglingquan* (VB 34).

Método – Quando inserir nos Pontos *Jiaji* (Extra), incline a ponta da agulha para a espinha, a uma profundidade de 1,5*cun*. Suavemente eleve e empurre a agulha após a inserção. Será melhor caso uma sensação de choque elétrico ou de queimação for obtida. Pontos *Jiaji* (Extra) no lado saudável também podem ser estimulados. Tente fazer a sensação de cada ponto estender-se para baixo. As agulhas permanecem no local por 30min com manipulação periódica.

Pontos complementares

Dor ao longo do Meridiano da Vesícula Biliar: *Fengshi* (VB 31), *Xuanzhong* (VB 39), *Qiuxu* (VB 40).

Dor ao longo do Meridiano da Bexiga: *Yinmen* (B 37), *Weizhong* (B 40), *Chengshan* (B 57), *Kunlun* (B 60).

Estagnação de Sangue: *Geshu* (B 17), perfure *Weizhong* (B 40) para causar sangramento.

52   Selecionando os Pontos Certos de Acupuntura

Ciatalgia recorrente freqüente: *Shenshu* (B 23), *Zusanli* (E 36) associado à moxibustão.

Outras terapias

1. Moxibustão

Pontos – Pontos *Ashi*.
Método – Use agulha morna ou moxibustão indireta com gengibre. Aplique 5 a 7 cones de moxa para moxibustão indireta para cada ponto sensível. Trate diariamente.

2. Ventosa

Pontos – *Shenshu* (B 23), *Zhibian* (B 54), Pontos *Ashi*.
Método – No lado afetado aplique ventosa no *Shenshu* (B 23), *Zhibian* (B 54) e 2 a 3 pontos sensíveis. A permanência da ventosa deve ser de 5 a 10min. Trate em dias alternados.

3. Auriculopuntura

Pontos – Nervo Ciático, Nádegas, Vértebras Lombossacrais.
Método – Pegando o Ponto do Nervo Ciático como ponto principal, insira a agulha com estimulação forte. As agulhas permanecem inseridas por 30 a 60min. Trate diariamente ou em dias alternados.

4. Estímulo dos colaterais e ventosa

Pontos – Região Lombossacral e Pontos *Ashi*.
Método – Batidas suaves até que ocorra sangramento, então aplique a ventosa por 5 a 10min. Trate com intervalos de 2 a 4 dias.

5. Eletroacupuntura

Pontos
Dor originando-se da raiz do nervo: Pontos *Jiaji* (Extra L4-L5), *Yanglingquan* (VB 34), ou *Weizhong* (B 40).
Dor originando-se do tronco nervoso: *Zhibian* (B 54), ou *Huantiao* (VB 30), *Weizhong* (B 40) ou *Yanglingquan* (VB 34).
Método – Após a inserção, conecte as agulhas a um eletroestimulador com vibração intensa ou esparsa-intensa. Comece com estimulação moderada evoluindo para estimulação forte. Trate diariamente. Cada tratamento deve durar 10 a 15min. Dez tratamentos constituem 1 curso.
Observações – Terapias de Acupuntura e moxibustão são definitivamente efetivas no tratamento das ciatalgias primárias. No entanto, na ciatalgia secundária, a causa primária deve ser descoberta e tratada, Acupuntura e moxibustão podem ser usadas como medidas suplementares. Ao inserir as agulhas no *Huantiao* (VB 30), *Zhibian* (B 54) e Pontos

Terapias de Acupuntura 53

Jiaji (Extra) das vértebras lombares, uma sensação de irradiação deve ocorrer; a partir de então, a manipulação não deve ser mais aplicada, e a agulha deve ser recuada levemente a fim de não lesar o nervo.

REFERÊNCIAS

1. Resultados do tratamento de Acupuntura em 140 casos de ciatalgia.
   Ponto – Zhibian (B 54).
   Método – Use uma agulha filiforme, 4*cun* de comprimento; rotacione e insira a uma profundidade de 3 a 4*cun*. Deixe a sensação de inserção estender-se à área afetada. Mantenha a agulha por 30min. Trate diariamente. Após 6 a 10 tratamentos, trate em dias alternados. Continue o tratamento até que os sintomas desapareçam.
   Resultados – Esse método curou 89 casos e produziu efeito marcante em 32. Alguma melhora foi obtida em 18 casos, com apenas 1 que não apresentou efeito.
   (*Fonte* – Chinese Acupuncture & Moxibustion, (2):38, 1987.)
2. Observações clínicas da Acupuntura no tratamento de 400 casos de ciatalgia.
   Pontos – No lado afetado, *Dachangshu* (B 25), *Guanyuanshu* (B 26), *Huantiao* (VB 30), *Tunzhong* (Extra, ponto médio da nádega).
   Método – Escolha um ponto em cada sessão. Trate diariamente ou em dias alternados. Quando inserir *Dachangshu* (B 25) ou *Guanyuanshu* (B 26), inserir a agulha numa profundidade de 2,5*cun*. Aplique o método "picadas de pardal" 3 a 10 vezes para causar sensação de descarga elétrica até a ponta dos membros. Você pode deixar as agulhas inseridas por 20min ou não.
   Resultados – Este tratamento curou 352 casos e produziu efeito marcante em 41. Melhora foi vista em 3 casos e em 4 não houve efeito.
   (*Fonte* – Shanghai Journal of Acupuncture and Moxibustion, (2):18, 1986.)
3. Resultados da aplicação de Ponto Experimental no tratamento de 200 casos de ciatalgia.
   Ponto principal – Ponto Experimental (1*cun* abaixo e lateralmente ao processo espinhoso da segunda vértebra lombar).
   Ponto complementar – *Yanglingquan* (VB 34).
   Método – Inserir uma agulha filiforme de 5*cun* de comprimento em ângulo de 90° a uma profundidade de 3 a 4*cun*, manipulando com movimentos de elevação, empuxo, giro e rotação. Deixar a sensação de inserção atravessar a parte posterior da coxa até o pé, depois retirar a agulha desse ponto. Tratar diariamente. Sete tratamentos constituem 1 curso.
   Resultados – O estímulo do Ponto Experimental curou 42 casos e mostrou efeito marcante em 97. Alguma melhora foi vista em 38 casos e 23 não apresentaram efeito.

54   Selecionando os Pontos Certos de Acupuntura

(**Fonte** – Liaoning Journal of Traditional Chinese Medicine, 8(8):26, 1984.)

4. Observações clínicas sobre o tratamento com Acupuntura de 80 casos de ciatalgia.

Pontos e método

1. *Yaobangxue* (Extra, 10 pontos localizados 1 *cun* lateralmente e abaixo do processo espinhoso da primeira a quinta vértebras lombares). Insira a uma profundidade de 2 a 3*cun* com método "picadas de pardal" de elevação e empuxo.

2. *Jingbangxue* (Extra, 6 pontos localizados 1 *cun* lateralmente e abaixo do processo espinhoso da quarta a sexta vértebras cervicais). Insira com profundidade de 2*cun* usando o método "picadas de pardal".

3. *Dazhui* (VG 14). Insira com profundidade de 0,5 a 1 *cun* usando o método "picadas de pardal".

4. *Yaoyangguan* (VG 3), *Ciliao* (B 32), *Huantiao* (VB 30), *Yinmen* (B 37), *Yanglingquan* (VB 34), *Chengshan* (B 57), *Kunlun* (B 60). Insira e aplique a ventosa após retirar as agulhas. Esses quatro grupos podem ser usados em conjunto ou separadamente.

Resultados – Esses 4 métodos curaram 41 casos e produziram efeito marcante em 25. Melhora foi vista em 2 casos, não havendo efeito em 4.

(**Fonte** – Henan Traditional Chinese Medicine, (3):42, 1981.)

NEVRALGIA DO TRIGÊMIO

Pontos

Dor no primeiro ramo: *Zanzhu* (B 2), *Taiyang* (Extra), *Yangbai* (VB 14), *Fengchi* (VB 20), *Yifeng* (TA 17), *Zhiyin* (B 67).

Dor no segundo ramo: *Sibai* (E 2), *Yingxiang* (IG 20), *Juliao* do Nariz (E 3), *Xiaguan* (E 7), *Neiting* (E 44), *Yifeng* (TA 17).

Dor no terceiro ramo: *Jiache* (E 6), *Chengjiang* (VC 24), *Hegu* (IG 4), *Jiachengjiang* (Extra), *Yifeng* (TA 17).

Método – Aplique *Zanzhu* (B 2) com a ponta da agulha na direção lateral e inferior. Deixe a sensação de inserção da agulha estender-se à testa. Aplique *Sibai* (E 2) com a ponta da agulha na direção lateral e superior. Deixe a sensação de inserção irradiar-se para o lábio superior. Aplique *Jiachengjiang* (Extra) com inserção medial e inferior. Deixe a sensação de inserção irradiar-se para o lábio inferior. Todos os pontos são aplicados com estimulação moderada. Mantenha as agulhas no lugar por 15 a 30min com manipulação periódica.

Outras terapias

1. Auriculopuntura

Pontos – Bochecha, Fronte, *Shenmen.*
Método – Escolha 2 a 3 pontos por sessão. Insira com estimulação forte. As agulhas permanecem por 20 a 30min com manipulação a cada 5min, ou o embutimento da agulha pode ser usado.

2. Hidroacupuntura

Pontos – Pontos sensíveis na face.
Método – Injete Vitamina B_1 ou solução de Vitamina B_{12} nos pontos sensíveis. Escolha 1 a 2 pontos sensíveis por sessão. Injetar 0,5ml em cada ponto. Tratar a cada 2 a 3 dias.

3. Acupuntura craniana

Pontos – Área Sensorial oposta.
Método – Usar os procedimentos de rotina para Acupuntura craniana.
Observações – Terapia por Acupuntura é completamente efetiva para reduzir dor associada a nevralgia do trigêmio primária, no entanto, se a nevralgia do trigêmio é secundária, a causa deve ser descoberta e tratada.

REFERÊNCIAS

1. Resultados do uso de Acupuntura no tratamento de 33 casos de nevralgia do trigêmio.
   Pontos
   Dor no primeiro ramo: *Yangbai* (VB 14), *Taiyang* (Extra) ou *Touwei* (E 8).
   Dor no segundo ramo: *Sibai* (E 2), *Yingxiang* (IG 20).
   Dor no terceiro ramo: *Xiaguan* (E 7), *Daying* (E 5) ou adicione *Renzhong* (VG 26), *Chengjiang* (VC 24), conectados ao eletroestimulador.
   Invasão por Vento externo: *Hegu* (IG 4) combinado com *Zusanli* (E 36).
   Yin Deficiente e Hiperatividade do *Yang: Taixi* (R 3), *Taichong* (F 3).
   Resultados – De um total de 33 casos, uma cura rápida foi obtida em 12, efeito marcante em 13, melhora em 7 e em 1 caso não houve efeito. A maioria dos casos mostrou algum efeito após 6 tratamentos.
   (**Fonte** – Yunnan Journal of Traditional Chinese Medicine, 2(1):38, 1981.)

56　*Selecionando os Pontos Certos de Acupuntura*

2. Resultados da aplicação no *Xiahexue* (Extra) no tratamento de 15 casos de dor no ramo mandibular.

Pontos – *Xiahexue* (Extra, na depressão, vista medial do forame mandibular, 1,5 a 2cm afastado do ângulo mandibular e na borda inferior do osso mandibular), combinado com *Xiaguan* (E 7).

Método – Use estimulação forte na aplicação, depois conecte a agulha com aparelho de corrente vibratória por 15 a 20min. Retenha a agulha por 20 a 30min com manipulação periódica a cada 10min.

Resultados – Esse método curou 12 casos e produziu efeito marcante em 3.

(**Fonte** – Journal of Traditional Chinese Medicine, 21(10):35, 1980.)

3. Resultados observados na inserção profunda do *Sancha* 1,2,3 (Extra) no tratamento da nevralgia do trigêmio.

Pontos e método

1. *Sancha* 1 (Extra, no forame supra-orbital).

   Inserir com profundidade de 1 a 1,2*cun*, em ângulo de 90°, até que a sensação de inserção da agulha seja obtida.

2. *Sancha* 2 (Extra, no forame infra-orbital).

   Inserir na direção da boca em ângulo de 45°, na profundidade de 1,2 a 1,4*cun*.

3. *Sancha* 3 (Extra no forame mental).

   Inserir na direção de *Jiache* (E 6) em ângulo de 20°, em profundidade de 1,2 a 1,4*cun*.

   Resultados – Esse método produziu efeitos marcantes na redução da dor.

(**Fonte** – Jiangsu Chinese Medical Journal, 1(6):45, 1980.)

DOR NO HIPOCÔNDRIO

Pontos principais – *Zhigou* (TA 6), *Yanglingquan* (VB 34), *Qimen* (F 14).

Método – Usar agulhas filiformes com estimulação moderada. Deixar as agulhas no local por 20 a 30min com manipulação periódica. Inserir uma agulha no *Qimen* (F14) inclinada e superficialmente. Tratar diariamente.

Pontos complementares

Estagnação de Sangue e *Qi*: *Taichong* (F 3), *Qiuxu* (VB 40), *Geshu* (B 17), *Ganshu* (B 18), *Xuehai* (BP 10).

Retenção interna de muco: *Fenglong* (E 40), *Zusanli* (E 36).

Deficiência de Sangue do Fígado, desnutrição dos Meridianos e Colaterais: *Ganshu* (B 18), *Sanyinjiao* (BP 6), *Taixi* (R 3).

Nevralgia intercostal: Pontos *Jiaji* correspondentes (Extra), Pontos *Ashi*.

Outras terapias

1. Estímulos leves e ventosa

Pontos – Pontos *Ashi.*
Método – Inserir agulhas de aço nos pontos sensíveis do hipocôndrio, dando estímulos leves nas mesmas, até que a pele local se torne congestionada. Aplicar então as ventosas por 5min. Esse método é aplicável a dor intercostal e também a lesões traumáticas.

2. Auriculopuntura

Pontos – Tórax, *Shenmen*, Fígado, Occipúcio.
Método – Escolha 2 a 3 pontos na orelha afetada. Girar e rotacionar as agulhas com estimulação moderada. Manter as agulhas no local por 10 a 20min. Durante uma crise dolorosa, o resultado terapêutico será obtido quando a aplicação for feita.

Hidroacupuntura

Pontos – Pontos *Jiaji* correspondentes (Extra) relacionados a nevralgia intercostal.
Método – 2ml de solução de hidroclorato de procaína a 2% são injetados nos pontos anteriores. Tratar a cada 1 a 2 dias.
Observações – Acupuntura e moxibustão são muito efetivas no tratamento da dor no hipocôndrio.

REFERÊNCIAS

Resultados de um estudo primário com o uso de agulha morna no tratamento de 20 casos de condrite costal.
Pontos principais – Pontos *Ashi.*
Pontos complementares – *Shanzhong* (VC 17), *Waiguan* (TA 5).
Método – Inserir uma agulha filiforme de 0,5*cun* em ângulo agudo no centro da área afetada. Depois aplicar 2 a 3 cones de moxa na agulha no ponto principal, mais 1 a 2 cones de moxa em cada ponto complementar. Tratar diariamente. Sete tratamentos constituem 1 curso.
Resultados – Num total de 20 casos, 17 foram curados e melhora foi obtida em 3.
(**Fonte** – Chinese Acupuncture & Moxibustion, (1):16, 1983.)

ESPASMOS DIAFRAGMÁTICOS (SOLUÇOS)

Pontos principais – *Neiguan* (CS 6), *Zhongwan* (VC 12), *Tiantu* (VC 22).

58   *Selecionando os Pontos Certos de Acupuntura*

Método – Normalmente, *Neiguan* (CS 6) e *Zhongwan* (VC 12) são inseridos primeiro, com manipulação contínua por alguns minutos. Se o espasmo não atenuar, aplique *Tiantu* (VC 22).

Pontos complementares
Retenção de alimento: *Juque* (VC 14), *Lineiting* (Extra).
Qi Estagnado no Fígado: *Shanzhong* (VC 17), *Taichong* (F 3).
Frio no Estômago: Moxar *Shangwan* (VC 13), *Liangmen* (E 21).
Deficiência de *Qi*: Moxar *Qihai* (VC 6), *Zusanli* (E 36).

Outras terapias

1. Auriculopuntura

Pontos – Central, Fim da Helix Crus Inferior, Estômago, *Shenmen*.
Método – Usar agulhas filiformes na aplicação bilateral dos pontos com estimulação forte. Deixar as agulhas inseridas por 60min. Em casos crônicos, o embutimento das agulhas pode ser usada.

2. Ventosas

Pontos – *Geshu* (B 17), *Geguan* (B 46), *Ganshu* (B 18), *Zhongwan* (VC 12), *Rugen* (E 18).
Método – Usar ventosas médias. Deixar por 10 a 15min.

3. Pressão digital

Pontos – *Zanzhu* (B 2), bilateral.
Método – Pressionar *Zanzhu* (B2) bilateralmente com os dedos das duas mãos por 5 a 10min.

4. Moxibustão

Pontos – *Shanzhong* (VC 17), *Zhongwan* (VC 12), *Guanyuan* (VC 4).
Método – Aplicar 5 a 7 cones de moxa em cada ponto. Este método é adequado para casos intensos.

5. Hidroacupuntura

Pontos – *Geshu* (B 17), *Neiguan* (CS 6).
Método – Injetar 0,5ml de solução de Vitamina B_1 em cada ponto. Tratar em dias alternados. Dez tratamentos constituem 1 curso.
Observações – Acupuntura e moxibustão são muito efetivas no tratamento a curto prazo dos espasmos diafragmáticos.

REFERÊNCIAS

1. Resultado terapêutico positivo com o uso de Acupuntura no *Yifeng* (TA 17) no tratamento de soluços.

Ponto – Yifeng (TA 17)
Método – Pressionar com os dedos.
Resultados – Houve 2 casos. Cada um foi curado com 1 tratamento.
(**Fonte** – New Journal of Traditional Chinese Medicine, (7):32, 1984.)

2. Resultados da aplicação do *Anding* (Extra) no tratamento dos espasmos diafragmáticos.
Pontos – Anding (Extra, 0,5*cun* diretamente acima do *Suliao* (VG 25), 0,3*cun* lateral à borda do septo nasal).
Método – Usar uma agulha filiforme para rápida inserção no ponto, inclinada para cima, com profundidade de 0,3*cun*. Rotacionar a agulha suavemente por 1min ou até que o espasmo pare. Deixar a agulha no lugar por 15 a 20min. Tratar diariamente.
Resultados – Dez casos foram tratados. Apenas 1 caso não mostrou efeito.
(**Fonte** – Hubei Journal of Traditional Chinese Medicine, (3):13, 1981.)

3. Resultados da auriculopuntura no tratamento de 47 casos de soluços.
Pontos principais – Central da Orelha, Estômago, Fígado, Baço, Fim da Helix Crus Inferior.
Pontos complementares – Shenmen, Cérebro, Ápice Inferior do Trago.
Método – Aplicar com agulha filiforme.
Resultados – Todos foram curados com 1 a 2 tratamentos.
(**Fonte** – Chinese Acupuncture & Moxibustion, (2):46, 1987.)

4. Resultados da aplicação de *Zhongkui* (Extra) no tratamento de 50 casos de soluços persistentes.
Pontos – Zhongkui (Extra), bilateral.
Método – Inserir a agulha em um ângulo de 90° com profundidade de 0,2*cun*, aplicando estimulação forte. Durante a aplicação, instruir o paciente a respirar profundamente pelo nariz e prender o ar por algum tempo. Durante a manipulação, pedir ao paciente para repetir isso por 3 a 5 vezes. Quando os soluços desaparecerem, respiração abdominal profunda será necessária. As agulhas são mantidas no local por 30min. Manipular as agulhas 1 vez a cada 5 min ou conectá-las a um eletroestimulador.
Resultados – Este tratamento curou 49 casos e não teve efeito em apenas 1.
(**Fonte** – New Journal of Traditional Chinese Medicine, 20(1):38, 1988.)

5. Resultados da aplicação de *Shaoshang* (P 11) no tratamento de soluços persistentes.
Pontos – Shaoshang (P 11), bilateral.
Método – Usar agulhas filiformes, 0,5 a 1*cun* de comprimento, para aplicação bilateral no *Shaoshang* (P 11) num ângulo de 90°. Aplicar

60   *Selecionando os Pontos Certos de Acupuntura*

estimulação moderada a cada 1 a 2min. Retirar as agulhas após 3 manipulações repetidas. Tratar diariamente.

Resultados – Este tratamento provou efetividade em 23 casos, mas não teve efeito em 2. Um resultado terapêutico normalmente foi obtido com 2 tratamentos.

(**Fonte** – Hunan Journal of Traditional Chinese Medicine, 3(1):33, 1987.)

ESPASMO DO GASTROCNÊMIO

Pontos principais – *Houxi* (ID 3), *Chengshan* (B 57).

Método – Durante crise de espasmo, aplicar *Houxi* (ID 3) oposto, usando estimulação forte e manipulação contínua. Ou aplicar *Chengshan* (B 57) no lado afetado, usando estimulação forte. O espasmo cederá ao mesmo tempo. Num caso crônico, agulhar esses 2 pontos, usando estimulação moderada, mesmo método. Deixar as agulhas no lugar por 30 a 60min. Tratar diariamente.

Pontos complementares

Crise intensa: *Yanglingquan* (VB 34), *Chengjin* (B 56) ou *Zusanli* (E 36), *Sanyinjiao* (BP 6), com método de reforço.

Outras terapias

1. Moxibustão

Pontos – *Chengshan* (B 57), *Zusanli* (E 36).

Método – Aplicar moxibustão com bastão de moxa em cada ponto por 10min. Tratar diariamente. Este método é bem-sucedido não só no tratamento, mas também na prevenção.

2. Pressão digital

Pontos – *Chengshan* (B 57), *Zanzhu* (B 2).

Método – Durante a crise, usar o coxim do polegar para massagear *Chengshan* (B 57) no lado afetado ou *Zanzhu* (B 2) bilateral até que o espasmo seja totalmente aliviado.

3. Acupuntura do Punho e Tornozelo

Pontos – Inferior 1, 6, bilateral.

Método – Usar o procedimento de rotina em Acupuntura do Punho e Tornozelo.

Observações – Acupuntura é muito efetiva no tratamento do espasmo do gastrocnêmio.

REFERÊNCIAS

Resultados da Acupuntura e moxibustão no tratamento de 56 casos de espasmo do gastrocnêmio.

Pontos e método – Durante a crise, agulhar *Houxi* (ID 3) oposto, com estimulação forte. Ou agulhar *Chengshan* (B 57), *Yanglingquan* (VB 34), *Chengjin* (B 56) no lado afetado, usando o método redutor. Com crises freqüentes, combinar *Zusanli* (E 36) e *Sanyinjiao* (BP 6). Mantenha as agulhas no lugar por 1 a 2h. Tratar diariamente. Cinco tratamentos constituem 1 curso. Se as crises ocorrem freqüentemente durante atividades esportivas, moxibustão preventiva pode ser aplicada no *Chengshan* (B 57) e *Chengjin* (B 56).

Resultados – Num total de 28 casos com crise aguda, 26 foram imediatamente aliviados e os sintomas de 2 foram muito reduzidos. Havia 13 casos sofrendo crises freqüentes e 15 com crises ocasionais. Acupuntura e moxibustão curaram todos em 2 a 5 tratamentos.

(**Fonte** – Journal of Traditional Chinese Medicine, 25(3):23, 1984.)

ESPASMO FACIAL

Pontos principais – *Sibai* (E 2), *Xiaguan* (E 7), *Jiache* (E 6), *Dicang* (E 4), *Taiyang* (Extra), *Hegu* (IG 4), *Taichong* (F 3).

Método – Aplicar estimulação suave e mesmo método nos pontos. Deixar as agulhas inseridas por 30min. Tratar diariamente ou em dias alternados. Dez tratamentos constituem 1 curso.

Pontos complementares e método

Invasão por Vento Externo e Frio: *Waiguan* (TA 5). Aplicar uma agulha morna ou moxibustão com bastão de moxa nos pontos da face.

Deficiência de *Qi* e Sangue: *Zusanli* (E 36), *Sanyinjiao* (BP 6), *Qihai* (VC 6). Agulhar com método de reforço.

Deficiência de *Yin* do Fígado e Rim: *Taixi* (R 3), *Fengchi* (VB 20).

Mucosidade e Fogo: *Zhongwan* (VC 12), *Yanglingquan* (VB 34), *Fenglong* (E 40).

Outras terapias

1. Terapia com agulhas intradérmicas

Pontos – *Xiaguan* (E 7), *Sibai* (E 2), *Dicang* (E 4), *Tongziliao* (VB 1), *Quanliao* (ID 18), *Jiache* (E 6), Pontos *Ashi*.

Método – Escolher de 2 a 3 pontos na área afetada por cada sessão. Usar agulhas intradérmicas para aplicar em ângulo de 90° até que a sensação de inserção seja obtida. Depois retirar a agulha à região subcutânea para implantação, fixando com fita adesiva. Limitar a duração

62 *Selecionando os Pontos Certos de Acupuntura*

de implantação para 1 a 3 dias. Durante a segunda implantação, mudar os pontos. Cinco a 10 tratamentos constituem 1 curso.

2. Hidroacupuntura

Pontos – *Xiaguan* (E 7), *Jiache* (E 6), *Taiyang* (Extra), *Fengchi* (VB 20), *Yifeng* (TA 17), *Hegu* (IG 4), *Fenglong* (E 40), *Zhigou* (TA 6), *Xuanzhong* (VB 39).

Método – Adicione 2ml de Vitamina B_{12} 300µg a 2ml de solução de hidroclorato de procaína. Injetar 1ml em cada ponto. Escolher 2 a 3 pontos na hemiface afetada e combinar cada ponto com um nos membros superior e inferior opostos. Manipular de acordo com a rotina de procedimento da hidroacupuntura. Tratar diariamente. Dez tratamentos constituem 1 curso. Começar nova aplicação após um descanso de 10 dias.

3. Laserterapia

Pontos – *Sibai* (E 2), *Dicang* (E 4), *Jiache* (E 6), *Chengqi* (E 1), *Hegu* (IG 4).

Método – Usar aparelho laser He-Ne para aplicação nos pontos da região do espasmo facial assim como *Hegu* (IG 4). Escolher 2 a 5 pontos por sessão. Estimular cada ponto por 3min. Tratar diariamente. Dez tratamentos constituem 1 curso.

4. Auriculopuntura

Pontos – Boca, Bochecha, Occipúcio, Olho, Cérebro, Fígado.

Método – Escolher 2 a 4 pontos para cada sessão. Perfurar com agulhas filiformes e aplicar estimulação moderada. Manter as agulhas inseridas por 30min. Tratar diariamente. O embutimento das agulhas também pode ser usada.

Observações – Terapias de Acupuntura e moxibustão são muito efetivas no tratamento do espasmo facial.

REFERÊNCIA

Sumário clínico da inserção subcutânea no tratamento de 30 casos de espasmo facial.

Pontos – Pontos correspondentes na porção que sofre os ataques freqüentes de espasmo facial.

Método – Usar 15 a 30 agulhas filiformes, calibre 30 a 32, 0,5 a 1,5*cun* de comprimento, para aplicação subcutânea da área afetada por espasmo facial. Suspender e inclinar as agulhas proximamente ao redor do ponto de alarme do espasmo. Manter um espaço de 0,5 a 1cm entre as agulhas. Deixar as agulhas no local por 20 a 30min. Tratar diariamente. Dez tratamentos constituem 1 curso.

Resultados – Com 4 cursos de tratamento, 18 casos foram curados, 5 mostraram efeito marcante e melhora foi vista em 7. Os casos efetivos com 3 cursos de tratamento foram 24.
(***Fonte*** – Journal of Traditional Chinese Medicine, 24(1):66, 1983.)

PARALISIA FACIAL

Pontos principais – *Yangbai* (VB 14), *Sibai* (E 2), *Dicang* (E 4), *Jiache* (E 6), *Hegu* (IG 4), *Xiaguan* (E 7), *Quanliao* (ID 18).

Método – Um método de junção pode ser adotado na aplicação de pontos na face. Assim: *Dicang* (E 4) junto ao *Jiache* (E 6), *Yangbai* (VB 14) ao *Yuyao* (Extra) e *Sibai* (E 2) junto ao *Juliao*-Nariz (E 3). Durante o estágio inicial, é aconselhável agulhar superficialmente com estimulação suave. No entanto, devem-se agulhar os pontos afastados com estimulação moderada. Mantenha as agulhas inseridas por 10 a 20min. Após retirá-las, aplicar moxibustão com bastão de moxa nos pontos faciais até que apareça congestão. Pontos no lado afetado, exceto *Hegu* (IG 4), são freqüentemente selecionados para tratamento. Tratar diariamente ou em dias alternados.

Pontos complementares
Philtrum liso: *Yingxiang* (IG 20).
Desvio do philtrum: *Renzhong* (VG 26).
Desvio do sulco maxilar labial: *Chengjiang* (VC 24).
Dor na região do mastóide: *Yifeng* (TA 17).
Dificuldade em franzir a testa e elevar a sobrancelha: *Zanzhu* (B 2).
Cefaléia occipital: *Fengchi* (VB 20).
Adormecimento da língua e diminuição do paladar: *Lianquan* (VC 23).
Fechamento incompleto do olho: *Zanzhu* (B 2), *Sizhukong* (TA 23).
Zumbido e surdez: *Tinghui* (VB 2).

Outras terapias

1. Acupuntura cutânea

Pontos – *Yangbai* (VB 14), *Sibai* (E 2), *Dicang* (E 4), *Jiache* (E 6), *Hegu* (IG 4).

Método – Batidas nos pontos do lado afetado, exceto *Hegu* (IG 4), usando agulhas cutâneas, até que a pele local fique vermelha. Tratar diariamente ou em dias alternados. Dez tratamentos constituem 1 curso. Este método deve ser aplicado durante a fase de recuperação ou nas seqüelas.

2. Moxibustão

Pontos – *Taiyang* (Extra), *Jiache* (E 6), *Dicang* (E 4), *Juliao*-Nariz (E 3), *Xiaguan* (E 7).

Método – Aplique a moxibustão com cones de moxa 1 vez a cada 3 a 5 dias. São necessários 3 a 7 cones de moxa para cada ponto. Esse método deve ser aplicado em casos crônicos.

3. Eletroacupuntura

Pontos – Dicang (E 4), *Jiache* (E 6), *Yangbai* (VB 14), *Sibai* (E 2), *Hegu* (IG 4).

Método – Aplicar corrente tolerável para o paciente por 5 a 10min, e que produza contração do músculo facial. Se houver cerramento intenso dos dentes, significa que as agulhas foram inseridas muito profundamente no músculo masseter, devendo ser retiradas e posteriormente reinseridas.

4. Ventosa

Pontos – No lado afetado.

Método – Considerar como tratamento complementar. Aplicar pequenas ventosas 1 vez a cada 3 a 5 dias.

5. Hidroacupuntura

Pontos – *Qianzhen* (Extra), *Taiyang* (Extra), *Dicang* (E 4), *Yifeng* (TA 17), *Yingxiang* (IG 20).

Método – Inserir e manter as agulhas por 5 a 10min até que a sensação de inserção seja obtida. Injetar 0,5 a 1ml de solução de Vitamina B_1 de 100mg em cada ponto. Trate diariamente ou em dias alternados. Esses pontos podem ser usados em rotação.

6. Acupuntura craniana

Pontos – Área Motora Facial do lado afetado ou lado oposto do crânio.

Método – Trate diariamente ou em dias alternados de acordo com o procedimento de rotina da Acupuntura craniana. Dez tratamentos constituem 1 curso.

Observações – A condição de paralisia facial do sistema nervoso central ou periférico devem ser distinguidas. Se for relacionada ao sistema nervoso central, o tratamento deve proceder de acordo com o método usado para acidente vascular cerebral.

Acupuntura é relativamente efetiva no tratamento dessa doença. No entanto, resultados mais rápidos serão obtidos, se a Acupuntura for combinada a massagem, compressas quentes ou medicação chinesa ou ocidental.

REFERÊNCIAS

1. Resultados clínicos da eletroacupuntura no tratamento de 47 casos de desvio da boca e dos olhos.

Pontos – Fengchi (VB 20), *Qianzhen* (Extra), *Yangbai* (VB 14), *Jiache* (E 6), *Hegu* (IG 4).

Pontos complementares – Xiaguan (E 7), *Quanliao* (ID 18), *Chengjiang* (VC 24), *Renzhong* (VG 26), *Taiyang* (Extra), *Zusanli* (E 36), *Neiting* (E 44), *Taichong* (F 3).

Método – Selecione 1 ponto do lado afetado, exceto *Hegu* (IG 4). O método da junção é freqüentemente usado nos pontos faciais. Os pontos afastados são usualmente combinados com pontos locais. Após obter a sensação de inserção, conectar as agulhas a um eletroestimulador, com vibração esparsa-intensa ou intermitente, usando estimulação moderada por 10 a 20min. Para um caso agudo, trate diariamente, mas para um caso crônico, trate em dias alternados. Sete tratamentos constituem 1 curso.

Resultados – Entre 47 casos, 21 foram curados, efeito marcante foi visto em 14, melhora foi apresentada em 10 e 2 não apresentaram efeito. A taxa de total efetivo foi de 98,5%.

(**Fonte** – Fujian Journal of Traditional Chinese Medicine, (3):28, 1981.)

2. Estudo primário sobre eletroacupuntura no tratamento da paralisia facial periférica aguda.

Pontos – a) *Xiaguan* (E 7), *Taiyang* (Extra); b) *Xiaguan* (E 7), *Sibai* (E 2); c) *Xiaguan* (E 7), *Quanliao* (ID 18); d) *Xiaguan* (E 7), *Dicang* (E 4).

Método – Após inserir, use um eletroestimulador com vibração esparsa-intensa e selecione uma freqüência de 14 a 16 vezes/min, com potência por volta de 0,8 a 1,2V. Aplique menos de 1min de estimulação no princípio. Se for vista melhora em 10 dias, a estimulação poderá ser aumentada para 2min. Após 15 tratamentos, intercalar vibração intermitente rotativa e vibração esparsa-intensa. A quantidade de estimulação elétrica também depende da produção de ligeira contração dos músculos faciais e da tolerância do paciente. Tratar diariamente. Dez tratamentos constituem 1 curso. O paciente deve descansar por 1 semana em seguida a 2 cursos. Se não apresentar melhora após 2 outros cursos, outras terapias devem ser usadas.

Resultados – Entre 100 casos, 84 foram curados e 16 mostraram melhora. A taxa de total efetivo alcançou 100%. O número máximo de tratamentos necessários foi 30, o mínimo foi 18, a média foi de 21,5.

(**Fonte** – Chinese Acupuncture & Moxibustion, (5):3, 1987.)

3. Resultados observados de injeções de Vitamina B_{12} no tratamento de 200 casos de neurite facial.

Pontos – *Tongziliao* (VB 1), *Xiaguan* (E 7), *Jiache* (E 6), *Dicang* (E 4) no lado afetado, *Hegu* (IG 4) no lado oposto.

Método – Usando uma agulha e seringa hipodérmicas de calibre 5, injetar 1ml de solução de Vitamina B_{12} 15 ou 50µg nos 5 pontos anteriores. Elevar e empurrar suavemente a agulha após a inserção,

66 Selecionando os Pontos Certos de Acupuntura

o remédio pode ser injetado quando uma sensação de inserção for sentida. Para evitar sangramento, pressione bolas secas de algodão após retirar as agulhas. Inserir as mesmas em ângulo agudo no *Dicang* (E 4) e *Jiache* (E 6), e inserir em ângulo de 90° no *Xiaguan* (E 7) e *Hegu* (IG 4). Tratar 2 vezes por semana. Seis tratamentos constituem 1 curso.
Resultados – A taxa de total efetivo foi de 99%.
(***Fonte*** – Shanghai Journal of Acupuncture & Moxibustion, (3):11, 1984.)

4. Observações clínicas da inserção do tronco do nervo facial no tratamento de 220 casos de paralisia facial periférica.
Pontos – *Wangu*-Cabeça (VB 12) e *Yifeng* (TA 17) no lado afetado, *Erchuixia* (Extra, 3cm diretamente abaixo da junção entre lóbulo posterior e superfície bucal).
Método – Agulhar os pontos com estimulação leve, usando o método "picadas de pardal". Remover as agulhas após 20min.
Resultados – Este método curou 167 casos, ou 75,91%; efeito marcante foi visto em 38 casos, ou 17,27%; melhora ocorreu em 13 casos, 5,91%, enquanto em 2 casos não houve efeito, 0,91%. O total efetivo alcançado foi de 99,09%.
(***Fonte*** – Chinese Acupuncture & Moxibustion, (3):19, 1987.)

5. Resumo do uso de inserção combinada com pasta de mostarda no tratamento de 127 casos de paralisia facial simples.
Pontos – O primeiro ponto é localizado na linha oclusal da parte membranosa intrabucal, no nível do segundo molar. O segundo e terceiro pontos estão localizados a 0,5cm anteriores ou posteriores ao primeiro ponto. Seis outros pontos semelhantes estão localizados nas linhas paralelas a 0,5cm acima e abaixo da linha oclusal. Há um total de 9 pontos (4 a 6 pontos podem ser selecionados para o tratamento de crianças).
Método – Primeiramente, instruir o paciente a bochechar com solução salina a 1,3%. Com uma agulha de 3 pontas, usar o método "picadas de pardal" agulhando cada ponto 15 a 20 vezes. (A quantidade de agulhadas é dividida por 2 em crianças.) Inserir com profundidade de 1 a 2mm, fazendo com que a pele local se torne congestionada. Fazer então uma pasta com pó de mostarda (10g) misturada com água morna e espalhar num pedaço de gaze, 2 a 3cm^2 de tamanho e 0,5cm de espessura. Colocar sobre a bochecha afetada perto do *Xiaguan* (E 7), *Jiache* (E 6) e *Dicang* (E 4), fixando com fita adesiva. Em casos severos, alguns outros pontos devem ser tratados. Por exemplo, se o sulco frontal desapareceu, *Yangbai* (VB 14) também é tratado. Se o olho não se fecha completamente, *Taiyang* (Extra) é tratado. A punção deve durar 12 a 24h. Edema e bolhas podem aparecer. Se isso ocorrer, aplicar pomada para queimaduras, mudando o curativo a cada 2 dias. Efeitos colaterais, como sensação de calor, dor ou lacrimejamento, são considerados

normais quando o medicamento é aplicado. Todos os efeitos colaterais devem desaparecer após 4h. Recomendar cuidado ao paciente, não expondo a área tratada ao vento e frio na fase de recuperação. *Resultados* – Esse tratamento curou 102 casos e mostrou melhora em 19 casos. Em 6 casos não houve efeito. Esse método é aconselhável para o tratamento da paralisia facial aguda que tenha ocorrido nos últimos 3 a 6 meses.

(**Fonte**–New Journal of Traditional Chinese Medicine, 18(4):37, 1986.)

6. Resultados observados no tratamento com Acupuntura de 155 casos de paralisia facial.

Pontos – *Jiuzhengxue* (Extra, no lado ulnar do dedo mínimo, perto da extremidade da dobra transversa da junta metacarpofalangeana, na junção da pele clara e escura) junto com *Hegu* (IG 4), *Shousanli* (IG 10).

Método – Injetar solução de Angelica sinensis a 5% ou solução de Vitamina B_1 no *Shousanli* (IG 10), 2ml em cada ponto. Tratar diariamente. Dez tratamentos constituem 1 curso.

Resultados – De 155 casos, 125 foram curados, 14 mostraram efeito marcante, 11 mostraram alguma melhora enquanto 5 não apresentaram efeito. A taxa de total efetivo foi de 96,7%.

(**Fonte** – Shaanxi Journal of Traditional Chinese Medicine, 9(5): 216, 1988.)

7. Efeitos observados no tratamento de 57 casos de paralisia facial com aplicação de agulha aquecida.

Ponto principal – *Xiaguan* (E 7).

Método – Inserir uma agulha em profundidade de 1,5*cun* no *Xiaguan* (E 7) no lado afetado. Uma vez obtida a sensação de inserção da agulha, deixá-la no lugar. Queime uma porção de moxa, com 1*cun* de comprimento, acoplada a outra ponta da agulha. Retirar a agulha quando a moxa tiver queimado completamente. Tratar diariamente. Sete tratamentos constituem 1 curso.

Pontos complementares

Fechamento incompleto do olho: *Sibai* (E 2) juntamente com *Yingxiang* (IG 20), *Taiyang* (Extra) ao *Quanliao* (ID 18).

Desvio da boca: *Dicang* (E 4) juntamente ao *Jiache* (E 6) e *Juliao-Nariz* (E 3) ao *Jiache* (E 6).

Paralisia severa: *Hegu* (IG 4).

Resultados – De 57 casos tratados, todos foram curados.

(**Fonte**–Shandong Journal of Traditional Chinese Medicine, (6):346, 1982.)

PARALISIA PERIÓDICA

Pontos principais – *Baihui* (VG 20), *Dazhui* (VG 14), *Quchi* (IG 11), *Yanglingquan* (VB 34), *Zusanli* (E 36), *Sanyinjiao* (BP 6).

68 *Selecionando os Pontos Certos de Acupuntura*

Método – Usar o mesmo método com agulhas filiformes para produzir estimulação forte. Manter as agulhas no local por 10 a 20min e tratar diariamente.

Pontos complementares

Paralisia dos membros superiores: *Jianyu* (IG 15), *Shousanli* (IG 10), *Hegu* (IG 4).

Paralisia dos membros inferiores: *Huantiao* (VB 30), *Fengshi* (VB 31), *Taichong* (F 3).

Outras terapias

1. Eletroacupuntura

Pontos – Os mesmos anteriores.

Método – Selecionar 2 a 3 pares de pontos durante uma crise. Conectar o aparelho de eletroacupuntura com as agulhas após a obtenção do *Qi*. A freqüência deve ser de 120 a 200 vezes/min e a intensidade da corrente deve ser ajustada de acordo com a tolerância do paciente. Usar estimulação elétrica por 10 a 20min cada vez e tratar diariamente.

2. Hidroacupuntura

Pontos – *Jianyu* (IG 15), *Quchi* (IG 11), *Yanglingquan* (VB 34), *Ganshu* (B 18), *Shenshu* (B 23).

Método – Tratar 2 a 4 pontos por vez. Injetar 1ml de solução de Vitamina B_1 (10mg/ml) ou Vitamina B_{12} (15µg/ml) em cada ponto. As injeções são administradas diariamente ou em dias alternados.

Observações – O método anterior produziu efeitos moderados no tratamento da paralisia periódica e a eficácia foi obtida rapidamente na maioria dos casos.

MAL DE PARKINSON

Pontos principais – *Baihui* (VG 20), *Dazhui* (VG 14), *Fengchi* (VB 20), *Hegu* (IG 4), *Taichong* (F 3).

Método – Empregar agulhas filiformes para produzir estimulação moderada e rotacioná-las continuamente após a inserção até que o tremor seja aliviado. Mantê-las por 20 a 30min, durante os quais manipulação periódica das mesmas é realizada. Tratar diariamente. Dez tratamentos constituem 1 curso.

Pontos complementares

Tremor dos membros superiores: *Quchi* (IG 11), *Waiguan* (TA 5).

Tremor dos membros inferiores: *Yanglingquan* (VB 34), *Xuanzhong* (VB 9).

Aparência de "máscara facial" : *Taiyang* (Extra), *Renzhong* (VG 26), *Jiache* (E 6), *Dicang* (E 4) com inserção e retenção superficial das agulhas.

Hiperidrose: *Yinxi* (C 6), *Zusanli* (E 36).

Insônia ou distúrbios do sono: *Shenmen* (C 7), *Neiguan* (CS 6), *Sanyinjiao* (BP 6).

Salivação involuntária: *Dicang* (E 4), *Lianquan* (VC 23).

Depressão emocional: *Renzhong* (VG 26), *Neiguan* (CS 6), *Xinshu* (B 15).

Outras terapias

1. Auriculopuntura

Pontos – Shenmen, Cérebro, Occipúcio, Coração, Fígado, Tronco Cerebral, Aba Central.

Método – Utilizar agulhas filiformes para produzir estimulação moderada e então retê-las por 20 a 30min. Tratar diariamente. Retenção de agulhas ou acupressão com sementes também podem ser usadas.

2. Acupuntura craniana

Pontos – Coréia e Área de Controle de Tremores.

Método – Em caso de tremor unilateral, use pontos no lado oposto, mas pontos bilaterais devem ser empregados quando os dois lados estiverem envolvidos. Realizar a operação de rotina da Acupuntura craniana diariamente ou em dias alternados. Dez tratamentos constituem 1 curso.

Observações – Acupuntura apresenta certos efeitos terapêuticos no tratamento do Mal de Parkinson.

MÃO TRÊMULA (AGRAFIA)

Pontos principais – Jianzhen (ID 9), *Quchi* (IG 11), *Fengchi* (VB 20), *Shousanli* (IG 10), *Waiguan* (TA 5), *Hegu* (IG 4).

Método – Usar agulhas filiformes para inserir com estimulação moderada, mantendo-as por 20min com manipulação periódica a cada 10min. Tratar diariamente. Moxibustão também pode ser usada no *Quchi* (IG 11), *Shousanli* (IG 10), *Waiguan* (TA 5) e *Hegu* (IG 4) por 10 a 20min.

Pontos complementares

Para casos crônicos: *Baihui* (VG 20), *Yanglingquan* (VB 34).

Outras terapias

1. Auriculopuntura

Pontos – Fígado, Coração, Rim, Baço, Punho, Dedos e Cérebro.

Método – Escolher 2 a 3 pontos de um lado, alternando a cada vez. Embutimento da agulha é usado por 24h. Trate em dias alternados. Dez tratamentos constituem 1 curso.

70 *Selecionando os Pontos Certos de Acupuntura*

2. Eletroacupuntura

Pontos – a) *Shousanli* (IG 10), *Hegu* (IG 4); b) *Jianzhen* (ID 9), *Quchi* (IG 11).

Método – Usar um grupo de pontos para cada tratamento, alternando entre os tratamentos. Após a obtenção da sensação de inserção da agulha, conectá-las ao eletroestimulador com vibração esparsa-intensa, selecionar a intensidade da estimulação de acordo com a tolerância do paciente. Tratar em dias alternados. A duração de cada tratamento será de 10 a 15min. Dez tratamentos constituem 1 curso.

Observações – Os métodos anteriormente mencionados são muito efetivos para mão tremula (agrafia).

NEURITE MÚLTIPLA

Pontos principais
Membros superiores: *Jianyu* (IG 15), *Quchi* (IG 11), *Waiguan* (TA 5), *Hegu* (IG 4), *Baxie* (Extra).

Membros inferiores: *Huantiao* (VB 30), *Yanglingquan* (VB 34), *Sanyinjiao* (BP 6), *Xuanzhong* (VB 39), *Bafeng* (Extra).

Método – Inserir com estimulação moderada. Deixar as agulhas no local por 30min. Tratar diariamente. Método de junção também pode ser usado. Para frio dos membros, agulhas aquecidas ou moxibustão com bastões de moxa podem ser aplicadas. Se necessário, eletroacupuntura também pode ser aplicada nos pontos de membros superiores e inferiores. São usualmente escolhidos 2 a 4 pontos em uma sessão. Use vibração periódica por 15 a 20min.

Pontos complementares
Atrofia crônica dos músculos: *Ganshu* (B 18), *Shenshu* (B 23), *Taixi* (R 3), *Zusanli* (E 36), *Mingmen* (VG 4); associados à moxibustão.

Parestesias e dor em pontada nas extremidades dos dedos das mãos e pés: Agulhar *Shixuan* (Extra) com agulha de 3 pontas para causar pequena sangria; tratar 1 vez a cada 3 a 5 dias.

Paralisia: *Mingmen* (VG 4), *Yaoyangguan* (VG 3).

Pulso caído: *Yanglao* (ID 6), *Yangchi* (TA 4).

Pé caído: *Jiexi* (E 41), *Zusanli* (E 36), *Qiuxu* (VB 40), *Shangqiu* (BP 5).

Irritabilidade, sensação de calor, sudorese noturna: *Yinxi* (C 6), *Fuliu* (R 7).

Outras terapias

1. Acupuntura cutânea

Pontos – Pontos ao longo dos Meridianos do Intestino Grosso e Estômago são os principais, combinados com pontos na região afetada. Se o paciente estiver com paralisia, pontos ao longo do Meridiano Vaso-Governador e os Pontos *Jiaji* (Extra) correspondentes devem ser adicionados.

Método–Dar batidas com estimulação moderada até que a pele fique congestionada ou pequeno sangramento seja produzido. Tratar em dias alternados.

2. Auriculopuntura

Pontos – Pontos correspondentes, *Shenmen*, Fim da Helix Crus Inferior.

Método – Perfurar com estimulação moderada. As agulhas são deixadas no local por 20 a 30min. Tratar diariamente.

3. Acupuntura craniana

Pontos – Área Motora, Área Sensorial, Área Motora e Sensorial da Perna.

Método – Reter as agulhas por 30 a 60min com manipulação periódica alternada. Tratar em dias alternados.

Observações – Esta doença precisa de muitos cursos de tratamento.

REFERÊNCIAS

Observações clínicas do tratamento com Acupuntura de 56 casos de neurite múltipla.

Pontos

Membros superiores: a) *Quchi* (IG 11), *Waiguan* (TA 5), *Baxie* (Extra); b) *Shousanli* (IG 10), *Hegu* (IG 4), *Houxi* (ID 3).

Membros inferiores: *Yanglingquan* (VB 34), *Sanyinjiao* (BP 6), *Taibai* (BP 3).

Vazio do Baço e Estômago: *Zhongwan* (VC 12), *Weishu* (B 21), *Pishu* (B 20).

Estagnação de *Qi* e Sangue: Reforçar *Hegu* (IG 4), reduzir *Sanyinjiao* (BP 6) e *Taichong* (F 3).

Umidade nos membros: *Yinlingquan* (BP 9), *Gongsun* (BP 4).

Método – Após obter a sensação de inserção, conectar as agulhas a um eletroestimulador modelo 6.805. Reter as agulhas por 20 a 30min. Quinze tratamentos constituem 1 curso.

Resultados – Este método curou 29 casos e causou melhora em 11. No entanto, não houve efeito em 16 casos.

(**Fonte** – Hubei Journal of Traditional Chinese Medicine, (6):30, 1987.)

NEURITE DO NERVO CUTÂNEO LATERAL DA COXA

Pontos principais – *Biguan* (E 31), *Futu*-Fêmur (E 32), *Yinshi* (E 33), *Fengshi* (VB 31), Pontos *Ashi*.

72 *Selecionando os Pontos Certos de Acupuntura*

Método – Agulhar os pontos superficialmente, com estimulação forte. Agulhas aquecidas ou moxibustão com bastão de moxa podem ser usados após inserção. Selecionar 3 a 5 Pontos *Ashi* na Área Sensorial da Coxa que estiver afetada e agulhar no subcutâneo em direção ao centro da área afetada. As agulhas são retidas por 20 a 30min. Tratar diariamente ou em dias alternados. Dez tratamentos constituem 1 curso.

Pontos complementares
Doença crônica com estagnação de Sangue: *Xuehai* (BP 10).

Outras terapias

1. Acupuntura cutânea

Pontos – Área Sensorial local afetada.
Método – Dar batidas na Área Sensorial afetada, de fora para o centro, até que o local fique congesto. Tratar em dias alternados.

2. Moxibustão

Pontos – Pontos *Ashi.*
Método – Selecionar 5 a 7 Pontos *Ashi* na Área Sensorial local afetada. Aplicar moxibustão indireta com gengibre e 5 a 7 cones de moxa para cada ponto. Tratar diariamente ou em dias alternados.

3. Batidas e ventosas

Pontos – *Fengshi* (VB 31), *Biguan* (E 31), *Futu*-Fêmur (E 32), *Yinshi* (E 33).
Método – Primeiro, dar batidas nos pontos com agulhas cutâneas até que a pele local se torne congesta ou surja um ligeiro sangramento, aplicar então as ventosas por 5min. Tratar em dias alternados.

4. Eletroacupuntura

Pontos – *Biguan* (E 31), *Futu*-Fêmur (E 32), Yinshi (E 33), *Fengshi* (VB 31), *Zhongdu*-Fêmur (VB 32), *Yanglingquan* (VB 34).
Método – O método de junção cutâneo pode ser adotado para os pontos da área afetada. Inserir *Yanglingquan* (VB 34) em ângulo de 90°. Após obtida a sensação de inserção, conectar as agulhas a um eletroestimulador com vibração esparsa-intensa e ajustar a intensidade de acordo com a tolerância do paciente. Tratar em dias alternados. A duração da eletroacupuntura deve ser de 10 a 15min.

5. Hidroacupuntura

Pontos – *Biguan* (E 31), *Futu*-Fêmur (E 32), *Fengshi* (VB 31).

Método – Usar uma solução mista de 50 mg de Vitamina B_1 e 100μg de Vitamina B_{12} injetando de acordo com os procedimentos de rotina da hidroacupuntura. Injetar 1ml de solução em cada ponto. Tratar em dias alternados.

Observações – Os métodos anteriormente mencionados são muito efetivos no tratamento de neurite do nervo cutâneo lateral da coxa. Normalmente, 2 a 3 tipos de métodos são usados para tratamento.

REFERÊNCIAS

1. Observação do uso da "inserção quíntupla" no tratamento de 25 casos de neurite do nervo cutâneo lateral da coxa.
   Pontos e método – Escolher uma agulha filiforme de 2,5*cun* de comprimento e inserir em profundidade de 2 a 4cm no centro da Área Sensorial envolvida (próxima ao Ponto *Fengshi*, VB 31). Selecionar então 4 pontos, 2 a 3 dedos de extensão ao redor do ponto central e inserir no centro a uma profundidade de 3 a 5cm em ângulo de 25° com a pele. Usar paralelamente um método com rotação, mas sem elevar ou empurrar. Deixar as agulhas inseridas por 20min. Tratar em dias alternados. Dez tratamentos constituem 1 curso.
   Resultados – Cada caso recebeu 3 a 36 tratamentos, a média foi de 10,5. Esse tratamento curou 13 casos, mostrou efeito marcante em 9 e não produziu efeito em 3.
   (**Fonte** – Journal of Traditional Chinese Medicine, 25(1):27, 1984.)
2. Resultados observados da aplicação de agulha de aço inoxidável, ventosa e moxibustão no tratamento de 10 casos de neurite do nervo cutâneo lateral da coxa.
   Pontos – Pontos *Ashi*.
   Método – Usar agulhas de aço inoxidável e dar batidas suaves até que algumas gotas de sangue cheguem à superfície. Aplique então ventosas por 10 a 15min, seguidas por moxibustão com bastões de moxa por 10min.
   Resultados – Todos os 10 casos foram completamente curados com 3 a 5 tratamentos.
   (**Fonte** – Shanghai Journal of Acupuncture and Moxibustion, (3):20, 1985.)
3. Resultados observados do uso de agulha de aço inoxidável e "ventosas móveis" no tratamento de 31 casos de neurite do nervo cutâneo lateral da coxa.
   Pontos e método – Após completar a esterilização da Área Sensorial afetada, usar agulhas de aço inoxidável dando batidas suaves até que a pele local se torne congesta ou um leve sangramento surja. Aplicar então parafina líquida à superfície da pele. Posicionar uma pequena ventosa na pele afetada e lentamente movimentar para cima e para baixo, para esquerda e direita, até que a pele local se

74 *Selecionando os Pontos Certos de Acupuntura*

torne congesta. Tratar em dias alternados. São necessários 2 a 5 tratamentos.

Resultados – De 31 casos tratados, 27 foram curados, 2 mostraram efeito marcante, melhora foi vista em 1 e não houve efeito em 1 caso. (*Fonte* – Henan Traditional Chinese Medicine, (4):28, 1987.)

NEURITES PERIFÉRICAS

Lesão do plexo braquial

Pontos principais – Pontos *Jiaji* (Extra) da quarta vértebra cervical até a primeira vértebra torácica do lado afetado, *Jianyu* (IG 15), *Quchi* (IG 11), *Shousanli* (IG 10), *Hegu* (IG 4).

Pontos complementares – *Dazhui* (VG 14), *Binao* (IG 14), *Jianliao* (TA 14), *Yuji* (P 10), *Houxi* (ID 3).

Método – Inserir em ângulo oblíquo nos Pontos *Jiaji* (Extra), inclinar a agulha em direção à linha média dorsal, e aplicar estimulação forte a todos os pontos exceto *Jiaji* (Extra) e *Dazhui* (VG 14), usando repetidamente elevação, empuxo e rotação das agulhas. Estimular 4 a 5 pontos de cada vez, deixando as agulhas no local por 30min, durante os quais a moxibustão também pode ser aplicada. Após a aplicação das agulhas, aplicar ventosa na parte mais espessa do músculo. Tratar diariamente ou em dias alternados. Dez tratamentos constituem 1 curso.

Lesão do nervo radial

Pontos principais – *Jianyu* (IG 15), *Jianliao* (TA 14), *Quchi* (IG 11), *Waiguan* (TA 5), *Hegu* (IG 4).

Pontos complementares – *Jianzhen* (ID 9), *Shousanli* (IG 10), *Lieque* (P 7), *Zhongzhu*-Mão (TA 3).

Método – Selecionar 2 a 3 pontos principais e complementares para cada tratamento. Aplicar estimulação forte com inserção profunda e manter as agulhas por 30min. Enquanto as agulhas permanecem no local, moxibustão branda com bastão de moxa ou com agulhas aquecidas pode ser aplicada. Usar ventosa na parte mais espessa do músculo após Acupuntura. Tratar diariamente ou em dias alternados. Dez tratamentos constituem 1 curso.

Lesão do nervo mediano

Pontos principais – *Dazhui* (VG 14), *Jianzhen* (ID 9), *Chize* (P 5), *Neiguan* (CS 6), *Hegu* (IG 4).

Terapias de Acupuntura   75

Pontos complementares – *Quze* (CS 3), *Ximen* (CS 4), *Daling* (CS 7), *Yuji* (P 10).

Método – Selecionar 2 a 3 pontos principais e complementares para cada tratamento. Aplicar estimulação forte em todos, exceto no *Dazhui* (VG 14). Manter as agulhas no local por 30min e manipulá-las periodicamente. Moxibustão branda com bastão de moxa, ou com agulhas aquecidas, também pode ser aplicada. Ventosa é realizada nos pontos do ombro depois que a Acupuntura for concluída. Trate diariamente ou em dias alternados. Dez tratamentos constituem 1 curso.

Lesão do nervo ulnar

Pontos principais – *Jianzhen* (ID 9), *Xiaohai* (ID 8), *Shenmen* (C 7), *Houxi* (ID 3).

Pontos complementares – *Shaohai* (C 3), *Wangu*-Mão (ID 4), *Zhongzhu*-Mão (TA 3), *Shaoze* (ID 1).

Método – Selecionar 2 a 3 pontos principais e complementares para cada tratamento e aplicar estimulação forte. Manter as agulhas por 30min e manipulá-las periodicamente. Nesse meio tempo, moxibustão branda com bastão de moxa, ou com agulhas aquecidas, pode ser aplicada. Tratar diariamente ou em dias alternados. Dez tratamentos constituem 1 curso.

Lesão do nervo femoral

Pontos principais – *Mingmen* (VG 4), Pontos *Jiaji* (Extra) da primeira à quarta vértebra lombar no lado afetado, *Futu*-Fêmur (E 32), *Yinshi* (E 33), *Zusanli* (E 36).

Pontos complementares – *Yaoyangguan* (VG 3), *Xuehai* (BP 10), *Liangqiu* (E 34).

Método – Selecionar 2 a 3 pontos principais e complementares para cada tratamento e aplicar estimulação forte em todos, exceto no *Mingmen* (VG 4), *Yaoyangguan* (VG 3) e Pontos *Jiaji* (Extra). Manter as agulhas no local por 30min e manipulá-las periodicamente. Moxibustão branda com bastão de moxa, ou com agulhas aquecidas, deve ser associada ao mesmo tempo. Aplicação de ventosa na parte mais espessa dos músculos na região dorsal inferior, quadril e coxa após Acupuntura é complementar. Tratar diariamente ou em dias alternados. Dez tratamentos constituem 1 curso.

Lesão do nervo fibular comum

Pontos principais – *Huantiao* (VB 30), *Weizhong* (B 40), *Yanglingquan* (VB 34), *Zusanli* (E 36), *Jiexi* (E 41).

Pontos complementares – *Weiyang* (B 39), *Xuanzhong* (VB 39), *Qiuxu* (VB 40), *Kunlun* (B 60).

76   Selecionando os Pontos Certos de Acupuntura

Método – Selecionar 2 a 3 pontos principais e complementares para cada tratamento usando estimulação forte. Reter as agulhas no local por 30min com manipulação periódica. Moxibustão com bastão de moxa ou com agulhas aquecidas podem ser combinadas ao mesmo tempo. Tratar diariamente ou em dias alternados. Dez tratamentos constituem 1 curso.

Outras terapias

1. Auriculopuntura

Pontos – Fígado, Baço, Rim, Ombro, Cotovelo, Punho, Dedos, Vértebras Lombossacrais, Nervo Ciático, Nádegas, Joelho, Tornozelo, Dedos dos Pés, etc., correspondentes à área afetada.

Método – Selecionar 4 a 5 pontos para cada tratamento, de acordo com a região afetada. Estimular fortemente com agulhas filiformes. Reter as agulhas no local por 10 a 20min. Tratar em dias alternados ou deixar as agulhas inseridas por 1 a 3 dias.

2. Eletroacupuntura

Pontos – 2 a 3 pares de pontos corporais mencionados anteriormente são selecionados podendo ser alternados.

Método – Após conectar as agulhas ao aparelho de eletroacupuntura, aumente a corrente gradualmente até provocar contração muscular ou adormecimento local, mas não além da tolerância do paciente. Conectar as agulhas à corrente elétrica por 15min. Tratar em dias alternados.

3. Acupuntura cutânea

Pontos – Áreas cutâneas dominadas pelos nervos lesados.

Método – Use uma agulha cutânea para produzir estimulação forte com batidas vigorosas até causar um leve sangramento. Tratar 2 vezes/semana.

Observações – Acupuntura e moxibustão têm mostrado resultados promissores no tratamento das neurites periféricas. Durante o tratamento, aconselhar e ajudar o paciente a fazer exercícios funcionais, tanto ativa como passivamente, para prevenção da atrofia muscular e deformidade das juntas.

REFERÊNCIAS

1. Resultados observados de 5 casos de neurite radial tratados com Acupuntura craniana.
   Pontos
   Deficiência motora: Área Motora dos Membros Superiores (dois quintos médios) do lado oposto.
   Distúrbio de sensibilidade: Área Sensorial dos Membros Superiores (dois quintos médios) do lado oposto.

Método – Inserir uma agulha filiforme de calibre 28, com 2 ou 2,5*cun* de comprimento, rapidamente na pele e rotacionar em direção à área selecionada. Rotacionar a agulha por 30s. Quando a sensação de inserção aparecer no membro correspondente, rotacionar continuamente por 5min. Após um curto período, manipular a agulha novamente repetindo esse procedimento 3 vezes. Tratar diariamente. Doze tratamentos constituem 1 curso, com intervalo de 3 dias entre os cursos.

Resultados – Efeitos marcantes foram obtidos em todos os pacientes com 12 a 60 dias de tratamento.

(**Fonte** – Shanxi Traditional Chinese Medicine, 2(5):19, 1986.)

2. Resultados observados em 30 casos de neurite fibular comum tratados com eletroacupuntura.

Pontos – a) *Huantiao* (VB 30), *Yanglingquan* (VB 34), *Xuanzhong* (VB 39), *Linqi*-Pé (VB 41); b) *Zusanli* (E 36), *Fuxi* (B 38), *Xiajuxu* (E 39), *Jiexi* (E 41).

Método – Selecionar um ponto de cada grupo por tratamento. Conectar o pólo negativo com os primeiros 2 pontos e o pólo positivo com os 2 pontos seguintes. A freqüência é de 20 a 30 vezes/min e a corrente elétrica é aumentada gradualmente até a tolerância do paciente. A duração do tratamento elétrico deve ser de 20 a 30min. Tratar em dias alternados. Dez tratamentos constituem 1 curso, com intervalo de 5 dias entre os cursos.

Resultados – De 30 casos tratados, 19 foram curados, 3 mostraram efeito marcante, 4 mostraram alguma melhora e 4 não mostraram efeito. A taxa de efetividade total foi de 86,7%.

(**Fonte** – Shanghai Journal of Acupuncture and Moxibustion, (4):18, 1986.)

3. Resultados observados de 35 casos de neurite glútea superior tratados com Acupuntura.

Pontos e método – Inserir 3 agulhas filiformes de calibre 28 a 30 no ponto sensível do nervo glúteo superior. Começando no topo e progressivamente descendo, inserir as agulhas em ângulo de 10°, com profundidade de 2,5*cun*. Um aparelho de eletroacupuntura é conectado a uma agulha no topo e outra na base. Determinar a intensidade de acordo com a tolerância do paciente. Deixar as agulhas no local por 1h.

Resultados – De 35 casos tratados, 25 foram curados, 7 mostraram efeito marcante, 2 mostraram melhora e 1 não mostrou efeito. Usualmente a cura pode ser obtida com 1 a 2 tratamentos.

(**Fonte** – Jiangsu Chinese Medical Journal, 8(5):7, 1987.)

NEURASTENIA

Pontos principais – *Shenmen* (C 7), *Sanyinjiao* (BP 6), *Neiguan* (CS 6), *Sishencong* (Extra).

78 Selecionando os Pontos Certos de Acupuntura

Método – Agulhar com estimulação moderada. Deixar as agulhas no local por 15 a 30min.

Pontos complementares

Deficiência do Coração e Baço: *Xinshu* (B 15), *Pishu* (B 20), *Jueyinshu* (B 14).

Desarmonia entre Coração e Rim: *Xinshu* (B 15), *Shenshu* (B 23), *Taixi* (R 3).

Ataque ascendente de Fogo no Fígado: *Ganshu* (B 18), *Taichong* (F 3), *Jianshi* (CS 5).

Deficiência de *Qi* do Coração e Vesícula Biliar: *Pangguangshu* (B 28), *Danshu* (B 19).

Cefaléia e vertigem: *Touwei* (E 8), *Fengchi* (VB 20), *Taiyang* (Extra), *Baihui* (VG 20).

Palpitação: *Xinshu* (B 15), *Tongli* (C 5).

Zumbido: *Ermen* (TA 21), *Yifeng* (TA 17).

Inapetência: *Zhongwan* (VC 12), *Zusanli* (E 36), *Weishu* (B 21).

Menstruação irregular: *Guanyuan* (VC 4), *Shenshu* (B 23), *Baliao* (B 31 a 34).

Impotência, emissão seminal: *Guanyuan* (VC 4), *Qihai* (VC 6), *Shenshu* (B 23), *Mingmen* (VG 4), *Taixi* (R 3).

Outras terapias

1. Auriculopuntura

Pontos – Shenmen, Coração, Baço, Rim, Aba Central, Cérebro.

Método – Escolher 2 a 3 pontos em cada sessão. Agulhar com estimulação e rotação moderadas. As agulhas são deixadas no local por 20min. Tanto o embutimento de agulhas como o de sementes podem ser usados. Avisar ao paciente para pressioná-las 2 a 3 vezes/dia, massageando e pressionando por 1 a 3min ou até que os pontos tenham a sensação de distenção suave.

2. Acupuntura cutânea

Pontos – Pontos *Jiaji* (Extra) bilaterais, Área Sacral, Cabeça e Área Têmporal.

Método – Batidas suaves para causar hiperemia local. Tratar em dias alternados.

3. Acupuntura craniana

Pontos – Área Motora, Área Sensorial, Área de Audição e Vertigem, Área Motora e Sensorial da Perna.

Método – Inserir lentamente a agulha e rotacionar. Continuar rotacionando um pouco mais após a sensação de inserção ser obtida. Reter as agulhas por 30min.

4. Hidroacupuntura

Pontos – *Xinshu* (B 15), *Pishu* (B 20), *Neiguan* (CS 6), *Zusanli* (E 36).
Método – Selecionar 2 pontos para cada sessão. Injetar 100mg de solução de Vitamina B_1 ou 100µg de Vitamina B_{12} em 2 pontos. Tratar em dias alternados. Dez tratamentos constituem 1 curso.
Observações – Acupuntura e moxibustão são muito efetivas no tratamento dessa doença. A melhor hora para tratamento é a tarde ou antes de deitar.

REFERÊNCIAS

1. Efeitos da Acupuntura no tratamento de 30 casos de insônia.
   Pontos
   Desarmonia entre Coração e Rim: *Shenshu* (B 23), *Sanyinjiao* (BP 6), *Shenmen* (C 7).
   Deficiência do Coração e Baço: *Pishu* (B 20), *Zusanli* (E 36), *Sanyinjiao* (BP 6) e *Shenmen* (C 7).
   Fogo Excessivo no Fígado e Vesícula Biliar: *Shenshu* (B 23) e *Shenmen* (C 7).
   Método – Aplicar método de reforço ou qualquer método no caso de desarmonia entre coração e rim. Aplicar método de sedação para tratar Fogo Excessivo do Fígado e Vesícula Biliar.
   Resultados – De 30 casos tratados, 5 foram curados, 5 outros mostraram efeitos marcantes, 16 tiveram alguma melhora e 4 não mostraram efeito.
   (**Fonte** – Shanghai Journal of Traditional Chinese Medicine, (8):18, 1964.)
2. Análise primária do uso do método de embutimento de agulhas aplicadas na orelha, no tratamento de 100 casos de insônia.
   Pontos – Coração, *Shenmen*, Rim, Cérebro e Estômago.
   Método – Aplicar agulhas permanentes por 1 a 2 semanas. Não há diferenças importantes nos resultados terapêuticos produzidos, devido à seleção de pontos uni ou bilaterais.
   Resultados – Com a cura estabelecida em 7 a 8h de sono, 17 casos foram curados. Melhora foi evidente em 65 casos, enquanto 18 não mostraram efeitos. O total efetivo atingiu 82%.
   (**Fonte** – New Journal of Traditional Chinese Medicine, (6):28, 1982.)
3. Análise primária da Acupuntura no calcanhar no tratamento da neurastenia.
   Ponto – É localizado no centro do calcanhar, onde 2 linhas se cruzam, a linha transversa na sola, a partir da linha que começa no ponto médio do maléolo externo formando uma linha vertical e a linha média da sola.

80 *Selecionando os Pontos Certos de Acupuntura*

Método – Rotacionar a agulha suavemente e inseri-la rapidamente em profundidade de 0,1 a 0,2*cun*. Reter a agulha por 1 a 2min. Tratar diariamente. Seis tratamentos constituem 1 curso.

Resultados – Houve 77 casos no grupo. Efeito marcante foi visto em 60 casos após 1 a 4 cursos de tratamento. No grupo-controle de 21 casos, efeito marcante foi visto em apenas 6 casos.

(**Fonte** – Journal of Traditional Chinese Medicine, (8):16, 1964.)

4. Resultados observados da Acupuntura no tratamento do sono excessivo.

Ponto e método – Primeiro, agulhar bilateralmente *Xinshu* (B 15) com a ponta da agulha em ângulo oblíquo à raiz do processo espinhoso, e inserir a uma   profundidade de 1*cun*. Continuar rotação, giro, elevação e empuxo, até que a sensação de inserção se estenda ao peito. Agulhar *Zusanli* (E 36) bilateral e *Sanyinjiao* (BP 6) com inserção profunda. Continuar rotacionando, girando, elevando e empurrando até que a sensação de inserção se estenda aos pés. Agulhar *Baihui* (VG 20) subcutaneamente em ângulo inclinado até que a sensação de inserção seja obtida. Aplicar o mesmo método a todos os pontos. Reter as agulhas por 15 a 20min, com manipulação periódica. Dez tratamentos constituem 1 curso.

Resultados – Em 26 casos, 20 foram curados, melhora foi vista em 5, enquanto em apenas 1 não houve efeito.

(**Fonte** – New Journal of Traditional Chinese Medicine, (11):33, 1986.)

HISTERIA

Pontos principais – *Renzhong* (VG 26), *Neiguan* (CS 6), *Shenmen* (C 7).

Método – Primeiro, agulhar *Neiguan* (CS 6) bilateral e *Shenmen* (C 7). Depois agulhar *Renzhong* (VG 26) em ângulo ascendente. Aplicar estimulação moderada a cada ponto. Deixar as agulhas no local por 20min com manipulação periódica.

Pontos complementares

Obstrução por Vento e Mucosidade: *Hegu* (IG 4), *Taichong* (F 3), *Fenglong* (E 40).

Qi estagnado do Fígado: *Shanzhong* (VC 17), *Taichong* (F 3), *Tiantu* (VC 22).

Deficiência do Sangue em nutrir o Coração: *Sanyinjiao* (BP 6).

Estupor: *Baihui* (VG 20), *Daling* (CS 7), *Yongquan* (R 1).

Convulsão dos membros: *Houxi* (ID 3), *Yanglingquan* (VB 34).

Paralisia dos membros: *Quchi* (IG 11), *Huantiao* (VB 30), *Yanglingquan* (VB 34).

Irritabilidade: *Dazhui* (VG 14), *Taichong* (F 3).

Afasia histérica: *Lianquan* (VC 23), *Tongli* (C 5).

Cegueira histérica: *Fengchi* (VB 20), *Sizhukong* (TA 23), *Jingming* (B 1).

Contração da garganta: *Tiantu* (VC 22), *Taichong* (F 3).

Surdez: *Yifeng* (TA 17), *Tinghui* (VB 2).

Riso ou choro súbitos: *Daling* (CS 7), *Sanyinjiao* (BP 6), *Shaoshang* (P 11).

Perda de apetite: *Zusanli* (E 36), *Gongsun* (BP 4).

Vômitos: *Zhongwan* (VC 12).

Soluços: *Shangwan* (VC 13), *Geshu* (B 17).

Diarréia: *Shangjuxu* (E 37), *Tianshu* (E 25).

Polaciúria: *Guanyuan* (VC 4), *Sanyinjiao* (BP 6).

Outras terapias

1. Auriculopuntura

Pontos – Coração, Rim, Tronco Cerebral, Occipúcio, *Shenmen*, pontos na orelha correspondentes à área afetada.

Método – Escolher 3 a 4 pontos, de acordo com os sintomas. Agulhar bilateralmente com agulhas filiformes e estimulação forte. Deixar as agulhas no local por 20min. Tratar em dias alternados. Estimulação suave deve ser usada durante o estágio de recuperação.

2. Eletroacupuntura

Pontos – *Renzhong* (VG 26), *Neiguan* (CS 6), *Hegu* (IG 4), *Taichong* (F 3), pontos correspondentes à área afetada.

Método – Orientar o paciente para que fique de bruços. Após obter a sensação de inserção, conectar as agulhas a um eletroestimulador. Usar vibração intensa. Durante o ataque histérico, ajustar a corrente elétrica para 60 a 70V e estimular por 10s. Se os sintomas não sumirem, iniciar uma segunda estimulação com a mesma voltagem. Quando os sintomas forem aliviados, mudar a corrente para 8 a 12V e estimular suavemente por 15min. Tratar diariamente ou em dias alternados.

Observações – Acupuntura e moxibustão podem obter um resultado terapêutico relativamente bom no tratamento dessa doença. Esse resultado pode ser melhorado pela combinação de medicação oral e psicoterapia.

REFERÊNCIAS

1. Resumo do tratamento de 1.316 casos de paralisia histérica.

Pontos e método: Inserir rapidamente *Yongquan* (R 1), aplicando a combinação de elevação, empuxo e rotação. Primeiro, permitir que o paciente restaure suas sensações, depois instrui-lo para que exercite

82   Selecionando os Pontos Certos de Acupuntura

os membros afetados. A psicoterapia é feita simultaneamente. Se o resultado desejado não for obtido, *Quchi* (IG 11), *Waiguan* (TA 5), *Zusanli* (E 36) e *Xuanzhong* (VB 39) são também usados no tratamento. Deixar as agulhas no local por 3 a 10min. Se o resultado almejado ainda não foi conseguido, as agulhas podem ser conectadas a um eletroestimulador, usando vibração contínua ou intermitente até o limite de tolerância do paciente ou contração muscular nos membros afetados. *Resultados* – De 1.316 casos tratados, 1.287 foram curados, 16 mostraram melhora e em apenas 13 casos não houve efeito.
(**Fonte** – Journal of Traditional Chinese Medicine, 27 (8):43, 1986.)

2. Relatório dos efeitos de Acupuntura no tratamento de 100 casos de histeria.
Pontos e Métodos
Fogo do Coração atacando o Pulmão: Agulhar *Hegu* (IG 4), *Shenmen* (C 7), com método de sedação.
Deficiência de *QI* e Sangue no Coração: Agulhar *Neiguan* (CS 6), *Shenmen* (C 7) com método de reforço.
Palpitações, sensação de asfixia, pulso rápido e profundo: Agulhar *Shenmen* (C 7), *Neiguan* (CS 6), *Hegu* (IG 4) com mesmo método.
Resultados – Ataque histérico foi interrompido imediatamente após o tratamento em 83 casos, sintomas foram reduzidos em 10 e em 7 não houve efeito.
(**Fonte** – Jiangxi Journal of Traditional Chinese Medicine, (3):65, 1980.)

3. Efeitos observados de Acupuntura no tratamento de 105 casos de distúrbios mentais de fundo maníaco.
Pontos principais – *Shenmen* (C 7), *Taichong* (F 3).
Pontos complementares – *Shanzhong* (VC 17), *Qimen* (F 14).
Métodos – Agulhar com método de sedação. Tratar diariamente. Vinte tratamentos constituem 1 curso.
Resultados – Com 1 a 6 cursos de tratamento, 95 casos foram curados, efeito marcante foi obtido em 7 e melhora foi vista em 3.
(**Fonte** – Academic Journal of Chinese Medicine and Medica Materia, (2):36, 1987.)

4. Efeitos observados de Acupuntura craniana no tratamento de 296 casos de alucinação.
Pontos principais – *Houding* (VG 19) junto ao *Baihui* (VG 20).
Pontos complementares
Alucinação visual: *Qiaoyin*-Cabeça (VB 11) junto ao *Tianzhu* (B 10).
Alucinação olfativa: *Fengfu* (VG 16) junto ao *Fengchi* (VB 20).
Alucinação visceral: *Qiaoyin*-Cabeça (VB 11) junto ao *Luxi* (TA 19).
Método – Inserir transversalmente num ângulo de 15° com o couro cabeludo, juntando um ponto ao outro. Agulhar com giro e rotação, aplicando método vibratório, por 1 a 3min. Reter as agulhas por 1 a 3h após a sensação de inserção ser obtida. Tratar diariamente. Dez tratamentos constituem 1 curso.

Resultados – De 296 casos tratados, 209 foram curados, efeito marcante foi visto em 56, melhora em 19 e 12 não mostraram efeito. A taxa total efetiva foi de 95,9%.
(***Fonte*** – Journal of Traditional Chinese Medicine, 28 (6):52, 1987.)

SÍNDROME DA MENOPAUSA

Pontos principais – *Baihui* (VG 20), *Dazhui* (VG 14), *Shenmen* (C 7), *Sanyinjiao* (BP 6), *Guanyuan* (VC 4), *Zusanli* (E 36).

Método – Utilizar agulhas filiformes em cada método para produzir estimulação suave e reter as agulhas por 20 a 30min. Tratar diariamente ou em dias alternados. Dez tratamentos constituem 1 curso.

Pontos complementares

Onda de calor com sudorese noturna: *Taixi* (R 3), *Yinxi* (C 6).

Palpitação com insônia: *Neiguan* (CS 6).

Impaciência: *Jianshi* (CS 5), *Ligou* (F 5).

Depressão com plenitude no peito: *Neiguan* (CS 6), *Shanzhong* (VC 17), *Jianli* (VC 11).

Irregularidade menstrual: *Zhongji* (VC 3), *Qihai* (VC 6).

Hipertensão: *Quchi* (IG 11), *Taichong* (F 3).

Garganta inflamada: *Tiantu* (VC 22), *Lianquan* (VC 23).

Outras terapias

1. Auriculopuntura

Pontos – Fim da Helix Crus Inferior, *Shenmen*, Intertrago, Coração, Rim, Occipúcio, Útero, Ovário.

Método – Selecionar 2 a 4 pontos em cada tratamento. Agulhar com estimulação suave ou moderada e reter as agulhas por 15 a 20min. Tratar diariamente ou em dias alternados. Dez tratamentos constituem 1 curso. O método de permanência das agulhas também é aplicável.

2. Hidroacupuntura

Pontos – *Xinshu* (B 15), *Pishu* (B 20), *Shenshu* (B 23), *Sanyinjiao* (BP 6), *Zusanli* (E 36).

Método – Selecionar 2 a 4 pontos para cada tratamento. Injetar 0,5 a 1ml de solução de Vitamina B_1 em cada ponto. A terapia é administrada em dias alternados. Dez tratamentos constituem 1 curso.

3. Acupuntura do Punho-Tornozelo

Pontos – Superior 1 e 2, bilateral.

Método – Tratar usando o método de rotina da Acupuntura do Punho-Tornozelo.

84 *Selecionando os Pontos Certos de Acupuntura*

Observações – Acupuntura consegue obter resultados concretos no tratamento da síndrome da menopausa.

EPILEPSIA

Pontos principais – *Renzhong* (VG 26), *Baihui* (VG 20), *Shenmen* (C 7), *Xinshu* (B 15), *Pishu* (B 20), *Jiuwei* (VC 15), *Jianshi* (CS 5).
Método – Aplicar estimulação moderada em cada ponto.
Pontos complementares
Qi estagnado no Fígado: *Shanzhong* (VC 17), *Taichong* (F 3).
Tontura, cefaléia: *Fengchi* (VB 20), *Sishencong* (Extra).

Outras terapias

1. Auriculopuntura

Pontos – Aba Central, Tronco Cerebral, Cérebro, Coração, Fígado, Rim, *Shenmen*.
Método – Escolher 2 a 5 pontos em cada sessão. Agulhar com estimulação forte. Deixar as agulhas no local por 20 a 30min. Tratar em dias alternados. Agulhar as orelhas alternadamente.
Observações – Embora a Acupuntura tenha mostrado uma certa efetividade no tratamento dessa doença, deve ser usada como medida complementar.

REFERÊNCIAS

1. Resultados terapêuticos observados da Acupuntura craniana como método principal em 70 casos de epilepsia.
   Pontos – Área da Cavidade Torácica, Área Motora, Área de Audição e Vertigem, Área de Controle de Epilepsia (4cm acima da Área da Cavidade Torácica), Área de Coréia e de Controle de Tremores.
   Crise severa de tonturas: Área Motora, Área de Coréia e de Controle de Tremores.
   Crise leve de tonturas: Área da Cavidade Torácica e Área de Controle de Epilepsia.
   Episódio psicótico: Área de Audição e Vertigem.
   Método – Adotar inserções transversais e rápidas. Manter as agulhas inseridas por 30min, com manipulação periódica. Rotacionar 3 vezes. A velocidade de rotação deve ser de 200 vezes/min. Se necessário, a permanência da agulha deve ser usada na Área da Cavidade Torácica e Área Motora por 3 a 5 dias. Instruir o paciente ou parente a pressionar e massagear os pontos por 1min, 3 vezes/dia. Pressionar e massagear toda vez que ocorrerem pré-sintomas de epilepsia.

Para alguns pacientes, *Shenmen* (C 7), *Neiguan* (CS 6), *Zusanli* (E 36) e *Sanyinjiao* (BP 6) devem ser agulhados. Também *Dazhui* (VG 14), *Taodao* (VG 13), *Xinshu* (B 15), *Changqiang* (VG 1), *Shanzhong* (VC 17) e *Guanyuan* (VC 4) podem ser sangrados com agulha de 3 pontas. Tratar em dias alternados. Dez tratamentos constituem 1 curso. *Resultados* – Resultados marcantes atingiram 46,88%; a taxa de efetividade foi 67,71%.
(*Fonte* – Chinese Acupuncture & Moxibustion, (3):13, 1981.)

2. Resultados observados da inserção de *Dazhui* (VG 14) no tratamento de 95 casos de epilepsia.
Ponto – *Dazhui* (VG 14).
Método – Agulhar com ângulo de 30° em profundidade de 1,5*cun*. Retirar a agulha e não repetir elevação e empuxo se a sensação de choque elétrico estender-se aos membros. Tratar em dias alternados. Dez tratamentos constituem 1 curso.
Resultados – Efeito marcante foi visto em 25,2%, melhora foi vista em 47,4%, enquanto em 27,4% dos casos não houve efeito.
(*Fonte* – Chinese Acupuncture & Moxibustion, (2):4, 1982.)

PARAPLEGIA

Pontos principais – Pontos *Jiaji* (Extra) Bilaterais ou Pontos de Assentimento, os quais são distribuídos a partir de 1 a 2 vértebras acima e abaixo da região afetada.
Pontos complementares
Paralisia nos membros superiores: *Dazhui* (VG 14), *Jianyu* (IG 15), *Quchi* (IG 11), *Waiguan* (TA 5), *Hegu* (IG 4), *Houxi* (ID 3) e *Baxie* (Extra).
Paralisia dos membros inferiores: *Ciliao* (B 32), *Zhibian* (B 54), *Chengfu* (B 36), *Yinmen* (B 37), *Futu*-Fêmur (E 32), *Biguan* (E 31), *Zusanli* (E 36), *Jiexi* (E 41), *Fengshi* (VB 31), *Yanglingquan* (VB 34), *Xuanzhong* (VB 39), *Weizhong* (B 40), *Kunlun* (B 60), *Chengshan* (B 57), *Xuehai* (BP 10), *Sanyinjiao* (BP 6), *Taixi* (R 3), divididos em muitos grupos para uso alternado.
Retenção ou incontinência urinárias: *Shenshu* (B 23), *Pangguangshu* (B 28), *Zhongji* (VC 3), *Sanyinjiao* (BP 6), *Ciliao* (B 32).
Obstipação e peristaltismo sem controle: *Dachangshu* (B 25), *Tianshu* (E 25), *Zhigou* (TA 6).
Deficiência de *Yin* do Fígado e Rim, desnutrição dos tendões e ossos: *Ganshu* (B 18), *Shenshu* (B 23), *Taixi* (R 3), *Sanyinjiao* (BP 6).
Estase de Sangue obstruída nos Meridianos: *Xuehai* (BP 10), *Geshu* (B 17), *Sanyinjiao* (BP 6).
Observações – No tratamento da paraplegia, a princípio, a causa primária deve ser tratada. Acupuntura e moxibustão são usualmente aplicadas no estágio de recuperação. Com paralisia flácida, estimulação

86 *Selecionando os Pontos Certos de Acupuntura*

forte e manipulação repetida são necessárias. No entanto, com paralisia espástica, deve-se agulhar suavemente, para evitar que um espasmo nos membros afetados possa quebrar ou entortar as agulhas. Deixar as agulhas no local por 30min, com manipulação periódica. Durante os tratamentos, moxibustão com bastão de moxa pode ser aplicada em volta dos pontos de Acupuntura, ou, após a retirada das agulhas, podem-se aplicar ventosas nas costas e nos músculos espessos dos membros inferiores. Devido à debilidade sensitiva associada com essa doença, a punção pode falhar em produzir sensação de inserção. Inserção profunda e manipulação repetida são necessárias. Quanto mais evidente a sensação de inserção, mais rápida será a recuperação. Para o tratamento de distúrbios de defecação e urinários, usar estimulação forte e manipulações repetidas. Manter as agulhas no local por 30min. Se for necessário, moxibustão pode ser aplicada. Para retenção urinária, inserção superficial em ângulo agudo deve ser aplicada nos pontos da região abdominal baixa, para evitar a lesão da bexiga.

Outras terapias

1. Eletroacupuntura

Pontos – Selecionar pontos de acordo com prescrições anteriores:
Método – Escolher 2 a 3 pares de pontos por cada sessão. Após a sensação de inserção ser obtida, conectar as agulhas a um eletroestimulador por 20 a 30min. Deixar a corrente em um nível que produza uma contração muscular suave na região em volta dos pontos de Acupuntura no membro afetado. Tratar diariamente ou em dias alternados. Este método é adequado para o tratamento da paralisia flácida.

2. Acupuntura cutânea

Pontos – Pontos *Jiaji* (Extra) e Pontos de Assentimento, Meridianos do Intestino Grosso, Estômago, Pulmão, Baço, Bexiga, Intestino Delgado, *Sanjiao* (Triplo Aquecedor) e Vesícula Biliar do membro afetado.
Método – Selecionar e dar batidas nos Pontos *Jiaji* correspondentes e Pontos de Assentimento. Outros 1 a 2 meridianos envolvidos devem ser estimulados, de cima para baixo, até que apareça congestão. Tratar 1 vez a cada 2 a 3 dias.

3. Hidroacupuntura

Pontos – Pontos *Jiaji* (Extra) correspondentes, Pontos de Assentimento, *Jianyu* (IG 15), *Quchi* (IG 11), *Waiguan* (TA 5), *Biguan* (E 31), *Zusanli* (E 36), *Yanglingquan* (VB 34), *Xuanzhong* (VB 39).
Método – Escolher 3 a 5 pontos por sessão. Injetar 0,5 a 1,0ml de solução de Vitamina B_1 de 100mg ou Vitamina B_{12} de 100µg em cada ponto. Tratar em dias alternados. Dez tratamentos constituem 1 curso.

Observações – Para melhorar o resultado terapêutico, ervas medicinais, medicamentos, fisioterapia ou massagem podem ser combinados. Durante o tratamento, exercícios funcionais são necessários.

REFERÊNCIAS

Observações dos resultados terapêuticos no tratamento com Acupuntura de 124 casos de paraplegia.

1. Acupuntura corporal

   Pontos – Um ponto médio (Extra, na distância de um processo espinhoso acima da região afetada e o processo espinhoso de L5) e 8 Pontos *Jiaji* (Extra) correspondentes.

   Para regular defecação e diurese: *Baliao* (B 31 a 34), *Tianshu* (E 25), *Qihai* (VC 6), *Zhongji* (VC 3), 0,5*cun* lateral ao *Zhongji* (VC 3), *Sanyinjiao* (BP 6) e pontos de acordo com sintomas.

   Método – Quando inserir pontos no dorso, a sensação de inserção precisa estender-se à parte baixa da lesão da paralisia. Agulhar *Tianshu* (E 25) até que a sensação de inserção se estenda à região inguinal. Agulhar os Pontos do Meridiano VC para causar a sensação de inserção até a genitália. Aplicar estimulação suave e método de reforço nas lesões da medula espinhal, no entanto, aplicar estimulação moderada e igual método para lesão na cauda eqüina.

2. Hidroacupuntura

   Pontos – *Xuehai* (BP 10), *Zusanli* (E 36), *Chengshan* (B 57), *Shenshu* (B 23), *Sanyinjiao* (BP 6).

   Método – Injetar uma solução de Açafrão, Raiz de Artemísia Vermelha ou Vitamina B$_{12}$ nos pontos em ordem. Cada ponto requer 0,5 a 0,6ml. Tratar em dias alternados.

   Resultados – De 124 casos tratados, 10 foram curados, 102 mostraram alguma melhora e 12 não mostraram efeito. A taxa de peristaltismo normal cresceu de 9,7% (antes do tratamento) para 81,5% (depois do tratamento) e a taxa de diurese normal foi de 8,1% para 76,61%. Os casos de paraplegia flácida mostraram alguma melhora. (**Fonte** – Journal of Traditional Chinese Medicine, 26(12):34, 1985.)

Lesão Aguda dos Tecidos Moles da Cintura

Pontos principais – *Renzhong* (VG 26) *Yinmen* (B 37), *Shenshu* (B 23), *Zhishi* (B52), *Yaoyangguan* (VG 3) e *Huantiao* (VB 30).

Método – Primeiro agulhar *Renzhong* (VG 26) ou *Huantiao* (VB 30), com estimulação forte. Para agulhar *Renzhong* (VG 26), instruir o paciente para exercitar a região lombar por 3 a 5min. Nesse tempo, agulhe *Huantiao* (VB 30), até que a sensação de inserção desça para o pé. Após remover a agulha, inserir os pontos remanescentes com

88 *Selecionando os Pontos Certos de Acupuntura*

estimulação moderada. Deixar as agulhas no local por 30min, durante os quais moxibustão suave pode ser feita com bastão de moxa. Após retirada das agulhas, ventosas podem ser usadas nos pontos sensíveis. Tratar casos leves diariamente, mas casos severos podem ser tratados 2 vezes/dia.

Pontos complementares
Edema local: *Xuehai* (BP 10), *Geshu* (B 17).

Outras terapias

1. Sangria com ventosas

Pontos – Pontos *Ashi*.
Método – Usar agulha cutânea para bater na pele até causar sangramento. Depois colocar ventosa por 5min para retirar pequena quantidade de sangue.
Observações – Esse método é benéfico para reduzir edema local de casos agudos e estagnação de sangue de casos crônicos.

2. Hidroacupuntura

Pontos – Pontos *Ashi*.
Método – Injetar 10ml de solução de glicose a 10% ou combinar esta com 2ml de solução de novocaína a 2% no feixe muscular afetado. Injetar 1 vez a cada 2 a 5 dias e 2 a 3 tratamentos constituem 1 curso.

3. Auriculopuntura

Pontos – Vértebras Lombossacrais, *Shenmen*.
Método – Usar estimulação forte. Deixar as agulhas no local por 30min, manipulando 1 vez/min. Instruir o paciente a exercitar a região lombar enquanto as agulhas são deixadas no lugar. Um tratamento a mais pode ser feito no dia seguinte, se um tratamento não for suficiente.

4. Eletroacupuntura

Pontos – *Weizhong* (B 40), *Houxi* (ID 3), *Shenshu* (B 23), *Zhishi* (B 52).
Método – Primeiro use ondas intensas por 5min, depois mude para ondas esparsas-intensas. Aumentar lentamente a corrente de acordo com a tolerância do paciente. Conectar por 10 a 30min cada vez e tratar 1 ou 2 vezes/dia.

5. Acupressão com os dedos

Pontos – *Feiyang* (B 58), Pontos *Ashi*.

Método – Usando o polegar, primeiro pressionar e masssagear o ponto sensível na região lombar, depois pressionar bilateralmente *Feiyang* (B 58). Massagear cada ponto por 5 a 10min.

6. Acupuntura no Punho-Tornozelo

Pontos – Inferior 5 e 6, bilateral.
Método – Como descrito anteriormente.
Observações – Acupuntura produz bons efeitos no tratamento da distensão lombar aguda e quando combinada a diferentes métodos, podem-se obter melhores efeitos. Instruir o paciente com lesão aguda para limitar seus movimentos da região lombar . Descanso é essencial.

LESÃO DOS TECIDOS MOLES DO JOELHO

Pontos principais – *Xiyan* (Extra), Pontos *Ashi*, *Weizhong* (B 40), *Xiyangguan* (VB 33).
Método – Pontos *Ashi* são prescritos para lesões nos ligamentos acessórios medial e lateral. Agulhar *Xiyan* (Extra) e *Weizhong* (B 40) para lesão do coxim infrapatelar e ligamento cruzado, e tratar *Xiyangguan* (VB 33) para todas as lesões dos tecidos moles do joelho. Fazer estimulação moderada em todos os pontos, deixando as agulhas no local por 20 a 30min. Manipular a cada 5 a 10min. Tratar diariamente ou em dias alternados.
Pontos complementares
Edema doloroso do joelho: *Liangqiu* (E 34), *Dubi* (E 35).

Outras terapias

1. Moxibustão

Pontos – Pontos *Ashi*.
Método – Aplicar moxibustão suave com bastão de moxa por 10 a 15min ou moxibustão indireta com gengibre para 5 a 7 cones de moxa, 1 vez/dia.

2. Auriculopuntura

Pontos – Joelho, *Shenmen*, Cérebro.
Método – Aplicar estimulação moderada ou forte com agulhas filiformes, deixando-as no local por 10 a 30min. Tratar diariamente.
Observações – Esse tratamento tem efeitos analgésicos notáveis.

3. Sangria com ventosa

Pontos – Pontos *Ashi*.

90   *Selecionando os Pontos Certos de Acupuntura*

Método – Dar batidas nos pontos sensíveis do joelho com agulha cutânea para causar sangramento e depois fazer ventosa por 3 a 5min.

4. Acupuntura do Punho-Tornozelo

Pontos – Inferior 3, 4 e 5 (lado afetado).
Método – Fazer operação de rotina.
Observações – Terapias por Acupuntura e moxibustão têm efeito satisfatório na analgesia e redução do edema dos tecidos moles do joelho.

LESÃO DOS TECIDOS MOLES DO TORNOZELO

Pontos principais – Pontos *Ashi, Xuanzhong* (VB 39), *Jiexi* (E 41).
Método – Usar os pontos sensíveis como pontos primários e aplicar estimulação moderada, enquanto se combina *Xuanzhong* (VB 39) e *Jiexi* (E 41) com estimulação forte. Deixar as agulhas no local por 10 a 30min e manipulá-las periodicamente a cada 5 a 10min. Tratar diariamente.
Pontos complementares – *Kunlun* (B 60), *Qiuxu* (VB 40), *Sanyinjiao* (BP 6).

Outras terapias

1. Moxibustão

Pontos – Pontos *Ashi.*
Método – Nos pontos sensíveis do tornozelo, aplicar moxibustão suave com bastão de moxa por 10 a 20min, ou moxibustão indireta com gengibre, para 5 a 7 cones de moxa, até que a pele local esteja corada. Tratar 1 ou 2 vezes/dia.

2. Auriculopuntura

Pontos – Tornozelo, *Shenmen,* Cérebro.
Método – Rotacionar agulhas filiformes para produzir estimulação moderada ou forte e depois retê-las por 10 a 30min. Tratar diariamente.

3. Sangria com ventosa

Pontos – Pontos *Ashi.*
Método – Bater no ponto com agulha cutânea para causar sangramento, depois fazer ventosa por 3 a 5min.
Observações – Acupuntura e moxibustão produzem efeitos positivos na analgesia e resolvem edemas dos tecidos moles do tornozelo,

porém são mais úteis no tratamento de distensões e contusões. Se há ruptura do ligamento, o tratamento cirúrgico é recomendado.

REFERÊNCIAS

1. Resultados observados de 2.000 casos de lesão aguda de tecidos moles tratados com inserção contralateral.

   Pontos e método – Distinguir os pontos sensíveis da área afetada e fazer a inserção contralateral nos pontos correlativos (do lado oposto à área afetada) de forma rápida. Elevar, empurrar e rotacionar a agulha. Após uma sensação de inserção, sensibilidade, adormecimento e distensão ser obtida, a agulha é deixada inserida por 20 a 30min. Durante esse tempo, massagear suavemente a área afetada para produzir sensação de calor. Quando a dor desaparecer, alguns minutos depois, deve-se imobilizar a região afetada (oposta àquela que causa a lesão) com emplastro adesivo.

   Resultados – De 2.000 casos tratados, 1.980 foram curados com 1 tratamento, perfazendo 99%. O 1% restante, ou 20 casos, foi curado com 2 a 3 tratamentos.

   (***Fonte*** – Chinese Acupuncture & Moxibustion, (4):17, 1987.)

2. Resultados observados de 100 casos de distensão aguda das juntas tratados pela inserção dos pontos correspondentes.

   Pontos

   1. A articulação ileofemoral corresponde ao ombro; a espinha ilíaca anterior superior, ao acrômio.
   2. A junta do joelho corresponde ao cotovelo; a patela ao olécrano; o ligamento patelar ao tendão do tríceps braquial; o côndilo medial do fêmur ao epicôndilo lateral do úmero; e o côndilo lateral do fêmur ao epicôndilo medial do úmero.
   3. A junta do tornozelo corresponde ao punho; o maléolo medial ao processo estilóide do rádio e o maléolo externo ao processo estilóide da ulna.
   4. Os dedos do pé correspondem aos dedos da mão.
   5. O ponto correspondente da distensão lombar é localizado no ponto médio da conexão entre os mamilos (igual à localização do *Shanzhong*, VC 17).
   6. Os pontos correspondentes dos membros são selecionados de acordo com a proporção de comprimento dos membros.

   Método – Após a chegada do *Qi*, produzir estimulação forte e exercitar a região afetada, enquanto as agulhas permanecem inseridas por 20 a 30min.

   Resultados – A taxa total efetiva foi de 99,4% e a taxa de cura foi de 89,1%.

   (***Fonte*** – Chinese Acupuncture & Moxibustion, (4):8, 1984.)

3. Tratamento da distensão aguda do tornozelo com Acupuntura do Tornozelo.

92 Selecionando os Pontos Certos de Acupuntura

Pontos – Inferior 1, 2 e 3.
Método – Agulhar em ângulo horizontal à pele, em profundidade de 1,5*cun*. Inferior 3 é complementado se a dor aparecer quando o calcanhar tocar o chão.
Resultados – Normalmente a cura pode ser obtida com 2 a 4 tratamentos.
(**Fonte** – Journal of Henan College of Traditional Chinese Medicine, (1):50, 1978.)

4. Tratamento da distensão do cotovelo com Acupuntura.
Pontos – *Bafeng* (Extra) como ponto primário; combinado com *Zusanli* (E 36) e *Chongyang* (E 42).
Método – Selecionar 1 a 2 loci do *Bafeng* (Extra) no lado afetado e complementar com *Chongyang* (E 42) nos casos de edema importante. Empregar agulhas filiformes de calibre 23 e inseri-las em profundidade determinada pela chegada do *Qi*. Deixar as agulhas no local por 30min, após o desaparecimento da dor. Tratar diariamente.
Resultados – De 89 casos tratados, todos foram curados. O número mínimo de tratamentos foi 1 e o máximo foi 7. A taxa de cura foi de 100%.
(**Fonte** – Chinese Acupuncture & Moxibustion, (20:55, 1987.)

5. Resultados observados do tratamento de 400 casos de distensão lombar aguda com Acupuntura no *Shangdu* (Extra).
Ponto – *Shangdu* (Extra).
Método – Inserir a agulha através do centro da sola do pé em profundidade de 1 a 1,5*cun*, e deixá-la no local por 20min.
Resultados – A taxa de cura foi de 89%.
(**Fonte** – Chinese Acupuncture & Moxibustion, (2):24, 1986.)

6. Resultados observados de 56 casos de distensão lombar aguda tratados com Acupuntura nos pontos sensíveis.
Pontos e método – Solicite ao paciente para curvar e alongar a região lombar bem como para curvar-se lateralmente. Após localizarem-se os pontos sensíveis, inserir uma agulha de 1,5*cun*, em profundidade de 1 a 1,2*cun*. Após a chegada do *Qi*, eleve a agulha 0,3 a 0,5*cun* subcutaneamente e rotacione em sentido horário. Envolver a agulha na pele e fazer com que o paciente exercite a região lombar. Simultaneamente, segure o cabo da agulha aplicando a técnica "picadas de pardal" por 2 a 3min. Rotacionar a agulha em sentido anti-horário, inseri-la novamente em profundidade de 1 a 1,2*cun* para obter a chegada do *Qi*, e então, retirá-la. Após a retirada, pedir ao paciente para mover-se livremente, e a dor deve desaparecer.
Resultados – De 56 casos tratados, a maioria foi curada com 1 a 2 tratamentos.
(**Fonte** – Academic Journal of Traditional Chinese Medicine and Medica Materia, (2):31, 1981.)

7. Resultados observados de 150 casos de distensão lombar aguda tratados por inserção do *Yintang* (Extra).

Ponto – *Yintang* (Extra).

Método – Empurrar, aplicar estimulação forte e manter as agulhas no local por 10 a 15min.

Resultados – De 150 casos tratados, 126 foram curados, 11 mostraram melhora e 13 não apresentaram efeito.

(***Fonte*** – Chinese Acupuncture & Moxibustion, (2):26, 1984.)

8. Resultados observados do tratamento de 81 casos de distensão lombar aguda com Acupuntura em 3 pontos na região dorsal.

Pontos – *Chengjin* (B 56), *Yaoyangguan* (VG 3), *Yaoyan* (Extra).

Método – Primeiro inserir *Chengjin* (B 56) com a ponta da agulha em direção ascendente. Após a chegada do *Qi*, com o polegar da mão auxiliar, pressionar *Chengshan* (B 57) e rotacionar a agulha para produzir a propagação da sensação de inserção até a região lombar. Inserir então *Yaoyangguan* (VG 3) e *Yaoyan* (Extra) e a sensação também é dirigida ao foco da dor. Deixar as agulhas no local por 5min.

Resultados – De 81 casos tratados, 76 foram curados com apenas 1 tratamento e 5 foram curados com 2 tratamentos.

(***Fonte*** – Chinese Acupuncture & Moxibustion, (4):21, 1987.)

9. Resultados observados de 30 casos de distensão lombar aguda tratados com inserção no *Houxi* (ID 3).

Ponto – *Houxi* (ID 3).

Método – Inserir o ponto aplicando estimulação forte e instruir o paciente para que exercite a região lombar simultaneamente.

Resultados – 15 casos foram curados com 1 tratamento, 8 foram curados com 2 tratamentos e 7 com 3 a 4 tratamentos.

(***Fonte*** – Hubei Journal of Traditional Chinese Medicine, (1):25, 1984.)

10. Observações clínicas do tratamento de 1.000 casos de distensão lombar aguda com inserção do *Renzhong* (VG 26) e *Jingming* (B 1).

Pontos e método

1. Se a distensão se localiza na linha média da espinha lombar, 1cm lateral ao *Renzhong* (VG 26) de ambos os lados, inserir do lado esquerdo e penetrar para o direito, a fim de produzir estimulação forte por 5 a 10s. O operador segura o paciente na junção da região lombar com o abdome para acompanhar o exercício da região lombar. A força deve aumentar gradualmente e o movimento deve ser alternado entre sentido horário e anti-horário, 20 vezes cada.

2. Se a distensão é dos tecidos moles, agulhar *Jingming* (B 1) do lado afetado e executar o mesmo exercício.

3. Após executar o tratamento anterior, os sintomas serão consideravelmente aliviados. *Dachangshu* (B 25) pode ser agulhado. Ventosa é feita nos Pontos *Ashi* na região lombar e *Weizhong* (B 40) também pode ser associado. Inserção contralateral também é aplicável.

94 *Selecionando os Pontos Certos de Acupuntura*

Resultados – A taxa de cura foi de 77,2%, a taxa de efeito marcante foi de 19,9% e a taxa de falha foi de 2,9%, então o total efetivo foi de 97,1%.
(**Fonte** – Yunnan Journal of Traditional Chinese Medicine, 3(1):34, 1982.)

11. Observações clínicas de 100 casos de distensão lombar aguda, tratados por Acupuntura no *Yaoning* (Extra).

Pontos – Colocar a palma do lado afetado no tórax, com a ponta do polegar sobre *Tiantu* (VC 22), e elevar o cotovelo. Na depressão da borda superior anterior da articulação do cotovelo, entre *Quchi* (IG 11), *Wuli*-Mão (IG 13) e *Xiabai* (P 4), você encontrará um ponto sensível quando pressionar com força moderada. Este é o ponto *Yaoning* (Extra).

Método – Aplicar inserção lenta e perpendicular em profundidade de 0,5 a 1,5*cun* e após a chegada do *Qi*, aplicar estimulação forte por 10 a 20s. Manter as agulhas no local por 15 a 30min, durante os quais manipulá-las 3 a 5 vezes, 5 a 10s cada vez. Enquanto isso, pedir ao paciente que exercite a região lombar. Retirar as agulhas com o desaparecimento da dor ou seu alívio marcante.

Resultados – Foram curados 98 casos, 1 apresentou efeito marcante e 1 não apresentou efeito.
(**Fonte** – Journal of Integrated Traditional and Western Medicines, 6(7), 1986.)

12. Observações preliminares de 358 casos de lombalgia tratados com Acupuntura do Abdome.

Ponto – Ponto correspondente à lombalgia inferior, no abdome.

Método – Aplicar o método convencional de inserção.

Resultados – Foram curados 303 casos, 29 mostraram efeitos marcantes, 7 mostraram melhora e 19 não apresentaram resultados.
(**Fonte** – Chinese Acupuncture & Moxibustion, (1):24, 1982.)

ESPONDILOSE CERVICAL

Pontos principais – Pontos *Jiaji* (Extra, paralelos à vértebra afetada), *Yanglao* (ID 6), *Dazhui* (VG 14), *Jianjing* (VB 21).

Método – Para inserir Pontos *Jiaji* (Extra), posicione a ponta da agulha obliquamente à espinha. Puncionar *Dazhui* (VG 14) com a agulha deslizando suavemente para o lado afetado a fim de obter propagação da sensação de inserção abaixo do ombro e braço. Estimulação forte é necessária no *Yanglao* (ID 6) enquanto estimulação moderada é necessária para *Jianjing* (VB 21). As agulhas devem ser mantidas no local por 20 a 30min e moxibustão com agulhas aquecidas ou moxibustão suspensa sobre o ponto, com bastão de moxa, podem ser aplicadas. Tratar diariamente e 10 tratamentos constituem 1 curso.

Pontos complementares

Ombro e braço doloridos: *Jianyu* (IG 15), *Quchi* (IG 11).

Adormecimento dos dedos: *Waiguan* (TA 5), *Baxie* (Extra).
Dor localizada na fossa subescapular: *Tianzong* (ID 11).
Dor localizada na região anterior do ombro: *Jianneiling* (Extra).
Cefaléia e vertigem: *Fengchi* (VB 20).

Outras terapias

1. Auriculopuntura

Pontos – Pescoço, Vértebra Cervical, Ombro, Fim da Helix Crus Inferior.
Método – Aplicar estimulação forte com agulhas filiformes e mantê-las por 20 a 30min. Tratar diariamente ou em dias alternados.

2. Eletroacupuntura

Pontos – Pontos *Jiaji* (Extra, paralelos a vértebra afetada), *Dazhui* (VG 14), *Dazhu* (B 11), *Tianzong* (ID 11), *Jianzhongshu* (ID 15).
Método – Selecionar 2 a 3 pares de pontos para cada tratamento. Após a chegada do *Qi*, conectar o aparelho de eletroacupuntura às agulhas para estimular com corrente impulsionada por 20 a 30min. Tratar diariamente ou em dias alternados.

3. Sangria combinada com ventosa

Pontos – *Dazhui* (VG 14), *Dazhu* (B 11), *Jianzhongshu* (ID 15), *Jianwaishu* (ID 14).
Método – Dar batidas com agulhas cutâneas até a pele tornar-se ruborizada com pequenos pontos de sangramento na área local, sobre os quais as ventosas são aplicadas.

4. Hidroacupuntura

Pontos – *Dazhu* (B 11), *Jianzhongshu* (ID 15), *Jianwaishu* (ID 14), *Tianzong* (ID 11).
Método – Selecionar 2 a 3 pontos para cada tratamento. Injetar 0,5 a 1ml de solução de procaína a 1% em cada ponto em dias alternados.
Observações – Acupuntura é muito efetiva no alívio dos sintomas dessa doença. Se tração, massagem e desenvolvimento do controle voluntário puderem ser incorporados, a efetividade aumentará.

REFERÊNCIA

Resultados observados de 22 casos de espondilose cervical tratados por Acupuntura com agulhas aquecidas nos Pontos *Jiaji* (Extra).
Pontos – Pontos *Jiaji* (Extra) paralelos à vértebra afetada.

96 Selecionando os Pontos Certos de Acupuntura

Dor na nuca e occipúcio e distúrbio sensorial: Pontos *Jiaji* (Extra) 1,5cm lateral ao espaço entre os processos espinhosos da terceira e quarta vértebras cervicais.

Dor na nuca e dor e insensibilidade irradiadas do ombro para a região lateral do braço, o lado radial do antebraço e o punho: Pontos *Jiaji* (Extra) 1,5cm lateral ao espaço entre os processos espinhosos da quarta e quinta vértebras.

Dor e insensibilidade descendo ao polegar e indicador: Pontos *Jiaji* (Extra) 1,5cm lateral ao espaço entre os processos espinhosos da quinta e sexta vértebras.

Dor e insensibilidade irradiadas ao dedo indicador e dedo médio: Pontos *Jiaji* (Extra) 1,5cm lateral ao espaço entre os processos espinhosos da sexta e sétima vértebras.

Insensibilidade e dor irradiadas para a região medial do braço, o lado ulnar do antebraço, os dedos anelar e mínimo: Pontos *Jiaji* (Extra) 1,5cm lateral ao espaço entre os processos espinhosos da sétima vértebra cervical e primeira vértebra torácica.

Método – Aplicar Acupuntura com agulhas aquecidas em dias alternados. Dez tratamentos constituem 1 curso.

Resultados – De 22 casos tratados, 7 foram curados, 12 mostraram efeito marcante e 3 falharam.

(**Fonte** – Shanghai Journal of Acupuncture and Moxibustion, (2):18, 1984.)

TORCICOLO

Pontos principais – *Laozhenxue* (Extra), *Xuanzhong* (VB 39), *Houxi* (ID 3), Pontos *Ashi, Yanglao* (ID 6).

Método – Todos os pontos são agulhados no lado afetado. Geralmente, *Laozhenxue* (Extra), *Xuanzhong* (VB 39) ou *Yanglao* (ID 6) é o primeiro a ser agulhado com estimulação moderada ou forte. Quando rotacionar a agulha, pedir ao paciente que gire o pescoço. Inserir *Houxi* (ID 3) e pontos sensíveis na região quando a dor for aliviada. Manter as agulhas por 15 a 30min e manipulá-las 1 ou 2 vezes, durante esse período. Moxibustão também pode ser aplicada ao mesmo tempo, e, após remoção das agulhas, ventosas podem ser feitas no ombro e região escapular, bem como nos pontos sensíveis. Tratar diariamente.

Pontos complementares

Cefaléia: *Fengchi* (VB 20), *Waiguan* (TA 5).

Costas e ombros doloridos: *Quyuan* (ID 13), *Dazhu* (B 11), *Jianwaishu* (ID 14).

Incapacidade de erguer ou abaixar a cabeça: *Lieque* (P 7) ou *Dazhu* (B 11) e *Jinggu* (B 64).

Incapacidade de olhar para trás: *Zhizheng* (ID 7), *Jianwaishu* (ID 14).

Outras terapias

1. Acupuntura cutânea

Ponto – Pontos *Ashi*.

Método – Dar batidas com agulha cutânea, a princípio na área rígida e dolorida da nuca até que a pele se torne ruborizada, e depois nos pontos sensíveis do ombro e costas.

2. Auriculopuntura

Pontos – Pescoço, Vértebra Cervical e pontos sensíveis.

Método – Produzir estimulação forte com agulhas filiformes. Enquanto rotacionar a agulha, pedir ao paciente para virar sua cabeça lentamente por alguns minutos. Manter as agulhas por 30min. Tratar diariamente.

3. Sangria e ventosa

Pontos – Pontos sensíveis no pescoço.

Método – Dar batidas com agulhas cutâneas nos pontos sensíveis, a fim de causar sangramento, aplicar então as ventosas.

Observações – Acupuntura é muito boa no tratamento de torcicolo. Tais casos podem ser curados com 1 a 3 tratamentos. O efeito será mais satisfatório se compressas quentes e massagem seguirem a aplicação.

REFERÊNCIAS

1. Observações do tratamento de 215 casos de torcicolo agulhando *Houxi* (ID 3).

   Ponto – *Houxi* (ID 3).

   Método – Inserir o ponto em profundidade de 0,3 a 0,5*cun*. Produzir estimulação forte e conectar um aparelho de eletroacupuntura com freqüência de 40 a 50 vezes/min. Manter as agulhas por 15 a 20min.

   Resultados – De 215 casos tratados, 163 foram curados com 1 tratamento, 38 foram curados com 2 tratamentos e 14 melhoraram após 3 sessões.

   (**Fonte** – Chinese Acupunture & Moxibustion, (5):22, 1984.)

2. Resultados observados do tratamento de 8 casos de torcicolo tratados pela inserção de *Xuanzhong* (VB 39).

   Ponto – *Xuanzhong* (VB 39).

   Método – Inserir uma agulha filiforme com 2*cun* de comprimento no ponto e mantê-la por 30min. Durante esse tempo, manipular a agulha e pedir ao paciente que vire sua cabeça.

   Resultados – Todos os casos foram curados com 1 tratamento.

98 *Selecionando os Pontos Certos de Acupuntura*

(**Fonte** – Hunan Journal of Medicine and Medica Materia, (4):4, 1984.)

3. Resultados observados da inserção de *Yemen* (TA 2) e *Zhongzhu-*Mão (TA 3) no tratamento de espasmos do tendão do pescoço.
Pontos – *Yemen* (TA 2), *Zhongzhu*-Mão (TA 3).
Método – A palma da mão do lado afetado deve estar voltada para baixo e ligeiramente apertada. Inserir a agulha no *Yemen* (TA 2) e empurrar um pouco além, em direção ao *Zhongzhu*-Mão (TA 3) através dos tecidos moles subcutâneos. A profundidade de inserção é de 1*cun*. Após o paciente alcançar a sensação de inserção e dor, distensão, adormecimento e sensação de peso, elevar a agulha, empurrá-la e rotacioná-la sem exceder a tolerância do paciente. Durante a manipulação da agulha, pedir ao paciente que exercite seu pescoço. Manipular a agulha por 20 a 60s. Deixar a agulha no local por 15min e manipulá-la como foi mencionado a cada 5min.
Resultados – O tratamento foi efetivo em todos os casos envolvendo lesão dos tecidos moles do pescoço. Foram curados 56 casos com 1 tratamento, 17 com 2 tratamentos e 5 com 3 tratamentos.
(**Fonte** – Chinese Acupuncture & Moxibustion, (1):30, 1987.)

PERIARTRITE DA ARTICULAÇÃO DO OMBRO

Pontos principais – *Tiaokou* (E 38), *Jianyu* (IG 15), *Jianliao* (TA 14), *Binao* (IG 14), *Quchi* (IG 11), *Waiguan* (TA 5) e Pontos *Ashi*.
Método – Pedir ao paciente que se posicione sentado, de forma que as pernas formem um ângulo reto com os joelhos. Inserir uma agulha a 3*cun* de profundidade no *Tiaokou* (E 38) mas empurrar um pouco além em direção ao *Chengshan* (B 57) e rotacionar continuamente. Após a chegada do *Qi*, pedir ao paciente que mova o braço afetado, elevando-o, tocando o dorso superior e inferior, e sentindo o ombro oposto. A ação deve ser suave no começo e gradualmente aumentar a velocidade, até que se sinta uma dor aguda. Manipular a agulha por 3 a 5min, e após o alívio da dor, inserir outros pontos com estimulação moderada ou forte. Manter as agulhas por 20 a 30min, mas manipulá-las a cada 5 a 10min, e aplicar moxibustão suave com cone de moxa ou moxibustão com agulha aquecida simultaneamente. Tratar diariamente ou em dias alternados. *Jianyu* (IG 15) e *Jianliao* (TA 14) podem ser agulhados com método de penetração a partir de várias direções.
Pontos complementares
Dor na região medial do ombro: *Chize* (P 5), *Taiyuan* (P 9).
Dor na região lateral do ombro: *Houxi* (ID 3), *Xiaohai* (ID 8).
Dor na região frontal do ombro: *Hegu* (IG 4), *Lieque* (P 7).

Outras terapias

1. Auriculopuntura

Pontos – Ombro, Articulação do Ombro, Clavícula, Ápice Inferior do Trago, Pontos *Ashi*.

Método – Selecionar 2 a 3 pontos de cada vez. Produzir estimulação forte por rotação contínua das agulhas e pedir ao paciente que exercite aproximadamente o braço afetado. Manter as agulhas por 10 a 20min e tratar em dias alternados.

2. Eletroacupuntura

Pontos – *Jianyu* (IG 15), *Jianliao* (TA 14), *Jianzhen* (ID 9), *Binao* (IG 14).

Método – Selecionar 1 a 2 pares de pontos para cada tratamento. Após a chegada do *Qi*, conectar o aparelho de eletroacupuntura às agulhas por 15min. Ajustar a intensidade de acordo com a tolerância do paciente. Tratar diariamente. Dez tratamentos constituem 1 curso.

3. Moxibustão

Pontos – Pontos *Ashi*.

Método – Realizar moxibustão suspensa com bastão de moxa sobre os pontos sensíveis na região local, 1 ou 2 vezes/dia, 10 a 20min de cada vez. Dez tratamentos constituem 1 curso.

4. Sangria com ventosa

Pontos – Ponto *Ashi*.

Método – De acordo com a rotina da Acupuntura cutânea, dar batidas fortes nos pontos sensíveis da região, a fim de causar sangramento, e então aplicar a ventosa por 5 a 10min para aspirar uma pequena quantidade de sangue. Tratar 1 vez a cada 3 ou 4 dias. As ventosas devem ser usadas sozinhas.

5. Hidroacupuntura

Ponto – Ponto *Ashi*.

Método – Usar uma solução de 2ml de 200µg de Vitamina B_{12}, 2ml de novocaína a 2% e 1ml de água. Após a chegada do *Qi*, injetar o líquido nos pontos sensíveis, de acordo com a rotina da hidroacupuntura. Injetar 1 vez a cada 2 ou 3 dias. Dez tratamentos constituem 1 curso.

Observações – Acupuntura e moxibustão são muito efetivas no tratamento de periartrite da articulação do ombro. A dor pode ser aliviada ou mesmo erradicada após o tratamento, e a função motora do

100 *Selecionando os Pontos Certos de Acupuntura*

braço afetado pode voltar ao normal ou, pelo menos, melhorar após alguns tratamentos. A combinação da Acupuntura corporal, eletroacupuntura e auriculopuntura pode intensificar o efeito terapêutico. Em casos envolvendo dano motor da articulação, combinar massagem e exercícios funcionais para obter um efeito melhor.

REFERÊNCIAS

1. Resultados observados de 51 casos de periartrite da articulação do ombro tratados com inserção nos Pontos *Jiaji* (Extra).

Pontos – Pontos *Jiaji* (Extra) em ambos os lados da quinta vértebra cervical.

Método – Após penetrar na pele, empurrar a agulha horizontalmente para obter a chegada do *Qi* e então conectá-la ao aparelho de eletroacupuntura por 15 a 30min. A freqüência é de 1.000 a 1.500 vezes/min.

Resultados – Foram curados 31 casos, 10 mostraram efeito marcante, 6 mostraram melhora e 4 falharam.

(**Fonte** – Chinese Acupuncture & Moxibustion, (2):31, 1983.)

2. Resultados observados de 246 casos de periartrite da articulação do ombro tratados com Acupuntura.

Ponto – *Jianyu* (IG 15).

Método – Após a inserção, empurrar a agulha para a região ventral, lateral e medial do ombro, em profundidade de 5cm e golpear de leve o cabo da mesma por 3 vezes. A direção da inserção é paralela ao úmero.

Resultados – A taxa de cura foi de 85,8% com 1 a 4 tratamentos e com 5 a 9 tratamentos foi de 14,2%.

(**Fonte** – Shanghai Journal of Acupuncture and Moxibustion, (3):24, 1987.)

3. Resultados observados de 122 casos de periartrite da articulação do ombro tratados com Acupuntura craniana.

Pontos e método – Inserir a agulha em profundidade de 1 *cun* no terço médio da linha parietotemporal oblíqua anterior, a linha que conecta *Qianding* (VG 21) e *Xuanli* (VB 6), se um ombro for afetado. Se os dois lados forem afetados, o ponto do lado oposto é usado. Se a dor está localizada na região anterior do ombro, deve-se empurrar a ponta da agulha na direção ventral. Se a dor está na região posterior do ombro, deve-se inserir a ponta em direção ao dorso. Manipular a agulha de acordo com o método "air-pumping". O desaparecimento transitório ou alívio da dor na área afetada é considerado como a chegada do *Qi*, então deve-se reter a agulha por mais de 1h e manipulá-la a cada 10 a 30min. Enquanto isso, solicite ao paciente para exercitar o ombro afetado, com elevação, alongamento posterior, adução, abdução e giroversão. Aumentar a amplitude e intensidade lentamente. Tratar 1 vez a cada 10 dias e 10 tratamentos constituem 1 curso.

Resultados – De 122 casos tratados, 77 foram curados, 23 apresentaram efeito marcante, 21 melhoraram e 1 falhou. A taxa do total efetivo foi de 99,2%

(**Fonte** – Zhejiang Journal of Traditional Chinese Medicine, 22(3): 116, 1987.)

4. Observações de 40 casos de periartrite da articulação do ombro tratados com eletroacupuntura.

Pontos principais – 3 pontos do ombro (*Jianyu*, IG 15; o local 1*cun* acima da extremidade anterior da concavidade axilar; e 1*cun* acima da extremidade posterior da concavidade axilar), *Quchi* (IG 11), *Tiaokou* (E 38).

Pontos complementares – *Jianliao* (TA 14), *Bingfeng* (ID 12), Ponto *Ashi*.

Método – Conectar com a eletricidade 20min/dia. Um curso de tratamento consiste de 10 vezes e há um intervalo de 5 a 7 dias entre 2 cursos.

Resultados – Com 1 a 3 cursos, 24 casos foram curados, 5 mostraram efeito marcante e 11 apresentaram melhora.

(**Fonte** – Jiangxi Journal of Traditional Chinese Medicine, (3):37, 1987.)

5. Resultados observados de 343 casos de artrite do ombro tratados com método de inserção contralateral ou oposta.

Pontos

Dor na região média do acrômio: *Biguan* (E 31) no lado oposto.

Dor posterior ao acrômio: *Huantiao* (VB 30) no lado oposto.

Dor anterior ao acrômio: O ponto correspondente, no lado medial da coxa oposta.

Método – Tratar Deficiência e Frio com a técnica "fogo da montanha ardente". Tratar Excesso e Calor com a técnica "friagem penetrante do céu". Tratar indistintamente Deficiência ou Excesso com método idêntico.

Resultados – De 343 casos tratados, 222 foram curados (64,7%). A taxa de total efetivo foi de 98,1%.

(**Fonte** – Shaanxi Journal of Traditional Chinese Medicine, (6):40, 1982.)

6. Resultados observados do tratamento de 92 casos de dor no ombro, por Acupuntura.

Ponto – *Xiajuxu* (E 39).

Método – Inserir uma agulha em profundidade de 1,5*cun* e retê-la por 10 a 15min. Ao mesmo tempo, pedir ao paciente que exercite o ombro. Tratar em dias alternados. Cinco tratamentos constituem 1 curso.

Resultados – A taxa de total efetivo foi de 96,7%.

(**Fonte** – Chinese Acupuncture & Moxibustion, (4):19,1986.)

7. Resultados observados do tratamento de dor no ombro e braço com Acupuntura do Punho-Tornozelo.

Pontos – Superior 5, bilateral.

102 *Selecionando os Pontos Certos de Acupuntura*

Método – Inserir horizontal e subcutaneamente em profundidade de 1 a 1,5*cun*, e manter a agulha por 30min. Tratar diariamente.
Resultados – A cura foi obtida com 3 a 5 tratamentos.
(**Fonte** – Guangxi Journal of Bare-footed Doctors, (10):17,1978.)

8. Resultados observados de 103 casos de periartrite da articulação do ombro tratados com Acupuntura e injeção nos pontos.

Pontos e método – Executar o método de inserção de *Tiaokou* (E 38) até *Chengshan* (B 57) na perna do lado saudável se um ombro estiver envolvido, mas bilateralmente se ambos tiverem a doença. Reter as agulhas por 15 a 20min. Simultaneamente, injetar 1ml de solução de *Danggui* a 5% em cada um dos seguintes pontos: 1*cun* medial e superior ao *Tianzong* (ID 11), 1*cun* lateral e superior ao *Naoshu* (ID 10), 1*cun* lateral e anterior ao *Jianyu* (IG 15), 0,5*cun* abaixo do *Jugu* (IG 16) e o ponto da articulação acromioclavicular.

Resultados – De 103 casos tratados, 78 foram curados, 21 apresentaram efeito marcante, 3 melhoraram e 1 falhou. A taxa de total efetivo foi de 99,03%.
(**Fonte** – Shaanxi Journal of Traditional Chinese Medicine, 5(4):28, 1984.)

EPICONDILITE UMERAL EXTERNA

Pontos principais – Ponto *Ashi* no cotovelo, *Zhouliao* (IG 12), *Quchi* (IG 11), *Shousanli* (IG 10).

Método – Aplicar estimulação moderada ou forte a todos os pontos e agulhar os pontos sensíveis com inserção a partir de várias direções na articulação. Manter as agulhas por 20 a 30min e manipulá-las a cada 5 a 10min. Moxibustão pode ser combinada ou até usada só. Tratar diariamente ou em dias alternados e 10 tratamentos constituem 1 curso.

Pontos complementares
Dor irradiando para o antebraço: *Waiguan* (TA 5).
Dor irradiando para cima do ombro: *Jianyu* (IG 15), *Binao* (IG 14).

Outras terapias

1. Sangria com ventosa

Ponto – Ponto *Ashi*.
Método – Dar batidas com agulha cutânea a fim de criar um leve sangramento na área, aplicar então ventosas de pequeno diâmetro por 5 a 10min. Tratar a cada 3 ou 4 dias.

2. Eletroacupuntura

Pontos – Ponto *Ashi*, *Quchi* (IG 11).

Método – Após a chegada do *Qi*, conectar as agulhas ao aparelho de eletroacupuntura e gradualmente elevar o estímulo de acordo com a tolerância do paciente. A conexão deve durar 10min. Tratar diariamente ou em dias alternados.

3. Auriculopuntura

Pontos – Cotovelo, Punho, Cérebro, Fim da Helix Crus Inferior.
Método – Produzir estimulação moderada ou forte com agulhas filiformes, as quais devem ser retidas por 15 a 20min. Tratar diariamente ou em dias alternados e 10 tratamentos constituem 1 curso.

4. Acupuntura do Punho-Tornozelo

Pontos – Superior 3 e 4 (do lado afetado).
Método – Executar o método de rotina dessa terapia.

5. Hidroacupuntura

Ponto – Ponto *Ashi*.
Método – Injetar uma solução de 0,5 a 1mg de dexametasona mais 2ml de procaína a 1% no ponto sensível do cotovelo, de acordo com método operatório rotina da hidroacupuntura. Se a dor persistir por 7 a 10 dias após a injeção, o tratamento poderá ser repetido 1 vez.
Observações – A terapia da Acupuntura tem efeitos notáveis no tratamento dessa doença, mas deve-se atentar para que seja feito repouso do braço afetado durante o tratamento.

REFERÊNCIAS

1. Observação do efeito terapêutico de 100 casos de "cotovelo de tenista" tratados com inserção nos pontos locais.
   Pontos – 1) Depressão da borda anterior do epicôndilo externo do úmero; 2) Depressão da borda posterior do epicôndilo externo do úmero.
   Pronação limitada do antebraço: *Shousanli* (IG 10) é adicionado.
   Supinação limitada do antebraço: *Chize* (P 5) é adicionado.
   Método – Inserir perpendicularmente a depressão na borda anterior do epicôndilo externo do úmero e empurrar uma agulha na depressão da borda posterior do epicôndilo, em ângulo de 45° do meio do epicôndilo em direção ao dorso do punho. Aplicar estimulação moderada e conectar um aparelho de eletroacupuntura por 20min.
   Resultados – De 100 casos tratados, 62 foram curados, 21 mostraram efeito marcante e 17 mostraram algum efeito.
   (**Fonte** – Journal of Traditional Chinese Medicine, 23(5):49,1982.)

104   Selecionando os Pontos Certos de Acupuntura

2. Resultados terapêuticos observados de 20 casos de "cotovelo de tenista" tratados com inserção de agulhas de aço inoxidável combinada com moxibustão.

Pontos – Ponto *Ashi* e 1 ou 2 pontos acima ou abaixo dele, como *Shousanli* (IG 10) e *Quchi* (IG 11).

Método – Executar batidas com as agulhas de aço inoxidável. Iniciar suavemente na região local. Quando houver sensibilidade e distensão, a ação é intensificada até que haja sangramento. Após limpeza da área, realizar moxibustão por 15min. Tratar diariamente. Seis tratamentos constituem 1 curso e é necessário intervalo de 3 dias entre 2 cursos.

Resultados – De 20 casos tratados, 12 foram curados, 4 mostraram efeito marcante, 3 apresentaram alguma melhora e 1 falhou. O tratamento pode ser repetido para aqueles que apresentarem recorrência, podendo obter efetividade.

(**Fonte** – Yunnan Journal of Traditional Chinese Medicine, 5(3):41, 1984.)

3. Resultados observados de 20 casos de epicondilite umeral externa e tenossinovite estenosante tratados com eletroacupuntura associada à moxibustão indireta com gengibre.

Pontos principais – Ponto *Ashi, Zhouliao* (IG 12), *Quchi* (IG 11), *Lieque* (P 7), *Jingqu* (P 8), *Yangxi* (IG 5).

Pontos complementares – *Shousanli* (IG 10), *Shanglian* (IG 9), *Waiguan* (TA 5), *Hegu* (IG 4), *Taiyuan* (P 9).

Método – Selecionar 2 a 3 pontos diariamente, dando preferência aos pontos principais. Após chegada da dor, adormecimento, distensão e sensação de peso produzida pela inserção, conectar as agulhas a um aparelho de eletroacupuntura, pólo positivo com os pontos principais e pólo negativo com os pontos complementares. Iniciar empregando uma onda contínua com freqüência de 120 vezes/min e mudar para onda periódica após 15 a 20min, com freqüência de 40 vezes/min. Remover as agulhas 15 a 20min depois. Ajustar a intensidade da corrente para um nível tolerável e confortável para o paciente. Realizar moxibustão indireta com gengibre nos pontos sensíveis após retirada das agulhas.

Resultados – De 20 casos tratados, 8 foram curados, 10 melhoraram e 2 falharam.

(**Fonte** – Chinese Acupuncture & Moxibustion, (1):6,1987.)

4. Observação do efeito terapêutico de 33 casos de epicondilite umeral externa tratados com Acupuntura.

Pontos e método – Inserir *Quchi* (IG 11) e *Waiguan* (TA 5), e aplicar moxibustão no Ponto *Ashi.* Agulhar suavemente mas realizar moxibustão forte. Tratar diariamente. Manter as agulhas por 15 a 30min. Sete tratamentos constituem 1 curso.

Resultados – De 33 casos tratados, 27 foram curados, 3 apresentaram algum efeito e 3 falharam.

(**Fonte** – Shanghai Journal of Acupuncture and Moxibustion (3):18, 1984.)

Terapias de Acupuntura 105

TENOSSINOVITE

Ponto principal – Ponto *Ashi*.
Método – Usar agulhas filiformes para agulhar 3 a 4 pontos ao redor da área inchada. Reter as agulhas por 15 a 30min. Tratar diariamente ou em dias alternados. Moxibustão também pode ser associada.
Pontos complementares
Tenossinovite no processo estilóide radial: *Yangxi* (IG 5), *Lieque* (P 7).
Tenossinovite no músculo flexor dos dedos: *Daling* (CS 7), *Waiguan* (TA 5), com as pontas das agulhas para o túnel cárpico.
Dor na primeira junta metacarpofalangeana: *Lieque* (P 7).
Dor na segunda e terceira juntas metacarpofalangeanas: *Daling* (CS 7).
Dor na quarta e quinta juntas metacarpofalangeanas: *Shenmen* (C 7).

Outras terapias

1. Acupuntura cutânea

Ponto – Ponto *Ashi* (sensibilidade na área inchada).
Método – Usar agulhas cutâneas para dar batidas na área local até que a pele se torne congestionada ou sangre ligeiramente. Tratar diariamente ou em dias alternados.

2. Moxibustão

Ponto – Ponto *Ashi* (sensibilidade na área inchada).
Método – Aplicar moxibustão direta com 3 a 5 cones de moxa. Atenção para não queimar a pele. Tratar em dias alternados.

3. Hidroacupuntura

Pontos – Ponto *Ashi* (sensibilidade na área inchada), *Quchi* (IG 11) no lado afetado.
Método – Usando 1 a 3ml de solução de hidroclorato de procaína de 0,25 a 0,5%, injetar no ponto sensível e *Quchi* (IG 11) no lado afetado. Em tenossinovites crônicas, 0,5 a 1mg de dexametasona deve ser adicionado à solução de hidroclorato de procaína para injeção. Tratar a cada 2 ou 3 dias.
Observações – As terapias anteriormente mencionadas são muito efetivas no tratamento dessa condição. Durante o tratamento, os movimentos do punho afetado devem ser limitados e reduzidos.

GÂNGLIOS

Ponto principal – Ponto *Ashi* (foco do cisto).

106 *Selecionando os Pontos Certos de Acupuntura*

Método – Inserir 4 agulhas ao redor do cisto e após a inserção, elevá-las e empurrá-las para que penetrem na parede do cisto. Então empurrar uma agulha mais grossa do topo do cisto para a parede, alcançando a base. Reter as agulhas por 10 a 15min e retirá-las, exercendo pressão sobre o foco. Muco com aspecto gelatinoso deve escoar pela agulha. Realizar moxibustão com bastão de moxa sobre o foco após a inserção. Tratar diariamente ou em dias alternados. Com 3 a 5 tratamentos o cisto será gradualmente resolvido. Ou, usar uma agulha de 3 pontas para furar o cisto em 3 a 4 locais, os quais são comprimidos para expelir o fluido. Passar atadura firme no cisto por alguns dias. Se houver recorrência do cisto, o mesmo procedimento poderá ser repetido. Moxibustão também é aplicável.

Observações – Uma técnica de esterilização rigorosa é essencial durante o tratamento para prevenir uma infecção.

REFERÊNCIAS

1. Resultados observados do tratamento de 38 casos de gânglios com inserção profunda de agulhadas quíntuplas.
   Ponto – Cisto.
   Método – Anti-sepsia é essencial para o tratamento. Usando a mão esquerda, fixar o cisto enquanto se empurram as agulhas com 1 a 1,5*cun* de comprimento no topo e a partir dos quatro lados para alcançar o interior do cisto, então elevar e empurrar as agulhas repetidas vezes a fim de produzir sensibilidade, adormecimento e distensão. Reter as agulhas por 30min e manipulá-las a cada 5min.
   Resultados – Todos os casos foram curados dentro de 3 tratamentos.
   (**Fonte** – Shandong Medical Journal, (7):36,1964.)

2. Resultados terapêuticos observados da inserção incandescente no tratamento de 160 casos de cisto tecal.
   Ponto – Cisto.
   Método – Aquecer uma agulha de 3 pontas até ficar incandescente e empurrar rapidamente no cisto. O muco é então pressionado para fora.
   Resultados – De 160 casos tratados, 152 foram curados com 1 tratamento, 7 foram curados com 2 tratamentos e 1 com 3 tratamentos. Não houve recorrência nem infecção.
   (**Fonte** – Chinese Acupunture & Moxibustion, (1):16, 1986.)

Síndrome *Pi* (juntas doloridas)

Pontos principais
Dor na articulação do ombro: Ponto *Ashi, Jianyu* (IG 15), *Naoshu* (ID 10), *Quchi* (IG 11), *Yanglingquan* (VB 34), no lado afetado.

Dor no cotovelo: Ponto *Ashi, Quchi* (IG 11), *Hegu* (IG 4), *Waiguan* (TA 5), *Yanglingquan* (VB 34), no lado afetado.

Dor no punho: Ponto *Ashi*, *Yangchi* (TA 4), *Waiguan* (TA 5), *Yangxi* (IG 5), *Wangu* da Mão (ID 4), *Qiuxu* (VB 40), no lado afetado.

Dor na junta metacárpica: Ponto *Ashi*, *Baxie* (Extra), *Hegu* (IG 4), *Houxi* (ID 3), no lado afetado.

Dor nas juntas dos dedos: Ponto *Ashi*, *Sifeng* (Extra), *Hegu* (IG 4), no lado afetado.

Dor na articulação do quadril: Ponto *Ashi*, *Huantiao* (VB 30), *Juliao*-Fêmur (VB 29), *Xuanzhong* (VB 39), no lado afetado.

Dor na articulação do joelho: Ponto *Ashi*, *Xiyan* (Extra), *Liangqiu* (E 34), *Yanglingquan* (VB 34), *Xiyangguan* (VB 33), *Weizhong* (B 40), *Quchi* (IG 11), no lado afetado.

Dor na junta do tornozelo: Ponto *Ashi*, *Shenmai* (B 62), *Zhaohai* (R 6), *Jiexi* (E 41), *Kunlun* (B 60), *Qiuxu* (VB 40), *Yangchi* (TA 4), no lado afetado.

Dor nas juntas dos dedos do pé: Ponto *Ashi*, *Bafeng* (Extra), *Neiting* (E 44), *Taichong* (F 3), no lado afetado.

Dor na espinha: *Dazhui* (VG 14), *Shenzhu* (VG 12), *Yaoyangguan* (VG 3), Pontos *Jiaji* (Extra), Ponto *Ashi*.

Pontos complementares

Síndrome *Pi* Calor: *Dazhui* (VG 14), *Quchi* (IG 11).

Síndrome *Pi* Vento: *Fengmen* (B 12), *Geshu* (B 17), *Xuehai* (BP 10).

Síndrome *Pi* Frio: *Shenshu* (B 23), *Guanyuan* (VC 4).

Síndrome *Pi* Umidade: *Yinlingquan* (BP 9), *Pishu* (B 20), *Zusanli* (E 36).

Método – Usar os pontos locais principais e pontos complementares combinados de acordo com os sintomas. Escolher 4 a 6 pontos para cada sessão. Os pontos anteriores podem ser usados alternadamente. Agulhar com estimulação moderada. Manter as agulhas por 20 a 30min com manipulação periódica. Tratar diariamente. Dez tratamentos constituem 1 curso. Se for um caso de Frio ou Umidade, Acupuntura e moxibustão devem ser usadas juntas. Moxibustão suspensa com bastão de moxa ou ventosa deve ser aplicada na área afetada.

Outras terapias

1. Auriculopuntura

Pontos – Pontos sensíveis na área correspondente, Fim da Helix Crus Inferior, *Shenmen*.

Método – Inserir com estimulação forte. Manter as agulhas por 10min. Tratar diariamente ou em dias alternados. Dez tratamentos constituem 1 curso. Esse método é aplicável em artrites com dor severa como manifestação principal.

2. Acupuntura cutânea

Pontos – Pontos *Jiaji* correspondentes (Extras), Pontos *Ashi* na área inchada.

108 Selecionando os Pontos Certos de Acupuntura

Método – Usar agulhas cutâneas para dar batidas vigorosamente e causar pequeno escoamento de sangue. Aplicar então a ventosa. Bater 1 vez a cada 3 dias. Cinco tratamentos constituem 1 curso. Esse tratamento é aplicável nas articulações doloridas e inchadas.

3. Hidroacupuntura

Pontos – Pontos locais na área afetada, Pontos *Ashi*.

Método – De acordo com o procedimento de rotina da hidroacupuntura, injetar em cada ponto 0,5 a 1ml de Vitamina B_1 100mg ou 5 a 10% de solução de glicose. Tratar 1 vez a cada 1 a 3 dias. Dez tratamentos constituem 1 curso.

4. Eletroacupuntura

Pontos – Pontos locais na área afetada.

Método – Selecionar 4 a 6 pontos por sessão. Após obter a sensação de inserção, conectar as agulhas a um estimulador de baixa freqüência de vibração por 10 a 20min. Tratar em dias alternados. Dez tratamentos constituem 1 curso.

Observações – Acupuntura e moxibustão podem obter bons resultados terapêuticos no tratamento da Síndrome *Pi* (juntas doloridas).

REFERÊNCIAS

1. Observações dos resultados clínicos terapêuticos da moxibustão no tratamento da artrite reumática com aumento da sedimentação de eritrócitos.

   Pontos – Moxar *Dazhui* (VG 14), *Yanglingquan* (VB 34).

   Método – Cada ponto precisa de 30min para moxibustão. Tratar diariamente. Dez tratamentos constituem 1 curso. Se necessário, iniciar um novo curso após 3 dias de repouso.

   Resultados – Entre 52 casos no grupo, com 12 a 50 tratamentos, 26 casos (50%) mostraram efeito marcante (desaparecimento dos sintomas e normalização da sedimentação de eritrócitos), 22 casos (42,3%) apresentaram melhora (redução de sintomas e da sedimentação de eritrócitos) e 4 casos não apresentaram efeito. A taxa de total efetivo alcançou 92,3%.

   (**Fonte** – Fujian Journal of Traditional Chinese Medicine, 17(6):25, 1986.)

2. Resultados observados da inserção com agulhas de aço inoxidável, associada a ventosas e moxibustão, no tratamento de 90 casos de juntas doloridas.

   Pontos – Pontos *Ashi*, 1 a 2 pontos acima ou abaixo desses pontos ao longo do mesmo meridiano.

Método – Dar batidas com agulhas de aço inoxidável até que a pele local se torne congesta. Aplicar então ventosa por 5 a 10min. Após a ventosa, usar moxibustão por 3 a 7min. Tratar a cada 2 dias. Cinco tratamentos constituem 1 curso.

Resultados – De 90 casos tratados, 47,8% foram curados, 38,9% apresentaram efeito marcante, 12,2% mostraram alguma melhora e 1,1% não apresentou efeito. A taxa de total efetivo alcançou 98,9%.

(*Fonte* – Chinese Acupuncture & Moxibustion, (1):11,1983.)

LOMBALGIA

Pontos principais – *Weizhong* (B 40), *Shenshu* (B 23), *Huantiao* (VB 30), Pontos *Ashi*.

Método – Usar agulhas filiformes com estimulação moderada. Retê-las por 20 a 30min. Tratar diariamente ou em dias alternados. Nos casos de lombalgia crônica, moxibustão é associada. Para lombalgia aguda ou severa, usar uma agulha de 3 pontas para agulhar *Weizhong* (B 40) e causar sangramento.

Pontos complementares

Distensão lombar aguda: Agulhar *Renzhong* (VG 26) ou *Yanglao* (ID 6) com estimulação moderada. Pedir ao paciente que exercite a região lombar durante a inserção. Retirar as agulhas quando a dor for aliviada.

Lombalgia devida à invasão de Frio e Umidade: *Yaoyangguan* (VG 3), *Fengfu* (VG 16).

Distensão do músculo lombar: *Geshu* (B 17), *Ciliao* (B 32).

Lombalgia devida à Deficiência do Rim: *Mingmen* (VG 4), *Zhishi* (B 52), *Taixi* (R 3).

Outras terapias

1. Golpeamento

Pontos – *Weizhong* (B 40), Pontos *Ashi*.

Método – Usar agulhas cutâneas para dar batidas suaves até causar sangramento e então aplicar ventosas. Esse método é aplicável à lombalgia devida à invasão de Umidade e Frio, bem como a distensão lombar crônica.

2. Ventosa

Pontos – Pontos *Ashi*.

Método – A ventosa pode ser coadjuvante, sendo usada nos pontos sensíveis locais no tratamento das variadas lombalgias.

110   *Selecionando os Pontos Certos de Acupuntura*

3. Auriculopuntura

Pontos – Vértebra Lombossacral, Rim, *Shenmen.*
Método – Usar agulhas filiformes com estimulação forte nos pontos do lado afetado. Após a inserção, rotacionar as agulhas freqüentemente e, ao mesmo tempo, pedir ao paciente que exercite a região lombar. Manter as agulhas por 10min em cada sessão. Tratar diariamente ou em dias alternados.

4. Eletroacupuntura

Pontos – *Shenshu* (B 23), Pontos *Ashi.*
Método – Selecionar e agulhar *Shenshu* (B 23) e um ponto local sensível. Após a inserção, conectar as agulhas a um aparelho estimulador com vibração elétrica de alta freqüência com estimulação forte por 5 a 10min. Tratar diariamente ou em dias alternados.

5. Acupuntura craniana

Pontos – Área Sensorial do Membro Inferior Bilateral, Áreas Motora e Sensorial da Perna.
Método – Após a inserção, rotacionar as agulhas por 3 a 4min. Mantê-las por 5 a 10min. Continuar a rotação por outros 3 a 4min antes de retirá-las.
Observações – Acupuntura e moxibustão são muito efetivas no tratamento da lombalgia. Em casos de lombalgia crônica, incentivar o paciente a automassagear a região lombar com freqüência, 5 a 10min cada vez, o que pode ajudar a prevenir ou reduzir as crises de dor.

REFERÊNCIAS

1. Resultados observados do tratamento de 300 casos de distensão do músculo lombar, agulhando *Tianzhu* (B 10).
   Ponto – *Tianzhu* (B 10)
   Método: O paciente deve estar sentado com a cabeça levemente para frente. Inserir a agulha rapidamente em profundidade de 0,5 a 0,8*cun,* deixando a ponta inclinada em relação ao forame intervertebral, sem aprofundá-la para as regiões medial e superior. Manter as agulhas por 20 a 30min. Pedir ao paciente para exercitar a região lombar. Tratar diariamente. Oito tratamentos constituem 1 curso.
   Resultados: De 300 casos tratados, 152 foram curados, efeito marcante foi visto em 47 e 73 mostraram melhora. Não houve efeito em 28 casos. (**Fonte** – Guangxi Journal of Traditional Chinese Medicine, 9(2):30, 1986.)
2. Resultados observados do tratamento da rigidez nas costas e dor na espinha, agulhando Pontos *Jiaji* (Extra).

Ponto e método – Usar o polegar para pressionar para baixo a partir dos Pontos *Jiaji* (Extra, 0,5*cun* lateral e abaixo do processo espinhoso da primeira vértebra torácica), procurando por pontos sensíveis. Então usar uma agulha filiforme com 1,5 a 2*cun* de comprimento para agulhar em um ângulo em direção à espinha até que se obtenha a sensação de choque ou adormecimento e distensão. Ao mesmo tempo, inserir uma outra agulha no ponto oposto relacionado à sensibilidade com o método anteriormente mencionado. Aplicar então 2 ventosas, com 2 agulhas nos pontos, por 20min.

Resultados – De 168 casos tratados, 112 foram curados, 54 apresentaram melhora e 2 não mostraram efeito.

(**Fonte** – Liaoning Journal of Traditional Chinese Medicine, 10(8):39, 1986.)

CALCANHAR DOLORIDO

(Esporão calcâneo, bursite sob o calcanhar e inflamação do coxim gorduroso estão incluídos).

Pontos principais – Pontos *Ashi, Kunlun* (B 60), *Taixi* (R 3).

Método – Localizar os pontos sensíveis na sola do pé e agulhar *Kunlun* (B 60) e *Taixi* (R 3) no pé afetado. Produzir estimulação moderada ou forte com agulhas filiformes usando um método uniforme. Manter as agulhas por 15 a 20min. Moxibustão com bastão de moxa pode ser realizada sobre o foco após a retirada das agulhas. Tratar diariamente e 10 tratamentos constituem 1 curso.

Pontos complementares

Deficiência de *Yin* do Rim: *Zhaohai* (R 6), *Yongquan* (R 1).

Dor severa do calcanhar: *Pushen* (B 61).

Dor irradiada para a perna: *Yanglingquan* (VB 34), *Chengshan* (B 57).

Dor crônica de difícil controle: *Xiaguan* (E 7), após chegada do *Qi*, reter a agulha por 20 a 30min durante os quais o paciente deve andar vagarosamente.

Outras terapias

1. Eletroacupuntura

Pontos – Pontos *Ashi, Kunlun* (B 60).

Método – Após chegada do *Qi*, conectar as agulhas a um aparelho de eletroacupuntura por 15min. Tratar diariamente.

2. Inserção incandescente

Pontos – Pontos *Ashi*.

112   *Selecionando os Pontos Certos de Acupuntura*

Método – Selecionar 3 a 5 pontos de acordo com a área sensível e agulhar conforme a rotina do método de inserção incandescente. Tratar em dias alternados e 5 tratamentos constituem 1 curso.

3. Sangria

Pontos – *Chengshan* (B 57), Pontos *Ashi.*
Método – *Chengshan* (B 57) no lado afetado, e 1 a 2 pontos sensíveis da área são escolhidos. Sangrar os pontos com agulha de 3 pontas e realizar moxibustão com cone de moxa nos pontos *Ashi* na sola do pé. Tratar em dias alternados e 5 tratamentos constituem 1 curso.

4. Auriculopuntura

Pontos – Calcanhar e *Shenmen.*
Método – Agulhar os pontos com estimulação moderada ou forte. Manter as agulhas por 10 a 20min. Tratar diariamente. Método de embutimento das agulhas também pode ser usado.
Observações – Acupuntura tem efeito claro no tratamento do calcanhar dolorido, mas deve ser dada a devida atenção ao uso da moxibustão no tratamento.

REFERÊNCIAS
1. Resultados observados de 115 casos de calcanhar dolorido tratados por moxibustão indireta com gengibre.
   Ponto e método – Cortar gengibre fresco em fatias de 0,3 a 0,5cm de espessura. Fazer diversos furos com uma agulha na fatia de gengibre e posicioná-la no calcanhar afetado. Um cone de moxa é colocado no gengibre e é aceso. Quando o cone tiver queimado e o calcanhar sentir a dor da queimadura, usar a fatia para esfregar a área afetada. Tratar 1 ou 2 vezes/dia.
   Resultados – De 115 casos tratados, 102 foram curados em 1 semana, 8 melhoraram e os outros 5 foram tratados com outro método. (**Fonte** – Hubei Journal of Traditional Chinese Medicine, (3):45, 1986.)
2. Resultados observados do tratamento de 216 casos de calcanhar dolorido por inserção de *Fengchi* (VB 20).
   Ponto e método – Se um calcanhar estiver afetado, agulhar *Fengchi* (VB 20) perpendicularmente em profundidade de 0,5 a 1*cun*, e após a chegada do *Qi*, rotacionar a agulha 5 a 10 vezes e mantê-la por 50min. Durante esse tempo, manipulá-la a cada 10min. Quando os dois calcanhares estiverem afetados, empregar o método de penetração. Um ponto em cada lado pode ser agulhado perpendicularmente em profundidade de 0,2 a 0,3*cun*, mas o ângulo de inserção é alterado e a agulha é empurrada transversalmente em direção ao

ponto oposto em profundidade de 2 a 2,5*cun*. (A pele do lado oposto não deve ser penetrada). Elevar e empurrar a agulha 5 vezes e então rotacioná-la com grande amplitude. Não estimular além da tolerância do paciente. Manter as agulhas por 50min.

Resultados – De 216 casos tratados, 134 foram curados, 43 apresentaram efeito marcante, 22 melhoraram e 17 permaneceram inalterados. A taxa de total efetivo foi de 92,1%.

(**Fonte** – Journal of Traditional Chinese Medicine, 27(11):35,1986.)

PALPITAÇÃO

Pontos principais: *Xinshu* (B 15), *Juque* (VC 14), *Neiguan* (CS 6), *Shenmen* (C 7), *Sanyinjiao* (BP 6).

Método – Usar agulhas filiformes com estimulação moderada. Mantê-las por 20 a 30min com manipulação periódica, 1 vez a cada 5 a 10min. Tratar diariamente ou em dias alternados.

Pontos complementares
Taquicardia: *Jianshi* (CS 5).
Bradicardia: *Suliao* (VG 25), *Tongli* (C 5).
Deficiência do Coração e Fígado: *Geshu* (B 17), *Jueyinshu* (B 14), *Shenshu* (B 23), *Taixi* (R 3).
Distúrbio de mucosidade interna: *Fenglong* (E 40), *Chize* (P 5), *Taichong* (F 3).
Sensação sufocante no peito: *Shanzhong* (VC 17), *Zhiyang* (VG 9), *Xuehai* (BP 10).

Outras terapias

Auriculopuntura

Pontos – Coração, Fim da Helix Crus Inferior, *Shenmen*, Cérebro.

Método – Escolher 2 a 3 pontos por sessão, agulhar com estimulação moderada. Manter as agulhas por 20 a 30min com manipulação periódica 2 a 3 vezes. Tratar diariamente. Dez tratamentos constituem 1 curso.

Observações – Acupuntura e moxibustão são muito efetivas no tratamento dessa doença.

REFERÊNCIA

Resultados observados da Acupuntura de Punho-Tornozelo no tratamento de 30 casos de fibrilação atrial.

Pontos – *Neiguan* (CS 6), na mão esquerda, *Shenmen* (C 7).

Método – Usar agulhas filiformes com 2 a 6*cun* de comprimento e agulhar em ângulo de 30° com a pele. Após penetrar rapidamente

114   *Selecionando os Pontos Certos de Acupuntura*

a pele, adotar penetração vagarosa e horizontal a fim de não causar nenhum sofrimento, insensibilidade, distensão e sensação de dor ao paciente. Se houver resistência a penetração, inserir a agulha novamente. Tratar diariamente ou em dias alternados. Dez tratamentos constituem 1 curso. Iniciar um novo curso após 10 a 15 dias de intervalo.

Resultados – De 30 casos tratados, 19 mostraram efeito marcante (os sintomas desapareceram, fibrilação atrial transformou-se em ritmo sinusal mostrado em ECG), melhora (sintomas claramente reduzidos, a taxa de fibrilação atrial rápida baixou ao normal, segundo o ECG) foi obtida em 2 casos e não houve efeito em 9 casos.

Observações – Em miocardites complicadas por fibrilação atrial, pode ser obtido excelente resultado terapêutico com Acupuntura, mas em casos de doença reumática cardíaca, os resultados não são satisfatórios. (**Fonte** – Liaoning Journal of Traditional Chinese Medicine, 10(5):38, 1986.)

HIPERTENSÃO

Pontos principais – *Fengchi* (VB 20), *Quchi* (IG 11), *Hegu* (IG 4).

Método – Inserir uma agulha no *Fengchi* (VB 20) em profundidade de 0,5 a 1 *cun*, com a ponta da agulha em direção ao nariz. Tentar fazer com que a sensação de inserção estenda-se ao vértice. Agulhar com manipulação leve, rotacionando, mas sem elevar e empurrar. Manter as agulhas por 30min. Tratar diariamente ou em dias alternados.

Pontos complementares

Hiperatividade de *Yang* no Fígado: *Taichong* (F 3), *Xingjian* (F 2), *Taiyang* (Extra).

Distúrbio ascendente de mucosidade: *Fenglong* (E 40).

Yin Deficiente e Hiperatividade de *Yang*: *Sanyinjiao* (BP 6), *Taichong* (F 3), *Taixi* (R 3).

Yin e *Yang* Deficientes: *Shenshu* (B 23), *Guanyuan* (VC 4), *Sanyinjiao* (BP 6).

Palpitação e insônia: *Shenmen* (C 7).

Náusea e vômito: *Neiguan* (CS 6).

Edema dos membros inferiores: *Yinlingquan* (BP 9).

Outras terapias

1. *Auriculopuntura*

Pontos – Cérebro, Fim da Helix Crus Inferior, *Shenmen*, Coração, Sulco Hipotensor, Fígado e Rim.

Método – Escolher 3 a 5 pontos por sessão. Agulhar com estimulação moderada. Manter as agulhas por 1 a 2h. Tratar diariamente. Dez tratamentos constituem 1 curso.

2. Acupuntura cutânea

Pontos – Espinha bilateral, especialmente a região lombossacral e vértebras cervicais, fronte, região occipital, extremidades dos quatro membros, palmas das mãos e solas dos pés.

Método – Adotar estimulação suave. Dar batidas, primeiramente ao longo da espinha, da região superior para inferior e da medial para lateral. Posteriormente as áreas da cabeça e pescoço podem ser estimuladas.

3. Ventosa

Pontos – Pontos nas costas ao longo da primeira linha do Meridiano da Bexiga como pontos principais, combinados com *Jianyu* (IG 15), *Quchi* (IG 11), *Hegu* (IG 4), *Chengfu* (B 36), *Weizhong* (B 40), *Chengjin* (B 56), *Chengshan* (B 57), *Zusanli* (E 36).

Método – Selecionar os pontos de acordo com os sintomas específicos. Escolher uma ventosa de tamanho apropriado para a área a ser tratada. Geralmente cerca de 10 ventosas devem ser usadas para cada tratamento, mantendo-as por 10 a 15min.

4. Sangria na orelha

Pontos – Ápice da Orelha, Sulco Hipotensor.

Método – Puncionar com agulha de 3 pontas para causar sangramento.

Observações – Antes do tratamento, o paciente deve ser instruído para relaxar e evitar excitação emocional, tensão e medo. A inserção não deve fazer com que a pressão sangüínea suba repentinamente, então estimulação forte não é aconselhável.

REFERÊNCIA

Observação dos resultados terapêuticos da inserção com aplicação do princípio "redução do sul e reforço do norte" no tratamento de 60 casos de hipertensão.

Pontos – *Taichong* (F 3) combinado com *Xingjian* (F 2) e *Daling* (CS 7) combinado com *Neiguan* (CS 6) com método de redução; *Ququan* (F 8), *Taixi* (R 3) combinado com *Kunlun* (B 60), *Fuliu* (R 7) com método de reforço; *Quchi* (IG 11) e *Fenglong* (E 40) primeiro com método de reforço e depois com método de redução.

Método – Tratar diariamente ou em dias alternados. Vinte dias de tratamento constituem 1 curso. Iniciar um novo curso após intervalo de 5 a 7 dias e 2 a 3 cursos devem ser necessários.

Resultados – Entre 60 casos, efeito marcante (desaparecimento dos sintomas e normalização da pressão sangüínea) foi visto em 24 casos, eficácia (desaparecimento da maioria dos sintomas e redução da pressão diastólica de 20 a 30mm na coluna de mercúrio) foi apresen-

116   Selecionando os Pontos Certos de Acupuntura

tada em 16 casos, melhora em 19 casos e 1 caso inalterado. A taxa de total efetivo alcançou 98%. A média de número de tratamentos foi 15. (*Fonte* – Journal of Traditional Chinese Medicine, 24(5):50,1983.)

ANGINA DE PEITO

Pontos principais – Neiguan (CS 6), *Xinshu* (B 15), *Shanzhong* (VC 17).
Método – Inserir a agulha no *Xinshu* (B 15) em ângulo com a espinha. Aplicar estimulação moderada ou forte. Deixar que a sensação de inserção estenda-se para as costas ou peito. Inserir novamente subcutanea e transversalmente ao longo do esterno no *Shanzhong* (VC 17). Moxibustão pode ser feita nos 2 pontos anteriores. Inserir *Neiguan* (CS 6) com estimulação moderada. Manter as agulhas por 20 a 30min. Tratar em dias alternados. Dez a 15 tratamentos constituem 1 curso. O intervalo entre os cursos deve ser de 3 a 5 dias.
Pontos complementares
Dificuldade em parar a angina de peito: *Ximen* (CS 4) com estimulação forte.
Obstrução por mucosidade: *Fenglong* (E 40).
Estase sangüínea bloqueando os Colaterais: *Geshu* (B 17).
Yang do Coração e Rim deficientes: *Shenshu* (B 23), *Guanyuan* (VC 4), *Qihai* (VC 6).

Outras terapias

1. Auriculopuntura

Pontos – Coração, Rim, Fim da Helix Crus Inferior, Intertrago, Cérebro, *Shenmen*.
Método – Escolher 2 a 4 pontos por sessão. Inserir com estimulação forte. Manter as agulhas por 30min. Tratar diariamente ou em dias alternados.

2. Eletroacupuntura

Pontos – Neiguan (CS 6), *Shanzhong* (VC 17), *Xinshu* (B 15), *Jueyinshu* (B 14), *Dushu* (B 16).
Método – Usar vibração esparsa intensa com estimulação moderada à tolerância do paciente por 10 a 15min. Tratar diariamente ou em dias alternados.

3. Acupuntura craniana

Pontos – Área da Cavidade Torácica, Área de Dilatação e Constrição de Vasos Sangüíneos.
Método – Procedimento de rotina da Acupuntura craniana.
Observações – Terapias de Acupuntura e moxibustão são muito efetivas no tratamento da angina de peito. No caso de ataque agudo de

angina de peito ou infarto agudo do miocárdio, medicina moderna deve ser associada para salvar o paciente.

REFERÊNCIA

Resultados observados da eletroacupuntura no tratamento de 30 casos de angina de peito.

Pontos–Jueyinshu (B 14) combinado com *Xinshu* (B 15), *Neiguan* (CS 6).

Método – Após obtenção da sensação de inserção, conectar as agulhas a um eletroestimulador com vibração contínua, freqüência de 150Hz e velocidade de onda de 300ms, para a tolerância do paciente. Tratar diariamente. Vinte minutos são necessários por sessão. Sete tratamentos constituem 1 curso.

Resultados – Entre 30 casos (17 também apresentavam hipertensão), 15 casos (88%) mostraram redução da pressão sistólica em 20mm da coluna de mercúrio e 12 casos (70,6%) mostraram redução da pressão diastólica em 10mm da coluna de mercúrio.

(***Fonte*** – Chinese Acupuncture & Moxibustion, (2):4, 1987.)

TROMBOANGIITE

Pontos principais

Doença no membro superior: *Quchi* (IG 11), *Waiguan* (TA 5), *Hegu* (IG 4), *Zhongzhu*-Mão (TA 3).

Doença no membro inferior: *Zusanli* (E 36), *Yanglingquan* (VB 34), *Yinlingquan* (BP 9), *Xuanzhong* (VB 39), *Xingjian* (F 2), *Sanyinjiao* (BP 6).

Método – Agulhar os pontos com estimulação forte. Após a inserção, primeiro manipular as agulhas por 2 a 3min. Mantê-las por 20 a 30min com manipulação periódica a cada 5min. Agulhas aquecidas também podem ser usadas. Tratar diariamente. Alguns pontos podem ser associados a outros, por exemplo, *Quchi* (IG 11) ao *Shaohai* (C 3), *Waiguan* (TA 5) ao *Neiguan* (CS 6), *Xuanzhong* (VB 39) ao *Sanyinjiao* (BP 6).

Pontos complementares

Doença no membro superior: Pontos *Jiaji* (Extra, de C6 a T2).

Doença no membro inferior: Pontos *Jiaji* (Extra, de L1 a L3).

Dor nos dedos das mãos e dos pés: *Bafeng* (Extra), *Baxie* (Extra).

Febre: *Dazhui* (VG 4), *Quchi* (IG 11).

Outras terapias

1. Auriculopuntura

Pontos – Fim da Helix Crus Inferior, Cérebro, pontos correspondentes ao membro afetado, Coração, Fígado e Rim.

118   *Selecionando os Pontos Certos de Acupuntura*

Método – Escolher 2 a 3 pares de pontos por sessão. Agulhar com estimulação moderada. Manter as agulhas por 30 a 60min com manipulação periódica. Tratar diariamente. Dez tratamentos constituem 1 curso.

2. Moxibustão

Pontos – Área do membro afetado.

Método – Aplicar moxibustão com bastão de moxa na área afetada por 10 a 20min. Tratar 1 ou 2 vezes/dia.

Observações – Acupuntura e moxibustão podem obter um bom resultado terapêutico no tratamento da tromboangiite em fase inicial. No entanto, quando há necrose vascular em estágio avançado, os resultados terapêuticos da Acupuntura e moxibustão serão pobres. Como substituto, usar uma combinação de medicações.

REFERÊNCIA

Sumário clínico da Acupuntura no tratamento de 181 casos de tromboangiite.

Pontos principais para os membros inferiores: *Maigen* (Extra, em nível com o segundo forame sacral, 3*cun* lateral e 0,5*cun* abaixo da linha média posterior), *Xuehai* (BP 10), *Yinbao* (F 9).

Pontos secundários ao longo dos Meridianos:

Para o hálux: *Yinlingquan* (BP 9), *Diji* (BP 8).

Para o segundo e terceiro dedos do pé: *Zusanli* (E 36), *Fenglong* (E 40).

Para o quarto dedo do pé ou região lateral inferior da perna: *Yanglingquan* (VB 34), *Xuanzhong* (VB 39).

Para o quinto dedo do pé ou região posterior inferior da perna: *Chengshan* (B 57), *Kunlun* (B 60).

Para a sola do pé: *Taixi* (R 3).

Pontos principais para os membros superiores: *Quchi* (IG 11), *Ximen* (CS 4), *Qingling* (C 2).

Pontos secundários ao longo dos Meridianos:

Para o polegar ou indicador: *Shousanli* (IG 10).

Para o dedo médio: *Neiguan* (CS 6).

Para o dedo anular: *Waiguan* (TA 5).

Para o dedo mínimo: *Tongli* (C 5).

Para o antebraço ou palma da mão: *Daling* (CS 7).

Método – Inserir com o método de elevação e empuxo fazendo com que a sensação de inserção chegue até a área afetada. Não manter as agulhas no local. Escolher 1 a 5 pontos por sessão. Tratar diariamente ou em dias alternados. Quinze tratamentos constituem 1 curso. Iniciar um novo curso após 3 a 5 dias de intervalo.

Resultados – A taxa efetiva marcante foi de 80,66% e a taxa de total efetivo foi de 97,78%.

(**Fonte** – Chinese Acupuncture & Moxibustion (3):10, 1981.)

Ausência de Pulso (aortoarterite)

Pontos principais – *Xinshu* (B 15), *Neiguan* (CS 6), *Taiyuan* (P 9).

Método – Estimular levemente *Xinshu* (B 15) com agulha filiforme, a qual é retirada após ser rotacionada por 2 a 3min. Estimular moderadamente *Neiguan* (CS 6) e *Taiyuan* (P 9) retirando as agulhas após permanência inferior a 15min. Para o paciente com os membros frios, realizar moxibustão com bastão de moxa. Tratar diariamente ou em dias alternados e 10 tratamentos constituem 1 curso.

Pontos complementares

Hipertensão associada: *Fengchi* (VB 20), *Quchi* (IG 11), reduzir com estimulação moderada.

Ausência de pulso no membro superior: *Chize* (P 5), *Shenmen* (C 7) com estimulação moderada.

Ausência de pulso no membro inferior: *Taichong* (F 3), *Taixi* (R 3), *Qichong* (E 30), *Jimen* (BP 11) com Acupuntura e moxibustão suave com bastão de moxa.

Outras terapias

1. Auriculopuntura

Pontos – Coração, Pulmão, Fígado, Baço, Fim da Helix Crus Inferior, Ápice Inferior do Trago, Cérebro, Intertrago.

Método – Selecionar 2 a 4 pontos cada vez e estimular intensamente com agulhas filiformes. Mantê-las por 1 a 4h, manipulando a cada 30min. Tratar diariamente e 10 tratamentos constituem 1 curso. O método de permanência das agulhas também pode ser usado.

2. Eletroacupuntura

Pontos

Falta de pulso nos membros superiores: *Neiguan* (CS 6), *Taiyuan* (P 9), *Chize* (P 5), *Quchi* (IG 11).

Falta de pulso nos membros inferiores: *Taichong* (F 3), *Taixi* (R 3), *Sanyinjiao* (BP 6), *Zusanli* (E 36).

Método – Após a chegada do *Qi*, conectar as agulhas a um aparelho de eletroacupuntura por 10 a 15min. Tratar em dias alternados. O método é mais efetivo em pacientes com forte constituição.

3. Acupuntura craniana

Pontos – Área de Dilatação e Constrição de Vasos Sangüíneos, Área Motora.

Método – Aplicar o método de rotina da Acupuntura craniana.

120   *Selecionando os Pontos Certos de Acupuntura*

Observações – Acupuntura tem certos benefícios no tratamento da síndrome da ausência de pulso e alguns pacientes podem obter claros efeitos dela.

DOENÇA DE RAYNAUD

Pontos principais
Em caso de dedos da mão afetados: *Waiguan* (TA 5), *Baxie* (Extra).
Em caso de dedos do pé afetados: *Sanyinjiao* (BP 6), *Bafeng* (Extra).
Método – Realizar elevação, empuxo e rotação das agulhas no *Waiguan* (TA 5) e *Sanyinjiao* (BP 6) até que a sensação de inserção siga para baixo. Você pode usar no *Baxie* (Extra) e *Bafeng* (Extra) inserção de agulhas aquecidas ou moxibustão suave com bastão de moxa após a aplicação. Manter as agulhas por 10 a 30min com manipulação periódica a cada 5 a 10min. Tratar em dias alternados.
Pontos complementares
Edema avermelhado, doloroso e quente dos dedos das mãos e dos pés: *Quchi* (IG 11), *Hegu* (IG 4) ou *Xuehai* (BP 10), *Xingjian* (F 2).

Outras terapias

1. Auriculopuntura

Pontos – Dedo da Mão, Dedo do Pé, Punho, Tornozelo, Coração, Fígado, Fim da Helix Crus Inferior, Ápice Inferior do Trago.
Método – Selecionar 4 a 5 pontos de acordo com a região afetada e estimular moderadamente com agulhas filiformes, as quais são mantidas por 30min. Tratar diariamente, alternando as orelhas. O método de retenção das agulhas também pode ser usado, trocando-as a cada 3 a 5 dias.

2. Eletroacupuntura

Pontos: *Quchi* (IG 11), *Waiguan* (TA 5), *Hegu* (IG 4) ou *Xuehai* (BP 10), *Sanyinjiao* (BP 6), *Xuanzhong* (VB 39).
Método – Selecionar 4 a 6 pontos cada vez e conectar as agulhas a um aparelho de eletroacupuntura por 30min após a chegada do *Qi*. Selecionar a freqüência em 200 vezes/min e ajustar a estimulação de acordo com a tolerância do paciente. Tratar diariamente e 10 tratamentos constituem 1 curso.
Observações – A terapia de Acupuntura tem efeitos claros no tratamento dessa doença. Os membros afetados devem ser mantidos aquecidos.

Terapias de Acupuntura 121

REFERÊNCIA

Resultados observados do tratamento de 31 casos de doença de Raynaud com Acupuntura.

Pontos

Dedos afetados: *Quepen* (E 12) em combinação com *Shixuan* (Extra).

Polegar e dedo indicador seriamente afetados: *Wuli*-Mão (IG 13).

Dedo médio afetado: *Neiguan* (CS 6).

Dedos anular e mínimo afetados: *Xiaohai* (ID 8).

Dedos do pé afetados: *Sanyinjiao* (BP 6), *Zhaohai* (R 6) em combinação com *Shixuan* (Extra), *Huantiao* (VB 30) ou *Zhibian* (B 54).

Método – Agulhar *Quepen* (E 12) com método "picadas de pardal" sem retenção das agulhas. Sangrar *Shixuan* (Extra) e agulhar o resto dos pontos, mantendo as agulhas por 20min. Uma forte sensação de choque elétrico propagando-se para os dedos das mãos ou dos pés é essencial para o tratamento. Tratar diariamente e 18 tratamentos constituem 1 curso. Deve haver 7 dias de intervalo entre os cursos.

Resultados – Após 2 a 4 cursos, 21 casos foram curados e 10 casos mostraram efeito marcante (suave recorrência de sintomas durante o inverno, como descoloração e dor nos dedos).

(***Fonte*** – Chinese Acupuncture & Moxibustion, 8(4):25, 1988.)

ERITROMELALGIA

Pontos principais – *Dazhui* (VG 14), *Quchi* (IG 11), *Xuehai* (BP 10), *Weizhong* (B 40).

Método – Sangrar *Weizhong* (B 40) com uma agulha de 3 pontas e reduzir os pontos restantes com estimulação forte. Manter as agulhas por 10 a 20min e tratar diariamente.

Pontos complementares

Membro superior afetado: *Chize* (P 5), *Hegu* (IG 4), *Shixuan* (Extra) com método de sangria com agulha de 3 pontas.

Membro inferior afetado: *Zusanli* (E 36), *Taichong* (F 3), Ponto *Ashi* (ponta dos dedos do pé) com método de sangria.

Irritabilidade e insônia: *Shenmen* (C 7) com estimulação moderada e retenção das agulhas por 10min.

Outras terapias

1. Auriculopuntura

Pontos – Fim da Helix Crus Inferior, *Shenmen*, Dedo da Mão, Dedo do Pé, Cérebro e Coração.

Método – Aplicar estimulação moderada, manter as agulhas por 30 a 60min e manipular a cada 5 a 10min. Tratar diariamente ou em

122   *Selecionando os Pontos Certos de Acupuntura*

dias alternados. O método de embutimento das agulhas também é aplicável.

2. Moxibustão

Pontos – Pontos *Ashi.*

Método – Para tratar a recidiva persistente, realizar moxibustão suspensa com bastão de moxa sobre o foco ou realizar moxibustão indireta com gengibre. Selecionar 3 a 5 pontos cada vez, com 5 a 7 cones em cada ponto. Tratar diariamente ou em dias alternados.

3. Hidroacupuntura

Pontos

Para o membro superior: *Quchi* (IG 11), *Waiguan* (TA 5), *Hegu* (IG 4). Para o membro inferior: *Zusanli* (E 36), *Taichong* (F 3).

Método – Injetar 1ml de procaína a 5% em cada ponto de acordo com a rotina da hidroacupuntura. Injetar diariamente ou em dias alternados.

Observações – A terapia de Acupuntura tem bom efeito analgésico no tratamento da eritromelalgia. A condição da doença pode, portanto, ser aliviada gradualmente.

REFERÊNCIA

Observação de 16 casos de eritromelalgia tratados com eletroacupuntura em pontos da orelha.

Pontos

Grupo 1: Fim da Helix Crus Inferior, *Shenmen.*
Grupo 2: Coração, Cérebro.
Grupo 3: Coração, *Shenmen.*

Método – Todos os pontos são usados bilateralmente. Inserir os pontos e depois conectar as agulhas a um aparelho de eletroacupuntura para estimulação com impulso de corrente. Tratar por 30 a 60min cada vez, 1 ou 2 vezes/dia, podendo acrescentar um outro tratamento antes de dormir.

Resultados – Foram tratados 6 casos com Grupo 1 e Grupo 2 alternadamente e 10 foram tratados apenas com o Grupo 3. Dos 16 casos tratados, 14 foram curados com 6 a 24 tratamentos e 2 foram tratados com 56 e 106 tratamentos. Dez casos foram acompanhados por 2 a 10 anos e não houve recaída.

(**Fonte** – Jiangsu Chinese Medicine and Medica Materia, (1):32,1984.)

ANEMIA

Pontos principais – *Dazhui* (VG 14), *Zhongwan* (VC 12), *Zusanli* (E 36), *Sanyinjiao* (BP 6), *Quchi* (IG 11).

Terapias de Acupuntura 123

Método – Aplicar método de reforço em cada ponto. Agulhar com estimulação moderada. Manter as agulhas por 15 a 20min. Moxibustão com bastões de moxa pode ser associada. Tratar diariamente. Dez tratamentos constituem 1 curso.

Pontos complementares
Deficiência do Coração e Baço: *Geshu* (B 17), *Pishu* (B 20).
Deficiência do Fígado e Rim: *Ganshu* (B 18), *Shenshu* (B 23), *Taixi* (R 3); associados a moxibustão.
Yang Deficiente do Baço e Rim: *Pishu* (B 20), *Shenshu* (B 23), *Mingmen* (VG 4), *Qihai* (VC 6); associados a moxibustão.
Epistaxe: *Geshu* (B 17).
Amenorréia: *Xuehai* (BP 10).
Transpiração noturna abundante: *Yinxi* (C 6).
Palpitação, insônia: *Shenmen* (C 7).
Menorragia: Moxar *Yinbai* (BP 1).

Outras terapias

1. Auriculopuntura

Pontos – Coração, Fígado, Baço, Rim, Intertrago, Ápice Inferior do Trago.
Método – Escolher 3 a 5 pontos por sessão. Agulhar com estimulação moderada. Manter as agulhas por 15 a 20min. Tratar em dias alternados ou usar embutimento de agulha por 3 a 5 dias.

2. Hidroacupuntura

Pontos – *Xinshu* (B 15), *Pishu* (B 20), *Ganshu* (B 18), *Geshu* (B 17), *Zusanli* (E 36).
Método – Escolher 2 a 3 pontos por sessão. Manipular de acordo com a rotina de procedimentos da hidroacupuntura. Usar 0,5 a 1ml de solução de Vitamina B_{12} para injetar em cada ponto. Tratar em dias alternados. Dez tratamentos constituem 1 curso.
Observações – Terapias de Acupuntura e moxibustão podem obter um bom resultado terapêutico no tratamento da anemia crônica. A aplicação de moxibustão no tratamento dessa doença deve receber a devida atenção.

REFERÊNCIA

Resultados observados da eletroacupuntura no tratamento de 11 casos de anemia aplásica.
Pontos – a) *Dazhui* (VG 14), *Shenshu* (B 23), *Zusanli* (E 36); b) *Dazhui* (VG 14), *Gaohuangshu* (B 43), *Hegu* (IG 4), *Xuehai* (BP 10).
Método – Após a inserção, conectar as agulhas a um eletroestimulador. As vibrações contínua e intermitente podem ser usadas alter-

124   Selecionando os Pontos Certos de Acupuntura

nadamente. Selecionar a freqüência em 60 a 200 vezes/min com duração de 30min em cada sessão. Tratar diariamente. Quinze tratamentos constituem 1 curso. O intervalo entre os cursos deve ser de 1 a 3 dias.

Resultados – De 11 casos tratados, 1 foi rapidamente curado, efeito marcante foi visto em 2, melhora foi obtida em 2 e não houve efeito em 6.

(*Fonte* – Journal of Integrated Traditional and Western Medicines, 8(5):265, 1988.)

TROMBOCITOPENIA

Pontos principais – Geshu (B 17), Xuehai (BP 10), Sanyinjiao (BP 6), Pishu (B 20).

Método – Puncionar com agulhas filiformes e aplicar estimulação suave. Manter as agulhas por 20 a 30min. Manipular periodicamente a cada 5 a 10min. Tratar diariamente. Dez tratamentos constituem 1 curso.

Pontos complementares

Hemorragia devida ao Calor no Sangue: Quchi (IG 11), Weizhong (B 40).

Fogo excessivo devido ao *Yin* deficiente: Shenshu (B 23), Taixi (R 3), com método de reforço.

Qi deficiente e debilidade do Baço: Zusanli (E 36), Pishu (B 20), Sanyinjiao (BP 6), com método de reforço; associados a moxibustão.

Epistaxe: Shangxing (VG 23) com método de redução é aplicado a paciente com padrão de Calor no Sangue, e moxibustão com 3 a 5 cones de moxa é aplicada no paciente com padrão de Deficiência do *Qi*.

Hematúria: Zhongji (VC 3).

Melena: Chengshan (B 57), Guanyuan (VC 4), com método de reforço; associados a moxibustão.

Sangramento uterino: Yinbai (BP 1), moxibustão com pequeno cone de moxa é aplicada.

Outras terapias

1. Moxibustão

Pontos – Baliao (B 31 a 34), Yaoyangguan (VG 3).

Método – Aplicar moxibustão indireta com gengibre. A duração da moxibustão deve ser de aproximadamente 45min por sessão. Tratar diariamente. Dez tratamentos constituem 1 curso.

2. Auriculopuntura

Pontos – Meio da Orelha, Fígado, Baço, Rim, Intertrago, Ápice Inferior do Trago.

Método – Escolher 2 a 4 pontos por sessão. Puncionar com agulhas filiformes e estimulação moderada. Manter as agulhas por 30min. Tratar diariamente. Embutimento de agulhas pode ser usado.

Observações – Acupuntura e moxibustão são muito efetivas no tratamento de certos casos. No entanto, em um caso de trombocitopenia com sangramento severo, medidas de emergência devem ser tomadas. Em caso de trombocitopenia secundária, sua causa primária deve ser tratada.

REFERÊNCIAS

1. Observações clínicas da Acupuntura no tratamento de 28 casos de trombocitopenia púrpura.

   Pontos – *Geshu* (B 17), *Pishu* (B 20), *Xuehai* (BP 10), *Sanyinjiao* (BP 6).

   Método – Primeiro agulhar *Geshu* (B 17) e *Pishu* (B 20) com um rápido movimento em inclinação de 45° direcionando a ponta da agulha para a espinha. A seguir, elevar, empurrar, rotacionar e girar as agulhas. Mantê-las por 5min após obter a sensação de inserção. Então agulhar *Xuehai* (BP 10) e *Sanyinjiao* (BP 6) perpendicularmente à pele. Manter as agulhas por 30min após obter a sensação de inserção. Tratar diariamente. Trinta tratamentos constituem 1 curso.

   Resultados – Foram tratados 16 casos, nos quais após 1 curso de tratamento, o sangramento foi eliminado e o nível de plaquetas no sangue aumentou para mais de $100.000/mm^3$; melhora foi vista em 5 casos e não houve efeito evidente em 7 casos. Nove casos foram acompanhados por 6 meses. Os resultados terapêuticos de 6 casos mantiveram-se estáveis.

   (**Fonte** – Shaanxi Journal of Traditional Chinese Medicine, "Additional Publication of Acupuncture and Moxibustion", 6, 1983.)

2. Resultados terapêuticos observados da aplicação de sementes de vaccaria nos Pontos Auriculares, no tratamento de 30 casos de trombocitopenia púrpura.

   Pontos principais – Baço, Fígado, Estômago.

   Pontos secundários – Pulmão, Boca, Cérebro, *Sanjiao*.

   Método – Aplicar sementes de vaccaria, fixadas com fita adesiva aos Pontos Auriculares. Instruir o paciente a pressioná-las por 1min, 3 a 5 vezes/dia. Tratar em dias alternados. Pontos Auriculares podem ser escolhidos alternadamente. Quinze tratamentos constituem 1 curso. O intervalo necessário entre os cursos é de 3 dias. As manifestações da maioria dos casos desaparecerão com 2 a 3 cursos de tratamento, mas 1 a 2 cursos de tratamento ainda serão necessários para consolidação.

   Resultados – Entre 30 casos, 20 foram curados (estancamento do sangramento, púrpura trombocitopênica desapareceu, contagem de plaquetas no sangue subiu para nível normal), efeito marcante

126 Selecionando os Pontos Certos de Acupuntura

(90% da púrpura desapareceu, sangramento na boca cessou, contagem de plaquetas no sangue subiu) foi observado em 7 casos, melhora (maioria dos casos de púrpura desapareceram, sangramento na boca reduzido, sintomas recidivantes quando os pontos na orelha deixaram de ser pressionados) foi vista em 3 casos.
(**Fonte** – Shanxi Traditional Chinese Medicine, 2(4):22, 1986.)

LEUCOPENIA

Pontos principais – *Zusanli* (E 36), *Sanyinjiao* (BP 6), *Dazhui* (VG 14), *Pishu* (B 20), *Xuehai* (BP 10), *Geshu* (B 17).
Método – Usar agulhas filiformes com estimulação leve. Mantê-las por 10 a 20min. Após a inserção aplicar moxibustão com bastão de moxa por 20 a 30min. Tratar diariamente ou em dias alternados. Dez tratamentos constituem 1 curso.
Pontos complementares
Febre baixa, sudorese noturna: *Taixi* (R 3), *Yinxi* (C 6).
Deficiência do Fígado e Rim: *Ganshu* (B 18), *Shenshu* (B 23).

Outras terapias

1. Auriculopuntura

Pontos – Coração, Fígado, Rim, Baço, Estômago, Intertrago.
Método – Escolher 2 a 3 pontos por sessão. Usar agulhas filiformes com estimulação moderada. Mantê-las por 20 a 30min. Tratar diariamente. Dez tratamentos constituem 1 curso.

2. Hidroacupuntura

Pontos – Os mesmos da Acupuntura corporal.
Método – Usar 0,5ml (15µg/ml) de solução de Vitamina B_{12} para injetar em cada ponto de acordo com a rotina de procedimentos. Tratar em dias alternados. Dez tratamentos constituem 1 curso.
Observações – Terapias de Acupuntura e moxibustão têm efeitos certos no tratamento da leucopenia, no entanto, nos casos de leucopenia secundária, suas causas primárias tem que ser encontradas e tratadas.

REFERÊNCIA

Resultados observados da Acupuntura no tratamento de 25 casos de leucopenia devida a rádioterapia e quimioterapia.
Pontos principais – *Zusanli* (E 36), *Sanyinjiao* (BP 6), *Xuanzhong* (VB 39), *Xuehai* (BP 10), *Geshu* (B 17).

Pontos complementares – *Taichong* (F 3), *Taixi* (R 3).

Método – Tratar diariamente ou em dias alternados. Seis tratamentos constituem 1 curso, sendo que 1 a 3 cursos são necessários para a recuperação.

Resultados – De 25 casos tratados, 13 foram curados, efeito marcante foi visto em 9, melhora foi vista em 2 e não houve efeito em 1 caso. Após o tratamento, a média do nível de leucócitos atingiu 5.128/mm³.

(**Fonte** – Shaanxi Journal of Traditional Chinese Medicine, "Additional Publication of Acupunture and Moxibustion", 9, 1981.)

VÔMITOS

Pontos principais – *Zhongwan* (VC 12), *Zusanli* (E 36), *Neiguan* (CS 6), *Gongsun* (BP 4).

Método – Usar agulhas filiformes com estimulação moderada. Mantê-las por 20 a 30min. Para vômito devido à invasão por frio, associar moxibustão. Tratar 1 ou 2 vezes/dia.

Pontos complementares

Vômito severo: *Jinjin-Yuye* (Extra), perfurar e causar sangramento.

Vômito devido à intoxicação alimentar: *Xiawan* (VC 10), *Xuanji* (VC 21).

Mucosidade obstruindo o *Jiao* médio: *Fenglong* (E 40), *Shanzhong* (VC 17).

Debilidade do Baço e Estômago: *Pishu* (B 20), *Weishu* (B 21).

Fogo no Fígado atacando o Estômago com manifestações de vômito e regurgitação de ácido: *Taichong* (F 3), *Yanglingquan* (VB 34).

Febre: *Hegu* (IG 4), *Quchi* (IG 11).

Outras terapias

1. Auriculopuntura

Pontos – Estômago, Fígado, *Shenmen*, Cérebro, Fim da Helix Crus Inferior.

Método – Escolher 2 a 3 pontos por sessão. Agulhar com estimulação moderada. Manter as agulhas por 20 a 30min. Tratar diariamente.

2. Hidroacupuntura

Pontos – *Zusanli* (E 36), *Zhiyang* (VG 9), *Lingtai* (VG 10).

Método – Escolher 2 pontos por sessão. Usar os pontos alternadamente. Injetar 2ml de solução salina normal em cada ponto. Tratar diariamente.

128 *Selecionando os Pontos Certos de Acupuntura*

3. Acupuntura do punho-tornozelo

Pontos – Superior 1, bilateral.

Método – Agulhar de acordo com a rotina de procedimentos da Acupuntura de Punho-Tornozelo.

Observações – Acupuntura tem um excelente efeito no tratamento do vômito. Esses métodos também podem ser usados para o tratamento do enjôo matinal ou vômitos devido a alergias a medicamentos.

REFERÊNCIAS

1. Introdução de um ponto de Acupuntura no tratamento do vômito.

   Ponto – 0,5*cun* diretamente abaixo de *Daling* (CS 7).

   Método – Usar uma agulha filiforme com 1 a 1,5*cun* de comprimento e inserir em ângulo de 15 a 30°. Deixar a ponta da agulha apontando para o dedo médio. Agulhar com estimulação forte. Manter a agulha por aproximadamente 10min. No caso de crianças, não é necessário reter as agulhas. Agulhar unilateralmente para casos pouco intensos de vômito, mas usar os pontos bilaterais para casos de vômito intensos.

   Resultados – Entre 26 casos, 21 foram curados com 1 tratamento, e 5 foram curados com 2 tratamentos.

   (**Fonte** – Liaoning Journal of Traditional Chinese Medicine, (1):31, 1979.)

2. Resultados observados da eletroacupuntura no tratamento de 26 casos de vômitos de fundo neurótico.

   Pontos – *Juque* (VC 14) associado ao *Xiawan* (VC 10), *Burong* (E 19) ao *Taiyi* (E 23).

   Método – Usando uma agulha de 5 a 6*cun* de comprimento, formar um ângulo de 25° com a pele e penetrar em direção descendente. Conectar então a agulha a um eletroestimulador por 20 a 30min com freqüência de 14 a 16 vezes/s. Dez a 15 tratamentos constituem 1 curso.

   Resultados – De 26 casos tratados, 13 foram curados, 9 mostraram efeito marcante e 4 melhoraram. A taxa de efetividade total alcançou 100%.

   (**Fonte** – Chinese Acupuncture & Moxibustion, (4):11, 1983.)

DOR ABDOMINAL

Pontos principais – *Zhongwan* (VC 12), *Zusanli* (E 36), *Hegu* (IG 4).

Método – Primeiro, agulhar *Zusanli* (E 36) e *Hegu* (IG 4), então agulhar *Zhongwan* (VC 12). Aplicar estimulação moderada nos pontos. Para casos de dor abdominal devida a deficiência e frio, adicionar moxibustão nos pontos anteriores. Manter as agulhas por 10 a 20min.

Pontos complementares

Dor acima do umbigo: *Liangmen* (E 21), *Neiguan* (CS 6).

Dor abaixo do umbigo: *Guanyuan* (VC 4), *Zhongji* (VC 3), *Sanyinjiao* (BP 6), *Dachangshu* (B 25).

Dor ao redor do umbigo: *Tianshu* (E 25), *Qihai* (VC 6).

Dor no abdome lateral: *Yanglingquan* (VB 34).

Dor abdominal devida ao acúmulo de frio: Moxibustão indireta com sal ou bastão de moxa é aplicada no *Shenque* (VC 8).

Dor abdominal devida à retenção de comida: *Lineiting* (Extra).

Dor abdominal devida ao *Yang* deficiente: *Shenshu* (B 23), *Pishu* (B 20), associados a moxibustão.

Outras terapias

1. Ventosa

Pontos – *Zhongwan* (VC 12), *Tianshu* (E 25), *Qihai* (VC 6), *Guanyuan* (VC 4), *Pishu* (B 20), *Weishu* (B 21), *Shenshu* (B 23).

Método – Escolher 2 a 3 pontos por sessão. Tratar 1 ou 2 vezes/dia, usando ventosas grandes. Esse método é aconselhável para casos de dor abdominal devida ao acúmulo de comida ou de frio.

2. Auriculopuntura

Pontos – Intestino Grosso, Intestino Delgado, Baço, Estômago, *Shenmen*, Fim da Helix Crus Inferior.

Método – Escolher 2 a 3 pontos por sessão. Agulhar com estimulação moderada. Manter as agulhas por 10 a 20min. Tratar diariamente ou em dias alternados.

Observações – Acupuntura e moxibustão são muito efetivas no alívio dos sintomas de dor abdominal. No entanto, para distúrbios agudos abdominais, outras medidas terapêuticas devem ser tomadas.

REFERÊNCIAS

1. Resultados observados da eletroacupuntura no tratamento de 164 casos de distúrbios abdominais.

   Pontos

   Cólicas biliares: *Riyue* (VB 24), *Burong* (E 19), *Juque* (VC 14), *Dannangxue* (Extra), *Zusanli* (E 36), todos no lado direito; Estagnação do *Qi* no Fígado: *Qimen* (F 14), *Taichong* (F 3) bilateral, são adicionados; Umida-de-Calor no Fígado e Vesícula Biliar: *Quchi* (IG 11) bilateral é adicionado. Espasmo gástrico: *Zhongwan* (VC 12), *Zusanli* (E 36); Frio no Estômago: *Liangmen* (E 21), moxibustão com bastão de moxa é associada; Calor no Estômago: *Neiting* (E 44) é associado; *Qi* do Fígado atacando o Estômago: *Taichong* (F 3) é associado.

Cálculos nefroureterais: *Shenshu*(B 23), *Jingmen*(VB 25), *Fujie*(BP 14), *Sanyinjiao* (BP 6), todos do lado afetado, *Yinlingquan* (BP 9) bilateral. Apendicite aguda: *Maishidian*(Extra), *Tianshu*(E 25), no lado direito, *Lanweixue* (Extra) bilateral; febre: *Quchi* (IG 11) é adicionado. Dismenorréia: *Guanyuan* (VC 4), *Guilai* (E 29), *Sanyinjiao* (BP 6).

Método – Com exceção de uma inserção angular no *Qimen* (F 14), *Riyue* (VB 24) e *Burong* (E 19), os pontos abdominais, primeiro, são inseridos perpendicularmente. Após a obtenção da sensação de inserção, continuar com o método de redução e deixar que a sensação de inserção estenda-se à área afetada. Conectar então as agulhas a um eletroestimulador com vibração esparsa intensa, freqüência de pulsação de 18 vezes/min. Conectar o fio do pólo positivo aos pontos suscetíveis a dor. Selecionar a intensidade de corrente de acordo com a tolerância do paciente, com duração de 30 a 60min.

Resultados – De 164 casos tratados, aqueles curados com 1 tratamento alcançaram 56,7%, aqueles que apresentaram efeito marcante foram 32,3% e melhora foi vista em 7,3%. A taxa de total efetivo alcançou 96,3%.

Fonte – Shanghai Journal of Acupuncture and Moxibustion, (3):15, 1987.)

2. Resultados observados da inserção de *Liangqiu* (E 34) no tratamento de 40 casos de dor abdominal aguda.

Ponto – *Liangqiu* (E 34).

Método – Agulhar de acordo com a rotina de procedimentos da Acupuntura.

Resultados – A taxa de efetividade para tratamento a curto prazo foi de 100%. Toda dor desapareceu, não houve recaída após 2 dias de acompanhamento.

(**Fonte** – Chinese Acupuncture & Moxibustion, (3):10, 1987.)

3. Resultados observados da inserção de *Laogong* (CS 8) no tratamento de 30 casos de espasmo gástrico.

Ponto – *Laogong* (CS 8).

Método – Inserir o ponto em profundidade de 0,5 a 1*cun* com método constante. Manter a agulha por 40min com manipulação periódica, a cada 10min.

Resultados – Todos foram curados com 1 tratamento.

(**Fonte** – Xinjiang Chinese Medicine and Medica Materia, (1):53, 1987.)

4. Resultados observados da inserção de *Zusanli* (E 36) e *Liangqiu* (E 34) no tratamento de 20 casos de espasmo gástrico.

Pontos – *Zusanli* (E 36) e *Liangqiu* (E 34).

Método – Agulhar *Liangqiu* (E 34) e deixar que a sensação de inserção estenda-se para cima. Inserir *Zusanli* (E 36) e fazer com que a sensação de inserção estenda-se para baixo. Manter as agulhas por 5 a 10min.

Resultados – A taxa de efetividade alcançou 100%.
(**Fonte** – Chinese Acupuncture & Moxibustion, (5):13, 1984.)

DIARRÉIA

Diarréia aguda

Pontos principais – *Zhongwan* (VC 12), *Tianshu* (E 25), *Zusanli* (E 36), *Yinlingquan* (BP 9).

Método – Usar agulhas filiformes com estimulação forte. Mantê-las por 30min. Tratar 1 ou 2 vezes/dia. Quando os sintomas forem reduzidos, tratar diariamente até que os mesmos desapareçam. Em casos de diarréia aguda devida a Deficiência e Frio, moxibustão deve ser aplicada nos pontos.

Pontos complementares
Dor abdominal: *Hegu* (IG 4), *Sanyinjiao* (BP 6).
Vômito e diarréia: *Quze* (CS 3), *Weizhong* (B 40), para sangria.
Náusea e vômito: *Neiguan* (CS 6).
Febre: *Quchi* (IG 11).

Diarréia crônica

Pontos principais – *Pishu* (B 20), *Zhangmen* (F 13), *Tianshu* (E 25), *Zhongwan* (VC 12), *Zusanli* (E 36).

Método – Aplicar estimulação moderada. Manter as agulhas por 30min. Para casos de diarréia devido à deficiência, moxibustão é adicionada.

Pontos complementares
Diarréia matinal: Moxar *Mingmen* (VG 4), *Taixi* (R 3), *Shenshu* (B 23), *Guanyuan* (VC 4).

Outras terapias

1. Auriculopuntura

Pontos – Intestino Grosso, Intestino Delgado, Baço, Estômago, Fim da Helix Crus Inferior, *Shenmen*.

Método – Escolher 2 a 3 pontos por sessão. Agulhar com estimulação moderada. Manter as agulhas por 30min. Se houver diarréia aguda, tratar 1 ou 2 vezes/dia. Para diarréia crônica, tratar em dias alternados.

2. Ventosa

Pontos – *Tianshu* (E 25), *Zusanli* (E 36), *Guanyuan* (VC 4), *Dachangshu* (B 25), *Xiaochangshu* (B 27).

132 Selecionando os Pontos Certos de Acupuntura

Método – A duração da ventosa é de 5min. Este método é aplicável a diarréia crônica devido a Deficiência e Frio.

Observações – Diarréia aguda com desidratação deve ser tratada e combinada com medicação moderna.

REFERÊNCIA

Resultados observados da inserção de *Zusanli* (E 36) e aplicação de moxibustão indireta com gengibre no tratamento de 60 casos de diarréia por frio.

Pontos – *Zusanli* (E 36), *Shenque* (VC 8).

Método – Inserir *Zusanli* (E 36) e aplicar moxibustão indireta com gengibre no *Shenque* (VC 8) por 15 a 20min. São necessários 6 a 7 cones de moxa.

Resultados – De 60 casos tratados, 42 foram curados (todos os sintomas aliviados em 3 meses, com 15 a 20 tratamentos), efeito marcante foi visto em 15 e melhora em 3 casos.

(***Fonte*** – Inner-Mongolia Traditional Chinese Medicine, 5(4):32, 1986.)

DISENTERIA

Pontos principais – *Tianshu* (E 25), *Shangjuxu* (E 37), *Qihai* (VC 6).

Método – Agulhar com estimulação forte. Manter as agulhas por 30min com manipulação periódica a cada 5 a 10min. Para casos agudos, tratar 2 a 3 vezes/dia. Quando os sintomas forem aliviados, mudar o tratamento para 1 vez/dia. Em casos de disenteria crônica, tratar em dias alternados.

Pontos complementares

Febre, irritabilidade e sede: *Quchi* (IG 11), *Dazhui* (VG 4).

Diarréia em jejum: *Zhongwan* (VC 12), *Neiguan* (CS 6).

Náuseas e vômito: *Neiguan* (CS 6), *Neiting* (E 44).

Tenesmo: *Zhonglushu* (B 29), *Yinlingquan* (BP 9).

Disenteria crônica com prolapso do reto: *Changqiang* (VG 1), moxar *Baihui* (VG 20).

Disenteria prolongada persistente ou disenteria recorrente: *Pishu* (B 20), *Shenshu* (B 23); combinada com moxibustão.

Outras terapias

1. Moxibustão

Pontos – *Shenque* (VC 8), *Zhongwan* (VC 12), *Tianshu* (E 25), *Guanyuan* (VC 4), *Pishu* (B 20), *Shenshu* (B 23).

Método – Escolher 3 a 4 pontos por sessão. Aplicar moxibustão indireta com sal e 5 a 7 cones de moxa no *Shenque* (VC 8). Aplicar moxibustão com bastões de moxa nos outros pontos por 3 a 10min cada, ou moxibustão indireta com gengibre e 5 a 7 cones de moxa podem ser usados em substituição. Tratar em dias alternados. Dez tratamentos constituem 1 curso. Este método é aplicável em casos de disenteria crônica.

2. Auriculopuntura

Pontos – Intestino Grosso, Intestino Delgado, Porção Inferior do Reto, Estômago, *Shenmen*, Baço, Rim.

Método – Escolher 3 a 5 pontos por sessão. Para disenteria bacilar aguda, agulhar com estimulação forte. Manter as agulhas por 20 a 30min. Tratar 1 ou 2 vezes/dia. Para disenteria bacilar crônica, agulhar com estimulação suave e manter as agulhas por 10 a 20min. Tratar em dias alternados.

Observações – Acupuntura e moxibustão são muito efetivas no tratamento das disenterias causadas por bacilos e amebas. Além de controlar os sintomas, são capazes de tornar a cultura de bactérias negativa.

REFERÊNCIAS

1. Resultados observados da Acupuntura no tratamento de 192 casos de disenteria bacilar aguda.

   Pontos principais – *Zhongwan* (VC 12), *Tianshu* (E 25), *Zusanli* (E 36).

   Pontos complementares

   Febre: *Hegu* (IG 4), *Quchi* (IG 11).

   No estágio de recuperação: *Tianshu* (E 25), *Zusanli* (E 36).

   Método – Agulhar com estimulação forte. Manter as agulhas por 30 a 120min. Tratar diariamente.

   Resultados – Todos os 192 casos foram curados em média de 3,3 dias. A cultura de bactérias tornou-se negativa em 66 casos, em uma média de 2,7 dias.

   (*Fonte* – Chinese Acupuncture & Moxibustion, (4):6, 1982.)

2. Resultados observados da Acupuntura no tratamento de 30 casos de disenteria bacilar aguda.

   Pontos principais – *Shangjuxu* (E 37), *Zusanli* (E 36), *Tianshu* (E 25), *Guanyuan* (VC 4), *Zhixiexue* (Extra, 0,5*cun* acima do *Guanyuan*, VC 4).

   Pontos complementares – *Zhongwan* (VC 12), *Quchi* (IG 11), *Neiguan* (CS 6), *Qihai* (VC 6), *Hegu* (IG 4), *Zhigou* (TA 6), *Taichong* (F 3), *Dachangshu* (B 25), *Dazhui* (VG 14).

   Método – Agulhar com estimulação moderada. Manter as agulhas por 10min, com manipulação periódica a cada 3min. Sete dias de tratamento constituem 1 curso. Tratar 2 vezes/dia durante os primeiros 3 dias, e 1 vez/dia durante os outros 4 dias.

134 Selecionando os Pontos Certos de Acupuntura

Resultados – Os casos curados (exame das fezes normal e cultura das fezes negativa, ambos realizados 3 vezes) chegaram a 20 em 1 a 3 dias, em 4 a 6 dias foram 6, em 7 a 8 dias foram 4. (***Fonte*** – Fujian Journal of Traditional Chinese Medicine, 15(4):23, 1984.)

ÚLCERA GASTRODUODENAL

Pontos principais – *Zhongwan* (VC 12), *Zusanli* (E 36), *Neiguan* (CS 6), *Pishu* (B 20), *Ganshu* (B 18).

Método – Inserir *Zhongwan* (VC 12) com estimulação moderada e agulhar os outros pontos com estimulação forte. A ordem de inserção começa com *Neiguan* (CS 6) e *Zusanli* (E 36), e então *Zhongwan* (VC 12). Se a dor de estômago não for aliviada, associar *Ganshu* (B 18) e *Pishu* (B 20). Manter as agulhas por 30min. Tratar 1 a 3 vezes/dia ou em dias alternados.

Pontos complementares

Qi do Fígado atacando o Estômago transversalmente: *Taichong* (F 3), *Yanglingquan* (VB 34), *Qimen* (F 14).

Debilidade e Frio do Baço e Estômago: *Pishu* (B 20), *Weishu* (B 21), *Zhangmen* (F 13), *Guanyuan* (VC 4); associados a moxibustão.

Retenção de comida: *Jianli* (VC 11), *Lineiting* (Extra).

Estase sangüínea: *Geshu* (B 17), *Sanyinjiao* (BP 6), *Gongsun* (BP 4).

Melena: *Xuehai* (BP 10).

Vômito com sangue: *Geshu* (B 17).

Outras terapias

1. Ventosa

Pontos – *Zhongwan* (VC 12), *Liangmen* (E 21), *Youmen* (R 21), *Ganshu* (B 18), *Pishu* (B 20), *Weishu* (B 21) na região epigástrica e costas.

Método – Usar ventosas grandes ou médias. A duração da ventosa é de 10 a 15min.

2. Auriculopuntura

Pontos – Estômago, Baço, Fim da Helix Crus Inferior, *Shenmen*, Cérebro.

Método – Escolher 3 a 5 pontos. Manter as agulhas por 15 a 30min.

3. Acupuntura craniana

Pontos – Área Estomacal, bilateral.

Método – Manter as agulhas por 20 a 30min com manipulação periódica.

4. Hidroacupuntura

Pontos – *Weishu* (B 21), *Pishu* (B 20), *Zhongwan* (VC 12), *Neiguan* (CS 6), *Zusanli* (E 36).

Método – Escolher 1 a 3 pontos por sessão. Injetar 1 a 2ml de solução de procaína a 1% em cada ponto. Tratar diariamente.

5. Acupuntura do Punho-Tornozelo

Pontos – Superior 1, Inferior 1, bilateral.

Método – A rotina de procedimentos da Acupuntura de Punho-Tornozelo deve ser seguida.

Observações – Acupuntura e moxibustão são muito efetivas no alívio da dor e promoção da cicatrização da úlcera nesta doença.

REFERÊNCIA

Observação dos resultados terapêuticos da Acupuntura e moxibustão no tratamento de 50 casos de úlcera gastroduodenal.

Pontos principais – *Neiguan* (CS 6), *Zusanli* (E 36), *Gongsun* (BP 4) ou *Zhongwan* (VC 12), *Pishu* (B 20), *Weishu* (B 21).

Pontos complementares

Dor estomacal: *Liangqiu* (E 34).

Distensão abdominal: *Tianshu* (E 25).

Regurgitação de ácido: *Taichong* (F 3).

Obstipação: *Zhigou* (TA 6).

Dor epigástrica: Moxar *Zhongwan* (VC 12).

Lassidão: Moxar *Qihai* (VC 6).

Método – Agulhar com método uniforme. Manter as agulhas por 30min. Tratar 1 ou 2 vezes/dia. Dez tratamentos constituem 1 curso. O intervalo necessário entre os cursos é de 3 dias.

Resultados – De 50 casos tratados, 14 foram curados, efeito marcante foi visto em 11, melhora apresentada em 22 e não houve efeito em 3 casos.

(**Fonte** – Hubei Journal of Traditional Chinese Medicine, (2):50, 1984.)

PERFURAÇÃO AGUDA DE ÚLCERA GASTRODUODENAL

Pontos principais – *Zusanli* (E 36), *Zhongwan* (VC 12), *Tianshu* (E 25), *Neiguan* (CS 6).

Método – Agulhar com estimulação forte. Após obter a sensação de inserção, manter as agulhas por 30 a 60min com manipulação periódica, a cada 10 a 15min. Tratar a cada 4 a 6h. Eletroacupuntura também pode ser usada. Adotar vibração contínua, alta freqüência e potência que possam oferecer estimulação moderada ou forte por 30 a 60min por sessão.

136   *Selecionando os Pontos Certos de Acupuntura*

Outras terapias

1. Auriculopuntura

Pontos – Estômago, Abdome, *Shenmen*, Fim da Helix Crus Inferior, Cérebro.

Método – Escolher 2 a 3 pontos por sessão, agulhar com estimulação forte e manter as agulhas por 20 a 30min. Tratar a cada 4 a 6h.

Observações – Acupuntura é aplicável para o paciente com pequena perfuração e boa constituição. É efetiva no alívio da dor. Se após 1 a 2 tratamentos de Acupuntura não houver melhora evidente, a cirurgia será indicada.

GASTROPTOSE

Pontos principais – *Weishangxue* (Extra), *Zhongwan* (VC 12), *Qihai* (VC 6), *Guanyuan* (VC 4), *Zusanli* (E 36), *Baihui* (VG 20).

Método – Inserir uma agulha inclinada, em profundidade de 3 a 4*cun* no *Weishangxue* (Extra). Agulhar com método de rotação e giro. A agulha não deve ser mantida. Aplicar estimulação forte nos outros pontos. Manter as agulhas por 30min. Aplicar moxibustão com bastões de moxa em cada ponto, após retirar as agulhas. Tratar em dias alternados. Dez tratamentos constituem 1 curso.

Pontos complementares

Vômito: *Neiguan* (CS 6).

Diarréia e distensão abdominais: *Tianshu* (E 25).

Borborigmos no estômago: *Yinlingquan* (BP 9).

Constipação: *Zhigou* (TA 6), *Shangjuxu* (E 37).

Outras terapias

1. Auriculopuntura

Pontos – Estômago, Fim da Helix Crus Inferior, Cérebro, *Shenmen*.

Método – Usar pontos alternados na orelha. Aplicar com agulhas filiformes e estimulação forte. Mantê-las por 20 a 30min. Tratar em dias alternados ou embutir as agulhas por 2 a 3 dias.

REFERÊNCIA

Observação dos resultados terapêuticos da Acupuntura no tratamento de 24 casos de gastroptose.

Pontos e método – Colocar o paciente em posição supina. Agulhar *Tianshu* (E 25) bilateralmente com 2 agulhas filiformes, com 4*cun* de comprimento. Posicionar as pontas das agulhas em ângulo de 15°

com a pele e rotacionar em direção ao *Qihai* (VC 6). Inserir *Zusanli* (E 36) bilateral. Dez tratamentos constituem 1 curso. O intervalo entre os tratamentos deve ser de 2 a 3 dias. Para casos graves, combinar decocção para reforçar *Jiao* médio e reabastecer *Qi*, ou decocção (pílulas) de Cyperus e Amomum com 6 ingredientes nobres ou mais.

Resultados – A recuperação, avaliada pela fluoroscopia de bário, mostrou que os sintomas foram melhorados significativamente entre 2 a 3 cursos de tratamento em 16 casos. Houve 4 casos em que o estômago foi elevado em 2 a 3cm. Os sintomas foram reduzidos em 3 casos, e não houve efeito em 1 caso. A taxa de efetividade alcançou 95,8%.

(**Fonte** – Xinjiang Chinese Medicine and Medica Materia, (1):49, 1986.)

DILATAÇÃO GÁSTRICA AGUDA

Pontos principais – *Zhongwan* (VC 12), *Tianshu* (E 25), *Zusanli* (E 36), *Neiguan* (CS 6), *Lineiting* (Extra).

Método – Empurrar no *Zhongwan* (VC 12) e *Tianshu* (E 25) perpendicularmente por cerca de 2*cun* e reduzir com rotação de agulhas, enquanto os outros pontos são reduzidos pela elevação, empuxo e rotação das agulhas. Repetir a manipulação continuamente até que o som das vísceras torne-se normal e o vômito seja aliviado.

Pontos complementares

Choque: *Renzhong* (VG 26), *Yongquan* (R 1).

Outras terapias

1. Auriculopuntura

Pontos – Estômago, Fim da Helix Crus Inferior, *Shenmen*, Cérebro, Baço.

Método – Empregar agulhas filiformes e dar estimulação forte. Mantê-las por 30min. Manipulá-las a cada 10min. Pode ser usado o embutimento das agulhas em 2 a 3 pontos e trocar a cada 3 dias.

2. Acupuntura do Punho-Tornozelo

Pontos – Superior 1, Inferior 1.

Método – Selecionar pontos bilateralmente e manter as agulhas por 30min.

Observações – Acupuntura pode aliviar os sintomas dessa doença, mas outras medidas devem ser tomadas para casos críticos e severos.

138   Selecionando os Pontos Certos de Acupuntura

APENDICITE AGUDA

Pontos principais – Lanweixue (Extra), *Tianshu* (E 25), *Zusanli* (E 36).
Método – Estimulação forte é necessária, e após a chegada do *Qi*,
rotacionar as agulhas por alguns minutos e mantê-las por 30 a 60min.
Rotacionar as agulhas a cada 15min durante a sua permanência. Tratar
2 a 4 vezes/dia, até que os sintomas sejam aliviados ou eliminados.
Pontos complementares
Febre: *Hegu* (IG 4), *Quchi* (IG 11), *Neiting* (E 44).
Náusea e vômito: *Neiguan* (CS 6).
Dor e distensão abdominais: *Qihai* (VC 6).
Obstipação: *Dachangshu* (B 25), *Zhigou* (TA 6).

Outras terapias

1. Auriculopuntura

Pontos – Apêndice, Fim da Helix Crus Inferior, *Shenmen*, Intestino
Grosso.
Método – Aplicar estimulação forte com agulhas filiformes e mantê-
las por 30 a 60min. Tratar 1 ou 2 vezes/dia. Alternar as 2 orelhas até
que os sintomas sejam eliminados.

2. Hidroacupuntura

Pontos – *Lanweixue* (Extra), *Zusanli* (E 36) do lado direito.
Método – Pedir ao paciente para que deite em posição supina com os
joelhos flexionados ou para sentar com os joelhos flexionados. Após
localizar o ponto, inserir a agulha suavemente por 3 a 4cm, e após a
chegada do *Qi*, injetar suavemente 1 a 2ml de água em cada ponto, 1 ou
2 vezes/dia, até que os sintomas desapareçam.

3. Eletroacupuntura

Pontos – *Lanweixue* (Extra), *Tianshu* (E 25, lado direito), *Zusanli*
(E 36, lado direito).
Método – Empregar um aparelho de eletroacupuntura com intensidade selecionada de acordo com a tolerância do paciente. Conectar a
eletricidade por 30min, 1 a 3 vezes/dia.
Observações – Acupuntura tem efeito terapêutico certo na apendicite aguda simples. Durante o tratamento, os pacientes são acompanhados cuidadosamente e algumas vezes o tratamento cirúrgico é recomendado nos que tiveram resultados insatisfatórios.
Para tratar apendicite crônica, podem ser usados os mesmos pontos
para apendicite aguda. Tratar diariamente ou em dias alternados. Os
pontos no abdome baixo podem receber moxibustão com bastões de moxa.

Terapias de Acupuntura 139

REFERÊNCIAS

1. Observação dos resultados terapêuticos a curto prazo, no tratamento de apendicite aguda, com Acupuntura como tratamento isolado.
Ponto principal – *Zusanli* (E 36).
Pontos complementares – *Quchi* (IG 11), *Neiting* (E 44).
Método – Após a chegada do *Qi*, usar a técnica de redução com estimulação forte. Manter as agulhas por 1h e tratar 2 a 3 vezes/dia, decrescendo para 1 a 2 vezes/dia após a melhora das condições do paciente. A cirurgia é necessária em casos de falha.
Resultados – Em 633 casos, 395 foram curados em um curto período, 198 apresentaram efeitos marcantes e 40 não sofreram alterações. A taxa de efetividade total foi de 93,7%.
(*Fonte* – New Journal of Traditional Chinese Medicine, 13(8):402, 1983.)

2. Observação do efeito terapêutico em 24 casos de distensão abdominal tratados com Acupuntura, após a operação de apendicite.
Pontos – *Zusanli* (E 36), *Hegu* (IG 4), *Neiguan* (CS 6), todos bilaterais.
Método – Inserir suavemente agulhas filiformes, com 2*cun* de comprimento, nos pontos e no foco da doença. Após a chegada do *Qi*, pedir ao paciente para respirar profundamente algumas vezes. Manipular as agulhas a cada 2 a 3min para trazer estimulação forte e retirar suavemente as agulhas após 15min.
Resultados – De 24 casos tratados, 10 tiveram efeito rápido (a distensão desapareceu com apenas 1 tratamento), 2 mostraram efeito marcante, em 11 casos a distensão desapareceu após 1 ou 2 dias e em 1 caso a distensão desapareceu em 3 dias.
(*Fonte* – Jiangxi Journal of Traditional Chinese Medicine, (6):35, 1983.)

3. Observação de 130 casos de distensão abdominal pós-operatória, tratada com moxibustão indireta com talo de cebolinha e sal.
Pontos – *Tianshu* (E 25), *Shangjuxu* (E 37).
Método – Picar 90g de talo de cebolinha e juntar 30g de sal, depois colocar 0,5 a 0,8cm de espessura sobre os pontos. Acender 2 bastões de moxa juntos para realizar a moxibustão nos 2 pontos simultaneamente, até que a pele torne-se corada. Tratar 1 ou 2 vezes/dia.
Resultados – De 130 casos tratados, 98 apresentaram efeito marcante, 25 mostraram algum efeito e 7 falharam.
(*Fonte* – New Journal of Traditional Chinese Medicine, 17(11):26, 1985.)

OBSTRUÇÃO INTESTINAL AGUDA

Pontos principais – *Tianshu* (E 25), *Daheng* (BP 15), *Dachangshu* (B 25), *Zusanli* (E 36), *Neiguan* (CS 6).

140   *Selecionando os Pontos Certos de Acupuntura*

Método – Agulhar com estimulação forte. Continuar girando e rotacionando por 2 a 3min. Manter as agulhas por 30 a 60min com manipulação periódica a cada 10min. Tratar a cada 2 a 3h. Quando houver melhora dos sintomas, tratar 2 a 3 vezes/dia até o desaparecimento dos mesmos. Eletroacupuntura também pode ser adicionada, se necessário.

Pontos complementares
Distensão abdominal: *Ciliao* (B 32).
Retenção de comida: *Zhongwan* (VC 12).
Acúmulo de parasitas: *Sifeng* (Extra), *Xiawan* (VC 10), *Gongsun* (BP 4); perfurar *Sifeng* (Extra) causando-lhe o escoamento de poucas gotas de líquido esbranquiçado.
Deficiência e frio: Reforçar *Guanyuan* (VC 4), *Qihai* (VC 6); agulhas aquecidas ou moxibustão com bastões de moxa são aplicadas por 30 a 60min.
Febre: *Quchi* (IG 11), *Neiting* (E 44).

Outras terapias

1. Auriculopuntura

Pontos – Intestino Grosso, Intestino Delgado, *Shenmen*, Estômago, Abdome.
Método – Usar agulhas filiformes com estimulação forte. Mantê-las por 30 a 60min. Tratar a cada 4 a 6h.

2. Hidroacupuntura

Pontos – *Zusanli* (E 36), bilateral.
Método – Injetar 0,25mg de neostigmina em cada ponto. Este método é aplicável no tratamento da obstrução intestinal paralítica.
Observações – Acupuntura e moxibustão podem obter um bom resultado terapêutico no tratamento dos estágios iniciais da obstrução intestinal. Se não chegar a um efeito desejado entre 4 a 6h de tratamento, a operação deve ser levada em consideração.

PANCREATITE

Pontos principais – *Zhongwan* (VC 12), *Liangmen* (E 21), *Neiguan* (CS 6), *Zusanli* (E 36), *Yanglingquan* (VB 34).
Método – É necessário estimulação intensa. Após a inserção, rotacionar a agulha por 2 a 3min e mantê-la por 30 a 60min. Rotacionar a cada 5 a 10min. Durante o estágio agudo, tratar 3 a 4 vezes/dia e conectar o aparelho de eletroacupuntura com todas as agulhas por 30 a 60min.

Pontos complementares
Febre: *Quchi* (IG 11), *Hegu* (IG 4).
Distensão abdominal: *Daheng* (BP 15), *Qihai* (VC 6).
Icterícia: *Danshu* (B 19), *Zhiyang* (VG 9).
Pancreatite crônica: *Ganshu* (B 18), *Pishu* (B 20), *Qihai* (VC 6); combinado com moxibustão.

Outras terapias

Auriculopuntura

Pontos – Pâncreas, Vesícula Biliar, Fim da Helix Crus Inferior, *Shenmen*.
Método – Empregar agulhas filiformes para conduzir estimulação forte e retê-las por 30 a 60min, ou realizar embutimento intradérmico das agulhas nos pontos por 2 a 3 dias.
Observações – Para tratar casos severos, medicações ou mesmo cirurgia podem ser incorporadas. Acupuntura tem efeito certo no alívio da dor.

REFERÊNCIA

Resultados observados do tratamento com Acupuntura de 13 casos de pancreatite aguda.
Pontos – a) *Shangwan* (VC 13), *Pishu* (B 20), *Zusanli* (E 36), *Hegu* (IG 4); b) *Zhongwan* (VC 12), *Weishu* (B 21), *Xiajuxu* (E 39), *Dazhui* (VG 14); c) *Danshu* (B 19), *Neiguan* (CS 6), *Yanglingquan* (VB 34), *Daheng* (BP 15).
Método – Inserir cada um dos 3 grupos de pontos anteriores por 10 a 15min e alternar a cada 2h. Realizar estimulação forte e utilizar impulsos elétricos de ondas esparsas intensas para intensificar o estímulo.
Resultados – Todos os casos foram tratados apenas com Acupuntura, exceto 1 em que houve administração de soro endovenoso, devido a hipertermia e vômito persistentes. Após o tratamento com Acupuntura por 5 a 7 dias, os sintomas desapareceram, conseqüentemente a cura clínica foi obtida.
(**Fonte** – Chinese Acupuncture & Moxibustion, (6):33, 1987.)

COLECISTITE E COLÉLITO

Pontos principais – *Zhangmen* (F 13), *Qimen* (F 14), *Danshu* (B 19), *Dannangxue* (Extra), *Yanglingquan* (VB 34), *Quchi* (IG 11).
Método – Estimulação moderada é necessária e após a inserção, elevar, empurrar e rotacionar as agulhas por 3 a 5min, mantendo-as

142 *Selecionando os Pontos Certos de Acupuntura*

então por 30 a 60min. Durante a permanência das agulhas, rotacioná-las a cada 10min. Tratar diariamente. Em caso de um ataque de cólica, estimular fortemente *Danshu* (B 19) e *Yanglingquan* (VB 34). Rotacionar continuamente as agulhas até que a dor diminua. Tratar 2 a 3 vezes/dia.

Pontos complementares
Náusea e vômito: *Neiguan* (CS 6).
Hipertermia: *Dazhui* (VG 14), *Hegu* (IG 4).
Obstipação: *Zhigou* (TA 6).
Icterícia: *Zhiyang* (VG 9).

Outras terapias

1. Eletroacupuntura

Pontos – *Riyue* (VB 24, lado direito), *Qimen* (F 14, lado direito), *Dannangxue* (Extra), *Zusanli* (E 36).
Método – Empregar onda esparsa intensa. Estimulação forte é necessária, mas sem ultrapassar a tolerância do paciente. Tratar diariamente, 30 a 60min cada vez.

2. Hidroacupuntura

Pontos – *Qimen* (F 14, lado direito), *Zusanli* (E 36, lado direito).
Método – Injetar 2,5ml de novocaína a 0,5 % em cada um dos pontos anteriores, 1 ou 2 vezes/dia.

3. Auriculopuntura

Pontos – Vesícula Biliar, Fígado, Pâncreas, *Shenmen*, Cérebro, Fim da Helix Crus Inferior.
Método – Selecionar 2 a 3 dos pontos anteriormente mencionados cada vez, dando estimulação forte e mantendo as agulhas por 20 a 40min. Aparelho elétrico também pode ser conectado às agulhas. Tratar 1 ou 2 vezes/dia.

4. Acupressão

Pontos – *Danshu* (B 19), *Ganshu* (B 18).
Método – Pressionar os pontos anteriormente mencionados, bilateralmente, com os polegares, 5 a 10min cada ponto, 1 ou 2 vezes/dia.
Observações – Acupuntura tem bom efeito analgésico no tratamento de colecistite e colélito agudos simples.

REFERÊNCIAS
1. Resultados observados de 150 casos de colecistite aguda tratados com Acupuntura.

Terapias de Acupuntura   143

Pontos – Xisixue (Extra, lado direito, localizado 4*cun* acima da borda lateral da patela com o joelho flexionado), *Yanglingquan* (VB 34), *Qimen* (F 14).

Método – Inserir perpendicular e suavemente, e após a chegada do *Qi*, rotacionar a agulha no sentido anti-horário. Inserir *Yanglingquan* (VB 34) em ângulo de 95° e rotacionar a agulha em sentido anti-horário, a fim de conduzir a propagação para cima ao longo da coxa. Inserir *Qimen* (F 14) em ângulo de 45° e rotacionar a agulha em sentido horário, após a chegada do *Qi*. Manter as agulhas por 30min. Rotacionar a cada 10min.

Resultados – De 150 casos tratados, 142 foram curados e 8 falharam.

(***Fonte*** – Chinese Acupuncture & Moxibustion, 6(4):5, 1986.)

2. Observações clínicas de 63 casos de cólica biliar tratados com Acupuntura.

Pontos e método – De acordo com a amostra randomizada, 18 casos foram agulhados no *Dannangxue* (Extra), 18 foram agulhados no *Zusanli* (E 36) e 27 também foram agulhados no *Zusanli* (E 36), mas conectados a um aparelho de eletroacupuntura para estimulação forte. Todos os casos foram inseridos bilateralmente. Uma agulha filiforme de 2,5*cun* foi inserida perpendicularmente no Ponto *Zusanli* (E 36) e uma agulha de 1,5*cun* foi inserida no Ponto *Dannangxue* (Extra, localizado 5/12 medial, na região dorsal do segundo osso metacárpico). As agulhas foram elevadas e empurradas para redução, e após a obtenção da sensação de inserção de adormecimento local, distensão, peso e dor, as agulhas foram mantidas por 30min. Simultaneamente, a medicação de decocção Bupleurum principal foi administrada por via oral.

Resultados – De 63 casos tratados, 6 mostraram efeito clínico marcante, 30 mostraram algum efeito, 21 melhoraram e 6 falharam.

(***Fonte*** – Jiangxi Journal of Traditional Chinese Medicine, (4):34, 1988.)

3. Observações do efeito terapêutico de 114 casos de colélito tratados com auriculopuntura.

Pontos – Fígado, Vesícula Biliar, Duodeno, *Sanjiao*.

Método – Fixar sementes de vaccaria nos Pontos Auriculares com fita adesiva, alternar as 2 orelhas a cada 2 dias. Cinco semanas de tratamento constituem 1 curso. Pedir ao paciente que pressione os pontos por 20min após cada refeição e antes de dormir. Quando houver dor abdominal, os pontos podem ser pressionados imediatamente para suavizar a dor.

Resultados – De 114 casos tratados, 99 obtiveram a eliminação das pedras, totalizando 86,8%; a eliminação mínima foi superior a 10 pedaços de pedras arenosas, enquanto a máxima foi superior a 100 pedaços de pedras de 5 a 15mm de diâmetro; 67 submetidos a exame

144　*Selecionando os Pontos Certos de Acupuntura*

ultra-sônico B após o tratamento, mostraram que 6 deles haviam eliminado todas as pedras.

(***Fonte*** – Chinese Acupuncture & Moxibustion, (5):23, 1987.)

4. Observações clínicas de 100 casos de colélito tratados com acupressão.

Pontos principais – Vesícula Biliar, Fígado, Baço, Estômago, Ápice Inferior do Trago.

Pontos complementares

Obstipação: Intestino Grosso.

Insônia: Fim da Helix Crus Inferior, *Shenmen*.

Palpitação e sensação de plenitude torácica: Coração, Pulmão.

Método – Colocar sementes de vaccaria em um plástico com 0,5 x 0,5cm. Colar então nos Pontos Auriculares e pressionar. Alternar as orelhas a cada 2 dias. Trinta dias de tratamento constituem 1 curso, sendo que entre 2 cursos é necessário um intervalo de 10 dias. A pressão deve ser feita 1 vez de manhã, 1 vez à tarde, 1 à noite e 1 antes de dormir, até que um ardor ou sensação de queimação da orelha faça-se presente, ou igualmente a sensação de propagação ao longo dos Meridianos e Colaterais do corpo. Dieta gordurosa deve ser combinada.

Resultados – De 100 casos tratados, 96 eliminaram as pedras, entre eles 3 eliminaram completamente, 4 permaneceram inalterados. Geralmente a eliminação começou após 1 a 15 tratamentos, mas aqueles que sofrem de colecistite atrófica, iniciaram a evacuação das pedras após mais de 16 tratamentos. Quando havia um ataque agudo de colecistite crônica, a evacuação das pedras iniciava após a normalização da inflamação. Foram necessários 1 a 4 cursos para a evacuação total das pedras. A eliminação era clara para pedras com menos de 8mm de diâmetro, e as pedras com mais de 12mm de diâmetro raramente eram evacuadas.

(***Fonte*** – Shaanxi Journal of Traditional Chinese Medicine, 7(5):216, 1986.)

OBSTIPAÇÃO

Pontos principais – *Dachangshu* (B 25), *Tianshu* (E 25), *Zhigou* (TA 6), *Shangjuxu* (E 37).

Método – Produzir estimulação moderadamente forte e realizar rotação contínua da agulha no *Tianshu* (E 25) por 5 a 10min. Manter as agulhas por 10 a 20min e tratar diariamente.

Pontos complementares

Calor acumulado no Estômago e Intestinos: *Hegu* (IG 4), *Quchi* (IG 11), *Neiting* (E 44).

Obstipação resultando da Estagnação do *Qi*: *Zhongwan* (VC 12), *Yanglingquan* (VB 34), *Xingjian* (F 2).

Deficiência do *Qi* e Sangue: *Pishu* (B 20), *Weishu* (B 21).

Terapias de Acupuntura 145

Estagnação do Frio devido à Deficiência do *Yang*: Moxar *Shenque* (VC 8), *Qihai* (VC 6).

Outras terapias

1. Auriculopuntura

Pontos – Porção Inferior do Reto, Intestino Grosso, Cérebro.
Método – Aplicar estimulação moderadamente forte e manipulação periódica das agulhas. Mantê-las por 10 a 20min. Tratar diariamente ou em dias alternados.

2. Eletroacupuntura

Pontos–Daheng (BP 15), *Xiajuxu* (E 39); ou *Zhigou* (TA 6), *Shimen* (VC 5).
Método – Conectar o eletroestimulador às agulhas por 10 a 20min com ondas esparsas intensas. Tratar a cada 2 dias e alternar os 2 grupos de pontos.
Observações – Acupuntura tem bom efeito no tratamento dessa doença. Os fatores causais devem ser encontrados para os casos inalterados após um número de tratamentos.

REFERÊNCIAS

1. Resultados observados do tratamento de 8 casos de obstipação habitual com inserção do *Chengshan* (B 57).
   Ponto – *Chengshan* (B 57).
   Método – Aplicar a Acupuntura 1 vez/dia.
   Resultados – De 8 casos tratados, 7 foram curados com 10 tratamentos e 1 permaneceu inalterado.
   (**Fonte** – Journal of Traditional Chinese Medicine, 21(10):16, 1980.)
2. Resultados observados de 53 casos de obstipação habitual tratados com acupressão auricular.
   Pontos principais – Intestino Grosso, Porção Inferior do Reto, Abdome, Meio da Cymba.
   Pontos complementares
   Debilidade constitucional após período prolongado de doença, senilidade e pós-parto: Baço, Estômago, Intertrago, Cérebro.
   Síndrome do excesso: Pulmão, *Sanjiao*.
   Método – Pressionar todos os pontos para encontrar os pontos sensíveis. Colar então sementes de vaccaria para pressionar. As sementes devem ser trocadas a cada 5 a 7 dias.
   Resultados – De 53 casos tratados, 12 foram basicamente curados, 24 mostraram efeito marcante, 12 melhoraram e 5 permaneceram inalterados.
   (**Fonte** – Chinese Acupuncture & Moxibustion, (4):14, 1987.)

146 *Selecionando os Pontos Certos de Acupuntura*

HEMORRÓIDAS

Pontos principais – *Changqiang* (VG 1), *Baihuanshu* (B 30), *Chengshan* (B 57), *Erbai* (Extra).

Método – Inserir exatamente *Changqiang* (VG 1) para causar a extensão da sensação de inserção ao ânus. Agulhar *Baihuanshu* (B 30) inferior e medialmente deixando que a sensação de inserção irradie-se ao ânus. Agulhar *Chengshan* (B 57) com inclinação ascendente em profundidade de 2,5 a 3*cun* com estimulação forte. Inserir perpendicularmente no *Erbai* (Extra), em profundidade de 0,5 a 1*cun*. Manter as agulhas por 30min com manipulação periódica a cada 5 a 10min. Tratar diariamente.

Pontos complementares
Inchaço e dor no ânus: *Zhibian* (B 54).
Sangramento: *Xuehai* (BP 10), *Qihaishu* (B 24).
Obstipação: *Dachangshu* (B 25), *Tianshu* (E 25).

Outras terapias

1. Terapia da picada

Pontos – Escolher 1 ou várias erupções vermelhas nas redondezas (do mesmo tamanho da ponta da agulha), bilateralmente a T7 até a região lombossacral, como os pontos a serem picados.

Método – Usar uma agulha espessa para picar os pontos, causando-lhes sangramento. Tratar 1 vez a cada 7 dias.

2. Auriculopuntura

Pontos – Porção Inferior do Reto, *Shenmen*, Cérebro.

Método – Usar agulhas filiformes com estimulação moderada. Mantê-las por 20 a 30min. Tratar diariamente.

3. Eletroacupuntura

Pontos – *Zhishu* (Extra, 1*cun* lateral ao *Mingmen*, VG 4), *Changqiang* (VG 1), *Chengshan* (B 57), *Huiyang* (B 35).

Método – Escolher 2 a 3 pontos por sessão. Após obter a sensação de inserção, conectar as agulhas a um eletroestimulador por 5 a 10min. Limitar a quantidade de estimulação de acordo com a tolerância do paciente. Tratar 2 a 3 vezes/semana.

4. Sangria

Ponto – *Yinjiao*-Boca (VG 28).

Método – Usar uma agulha de 3 pontas para agulhar o ponto e causar sangramento.

Observações – Acupuntura e moxibustão são muito efetivas no alívio da dor e inchaço associados a hemorróidas.

REFERÊNCIA

Resultados observados da inserção de *Chengshan* (B 57) no tratamento de 100 casos de dor associada à hemorróida.

Pontos – *Chengshan* (B 57) bilateral.

Método – Inserir as agulhas em profundidade de 1,5*cun* com estimulação forte. Mantê-las por 30min com manipulação periódica a cada 5min.

Resultados – A taxa de efetividade para hemorróidas internas alcançou 100%, hemorróidas externas 96% e hemorróidas mistas 96,7%.

(**Fonte** – Chinese Acupuncture & Moxibustion (2):23, 1986.)

PROLAPSO DO RETO

Pontos principais – *Changqiang* (VG 1), *Baihui* (VG 20), *Chengshan* (B 57), *Tigangxue* (Extra, no ponto entre 3 e 9h ao redor do ânus, 0,5*cun* lateral ao centro do ânus).

Método – Para inserir *Changqiang* (VG 1), colocar a agulha entre o reto e o cóccix, com 0,5 e 1*cun* de profundidade até que a sensação de inserção difunda-se ao redor do ânus. Realizar estimulação moderadamente forte no *Chengshan* (B 57). Agulhar *Tigangxue* (Extra) com profundidade de 1,5*cun*, manter as agulhas por 10 a 20min e manipular a cada 4min. Aplicar sobre *Baihui* (VG 20) suave moxibustão com bastão de moxa por 10 a 20min, ou moxar após a inserção. Tratar diariamente ou em dias alternados. Dez tratamentos constituem 1 curso.

Pontos complementares

Deficiência do *Qi* e debilidade constitucional: *Qihai* (VC 6), *Zusanli* (E 36), *Pishu* (B 20).

Vermelhidão, dolorimento, febre e edema associados: *Quchi* (IG 11), *Yinlingquan* (BP 9).

Outras terapias

1. Terapia da picada

Pontos – Qualquer local, 1,5*cun* lateral à linha média posterior entre a terceira vértebra lombar e a segunda vértebra sacral.

Método – Aplicar a técnica de esterilização convencional, com tintura de iodo e álcool, na pele do local picado. Segurar a agulha com a mão direita e, após empurrar a ponta da agulha na pele, com o dedo indicador da mão

148 *Selecionando os Pontos Certos de Acupuntura*

esquerda, puxar a pele em direção a ponta da agulha, para que a agulha penetre a pele. Então, elevar a ponta da agulha e mover ligeiramente para picar as fibras subcutâneas, ou para cortar várias dúzias da substância branca fibriforme subcutânea. Após a operação, esterilizar o local com tintura de iodo e álcool, cobrir com gaze anti-séptica e fixá-la. Tratar 1 vez/semana ou a cada 10 dias. Picar 1 local a cada tratamento.

2. Auriculopuntura

Pontos – Porção Inferior do Reto, Cérebro, *Shenmen*.
Método – Selecionar os pontos anteriores nas 2 orelhas e puncionar com agulhas filiformes a fim de obter estimulação moderada. Mantê-las por 30min. Tratar diariamente e 10 tratamentos constituem 1 curso.

3. Acupuntura cutânea

Pontos – *Dachangshu* (B 25), *Ciliao* (B 32), Pontos *Jiaji* (Extra, da segunda a décima vértebras torácicas), *Changqiang* (VG 1), *Baihuanshu* (B 30).
Método – Golpear levemente cada ponto por 3 a 5min, até que a pele torne-se congesta ou haja um ligeiro sangramento. Tratar em dias alternados.

4. Eletroacupuntura

Pontos – *Changqiang* (VG 1), *Tigangxue* (Extra), *Chengshan* (B 57).
Método – Empregar ondas periódicas ou esparsas intensas. Selecionar a freqüência em 20 vezes/min, e a intensidade da estimulação de acordo com a tolerância do paciente, mas sem dor. Haverá intensa contração, insensibilidade e distensão dos tecidos moles da região perianal, após a conecção da corrente. Um tratamento dura de 15 a 30min. Tratar em dias alternados. Dez tratamentos constituem 1 curso, é necessário intervalo de 5 dias entre 2 cursos.
Observações – Acupuntura tem efeito certo no tratamento do prolapso de ânus, mas a efetividade só é satisfatória para casos agudos. Casos crônicos requerem tratamentos adicionais.

REFERÊNCIA

Resultados observados do tratamento de 67 casos pediátricos de prolapso do reto na síndrome de deficiência, com Acupuntura.
Pontos – *Baihui* (VG 20), *Changqiang* (VG 1), *Huiyang* (B 35), *Chengshan* (B 57).
Método – Após rápida inserção das agulhas, empurrar suavemente e elevar lentamente 9 vezes cada agulha. Mantê-las por 20min. A

profundidade no *Changqiang* (VG 1) é de 1,5*cun*, enquanto a ponta da agulha penetra 1,5*cun* medialmente no *Huiyang* (B 35). Tratar diariamente. Seis tratamentos constituem 1 curso. Realizar 3 cursos consecutivamente.

Resultados – De 67 casos tratados, 63 foram curados e 4 falharam. (**Fonte** – Chinese Acupuncture & Moxibustion, 5(6):7, 1985.)

ASCARÍASE

Nematóide no intestino

Pontos principais – *Sifeng* (Extra), *Baichongwo* (Extra), *Tianshu* (E 25), *Qihai* (VC 6), *Daheng* (BP 15).

Método – Picar *Sifeng* (Extra) com uma agulha filiforme fina e comprimir para eliminar um fluido branco. Agulhar os demais pontos com estimulação moderada e manipulação repetida. Manter as agulhas por 10 a 30min. Tratar diariamente.

Pontos complementares
Vômito: *Neiguan* (CS 6), *Zhongwan* (VC 12).

Distensão abdominal: *Ganshu* (B 18), *Pishu* (B 20), com método de reforço e moxibustão; *Neiting* (E 44), com método de redução.

Nematóide no trato biliar

Pontos principais – *Burong* (E 19), *Juque* (VC 14), *Yanglingquan* (VB 34), *Taichong* (F 3), *Qimen* (F 14).

Método – Usar agulhas filiformes. Agulhar superficialmente com manipulação repetida. Retirá-las após alívio da dor. Tratar 2 a 3 vezes/dia.

Pontos complementares
Vômito: *Neiguan* (CS 6), *Zhongwan* (VC 12).

Dor severa: *Sibai* (E 2) associado ao *Yingxiang* (IG 20), *Dannangxue* (Extra).

Outras terapias

1. Auriculopuntura

Pontos – Fim da Helix Crus Inferior, *Shenmen*, Fígado, Vesícula Biliar e Pâncreas.

Método – Usar agulhas filiformes com estimulação forte. Mantê-las por 30 a 60min com manipulação periódica ou usar um eletroestimulador por 20min. Tratar 1 ou 2 vezes/dia. Este método é aplicável aos nematóides no trato biliar.

150   *Selecionando os Pontos Certos de Acupuntura*

2. Terapia da eletroestimulação

Pontos – *Danshu* (B 19), Ponto *Ashi.*

Método – Na cólica biliar aguda, colocar o cátodo no *Danshu* (B 19) no lado direito, e o ânodo no Ponto *Ashi* abaixo da costela do lado direito. Tratar 1 vez/3 a 5min. Se não obtiver o resultado esperado, iniciar um novo tratamento após 30min.

Observações – Acupuntura e moxibustão são muito efetivas no alívio da dor e eliminação de parasitas, no tratamento da ascaríase.

REFERÊNCIAS

1. Resultados observados do tratamento de 34 casos de ascaríase, com Acupuntura.

   Pontos principais – Pontos *Jiaji* (Extra, de T7) ou *Zhiyang* (VG 9).

   Pontos complementares – *Danshu* (B 19), *Pishu* (B 20), *Weicang* (B 50), no lado direito.

   Método – Selecionar os Pontos *Jiaji* T7 bilateralmente e inserir em ângulo perpendicular. Alterar então, a direção da agulha para um ângulo de 65° para com a pele, em profundidade de 1*cun.* Tentar deixar a ponta da agulha tocar o periósteo espinhal. Aplicar o método de redução com pequena amplitude, até que o paciente sinta os músculos relaxarem no tórax e abdome. Manter as agulhas por 20 a 30min. Quanto aos pontos complementares, agulhar de acordo com os procedimentos de rotina.

   Resultados – De 34 casos tratados, 28 foram curados (sintomas e sinais desapareceram após 1 tratamento, não voltando durante 24h), efeito marcante (sintomas desapareceram, mas alguns sinais perduraram após 1 tratamento) foi visto em 4 casos, e melhora (após 1 tratamento os sintomas desapareceram e a dor reapareceu em 24h) em 2 casos.

   (**Fonte** – Fujian Journal of Traditional Chinese Medicine, 16(6):57, 1985.)

2. Estudo clínico da inserção de *Danshu* (B 19) e *Pishu* (B 20) no tratamento de 520 casos de ascaríase no trato biliar.

   Pontos e método – Inserir *Danshu* (B 19) e *Pishu* (B 20).

   Resultados – Os casos curados com 1 a 3 tratamentos chegaram a 309, com mais de 4 tratamentos totalizaram 181, 30 casos permaneceram inalterados.

   (**Fonte** – Jiangxi Journal of Traditional Chinese Medicine, (4):27, 1981.)

3. Resultados observados da auriculopuntura no tratamento de 18 casos de ascaríase no trato biliar.

   Pontos – Pâncreas, Duodeno, todos na orelha direita.

   Método – Inserir as agulhas na cartilagem.

Resultados – De 18 casos tratados, 16 foram curados, houve melhora em 1 e 1 caso permaneceu inalterado.

(**Fonte** – Chinese Acupuncture & Moxibustion, (2):5, 1986.)

4. Observação da Acupuntura no alívio da dor no tratamento de 70 casos de ascaríase no trato biliar.

Pontos – *Juque* (VC 14), *Jiuwei* (VC 15), *Burong* (E 19), *Shangwan* (VC 13), *Zhongwan* (VC 12).

Método – Escolher 1 a 2 pontos por sessão. O paciente deve ficar em posição supina com os joelhos fletidos. Inserir a agulha 20 a 35mm para obter a sensação de inserção, mantendo-a por 10 a 30min. Se o efeito desejado não for obtido, continuar a manipulação até que a dor seja completamente aliviada.

Resultados – De 70 casos tratados, efeito marcante foi visto em 48, melhora em 21 e 1 caso sem efeito. A taxa de efetividade total alcançou 98,6%.

(**Fonte** – Chinese Acupuncture & Moxibustion, (5):13, 1987.)

5. Observação dos resultados terapêuticos da Acupuntura no tratamento de 1.279 casos de ascaríase nos intestinos de crianças.

Pontos – *Daheng* (BP 15), *Zusanli* (E 36).

Método – Ao inserir *Daheng* (BP 15), a ponta da agulha deve apontar para o umbigo e formar um ângulo de 60° com a pele, sendo inserida em profundidade de 1,5 a 2,5*cun*. Manipular a agulha com grande amplitude 5 a 6 vezes. Não retê-la. Tratar diariamente por 1 a 3 dias.

Resultados – Em 472 casos os parasitas foram eliminados.

(**Fonte** – New Journal of Traditional Chinese Medicine, (4):37, 1980.)

HEPATITE INFECCIOSA

Pontos principais – *Zhiyang* (VG 9), *Danshu* (B 19), *Yinlingquan* (BP 9), *Zusanli* (E 36).

Método – Agulhar os pontos anteriormente mencionados com agulhas filiformes e aplicar estimulação moderada. Mantê-las por 20 a 30min com manipulação periódica a cada 5 a 10min. Tratar diariamente. Dez tratamentos constituem 1 curso.

Pontos complementares

Amostra de Calor-Úmido: *Dazhui* (VG 14), *Quchi* (IG 11), *Yanglingquan* (VB 34), *Taichong* (F 3), com método de redução.

Amostra de Frio-Úmido: *Pishu* (B 20), *Yanggang* (B 48), *Sanyinjiao* (BP 6), com método de reforço e associado a moxibustão.

Dor no hipocôndrio: Inserir obliquamente *Qimen* (F 14), *Zhigou* (TA 6).

Sensação de asfixia no peito, vômito: *Neiguan* (CS 6), *Gongsun* (BP 4).

Falta de apetite: *Zhongwan* (VC 12).

152　Selecionando os Pontos Certos de Acupuntura

Distensão abdominal: *Tianshu* (E 25), *Qihai* (VC 6).
Diarréia: *Guanyuan* (VC 4), *Tianshu* (E 25), com método de reforço e associado a moxibustão.
Hepatomegalia severa: *Ganshu* (B 18), *Zhangmen* (F 13), *Pigen* (Extra).
Apatia, calafrios: *Mingmen* (VG 4), *Qihai* (VC 6).

Outras terapias

1. Auriculopuntura

Pontos – Fígado, Vesícula Biliar, Baço, Estômago, Fim da Helix Crus Inferior, Raiz do Vago.
Método – Escolher 4 a 6 pontos por sessão. Aplicar com agulhas filiformes e estimulação moderada. Manter as agulhas por 30min. Tratar diariamente ou em dias alternados. Dez tratamentos constituem 1 curso.

2. Hidroacupuntura

Pontos – *Ganshu* (B 18), *Pishu* (B 20), *Zhongdu*-Pé (F 6).
Método – Escolher 2 a 4 pontos por sessão. Usar 0,5 a 1ml de solução de Vitamina B_1 ou B_{12}, injetando em cada ponto de acordo com os procedimentos de rotina da hidroacupuntura. Tratar em dias alternados. Dez tratamentos constituem 1 curso.

3. Acupuntura a laser

Pontos – *Ganshu* (B 18), *Zusanli* (E 36), virilha ou linfonodo cervical.
Método – O aparelho a laser He-Ne é usado para iluminar por 5min cada ponto aplicado com violeta de genciana. Primeiro, dirigir a luz do laser aos linfonodos, depois *Ganshu* (B 18), e então *Zusanli* (E 36). Duas luzes podem ser usadas dos 2 lados alternadamente. Tratar diariamente. Vinte tratamentos constituem 1 curso. Se os sintomas e sinais quase desapareceram e o exame das funções do fígado mostrar-se normal ou próximo ao normal após 1 curso, parar o tratamento e observar pelos próximos 10 dias. Se for efetivo, outro curso pode ser iniciado. Se não houver efeito ou houver náuseas, outras terapias devem ser usadas.
Observações – Acupuntura e moxibustão são efetivas no tratamento da hepatite infecciosa. Quanto a hepatite aguda severa, a combinação de outras terapias deve ser usada parar salvar o paciente. Durante o tratamento, a esterilização deve ser rigorosa, especialmente das agulhas.

REFERÊNCIAS
1. Resultados observados da Acupuntura no tratamento de 121 casos de icteroepatite aguda.

Terapias de Acupuntura 153

Pontos e método: Agulhar *Zusanli* (E 36) e *Yanglingquan* (VB 34) para associar-se ao *Yinlingquan* (BP 9), e *Taichong* (F 3) ao *Yongquan* (R 1). Usar os pontos bilaterais anteriores alternadamente. Tratar diariamente. Se a febre estiver presente, adicionar *Quchi* (IG 11), *Hegu* (IG 4) ou *Dazhui* (VG 14); se houver vômitos, combinar *Neiguan* (CS 6) e *Zhongwan* (VC 12). Para distensão abdominal, levar em consideração *Tianshu* (E 25) e *Dachangshu* (B 25). Aplicar método constante nos casos leves. Usar método redutor para casos com muito Calor-Umidade. Após obter a sensação de inserção, conectar as agulhas a um eletroestimulador.

Resultados – De 121 casos tratados, cura foi obtida em 115, melhora foi vista em 5 e em 1 caso não houve efeito.

(**Fonte** – Liaoning Journal of Traditional Chinese Medicine, (6):48, 1981.)

2. Resultados terapêuticos observados da Acupuntura no tratamento de 29 casos de doenças hepáticas.

Pontos principais – *Zusanli* (E 36), *Ganyanxue* (Extra, 2*cun* abaixo do *Sanyinjiao*, BP 6), *Zhongfeng* (F 4).

Pontos complementares

Distensão abdominal e indigestão: *Gongsun* (BP 4), *Zhongwan* (VC 12).

Náusea e vômito: *Zhigou* (TA 6), *Neiguan* (CS 6).

Estagnação do *Qi* no Fígado: *Zhangmen* (F 13).

Icterícia: *Hegu* (IG 4), *Houxi* (ID 3).

Ascite: *Shuifen* (VC 9), *Qihai* (VC 6), *Sanyinjiao* (BP 6), *Zhongji* (VC 3), ou aplicar auriculopuntura.

Método – Aplicar com método uniforme. Reter as agulhas por 1h. Se usar pontos bilaterais, escolher os pontos de um lado em 1 sessão. Alternar os pontos bilaterais. Quinze tratamentos constituem 1 curso. Iniciar um novo curso após 5 dias de descanso.

Resultados – Em 11 casos de hepatite aguda, 10 foram curados, melhora foi vista em 1 caso. De 11 casos de hepatite crônica, 10 foram curados, melhora foi vista em 1 caso. De um total de 7 outros casos (3 tiveram cirrose hepática no estágio inicial, 3 tiveram ascite devido à cirrose, 1 teve sintomas similares a distúrbios hepáticos mas não apresentou sinais físicos) exceto 1 caso com cirrose hepática no estágio inicial, os outros 6 casos tiveram melhora. O número de tratamentos foi de 23 a 155.

(**Fonte** – Shaanxi Journal of Traditional Chinese Medicine, "Additional Publication of Acupuncture and Moxibustion", 14, 1981.)

RESFRIADO COMUM

Pontos principais – *Fengchi* (VB 20), *Hegu* (IG 4), *Lieque* (P 7), *Dazhui* (VG 14).

Método – Aplicar estimulação moderada em todos os pontos. Aplicar *Fengchi* (VB 20) e deixar a sensação de inserção estender-se à nuca e à cabeça.

Pontos complementares
Obstrução nasal: *Yingxiang* (IG 20).
Cefaléia: *Taiyang* (Extra), *Yintang* (Extra).
Faringite: *Shaoshang* (P 11), causando sangramento com agulha de 3 pontas.
Febre: *Quchi* (IG 11).
Sensibilidade e dor nas costas: *Feishu* (B 13), aplicando ventosas.

Outras terapias

1. Auriculopuntura

Pontos – Pulmão, Nariz Interno, Ápice Inferior do Trago e Testa.
Método – Agulhar com estimulação moderada e manipulação periódica por 2 a 3min. Reter as agulhas por 20 a 30min. Se houver faringite, adicionar *Tonsil* (Extra). Tratar diariamente.
Observações – Quando o resfriado comum for prevalente, agulhar *Zusanli* (E 36) e reter a agulha por 10 a 15min ou aplicar moxibustão com bastão de moxa no *Zusanli* (E 36) por 5 a 8min. Tratar diariamente por 3 dias. Isto pode prevenir a doença.

REFERÊNCIA

Resultados observados do tratamento de resfriado comum agulhando 1 ponto.
Ponto – *Yemen* (TA 2).
Método – Usar agulha filiforme para puncionar em ângulo em direção ao espaço entre os ossos metacárpicos, rodando para direita e esquerda várias vezes. Geralmente, agulhar o ponto de um lado para o tratamento. Se não obtiver o efeito desejado, agulhar o ponto do lado oposto. Reter as agulhas por 15 a 30min.
Resultados – De 394 casos tratados, 247 ou 63% foram curados com o desaparecimento de todos os sintomas, aqueles cujos sintomas quase foram eliminados somaram 82 ou 21%; efeito marcante foi visto em 36 ou 9%; melhora em 20 ou 5%; sem efeito em 9 casos ou 2%.
(**Fonte** – Henan Traditional Chinese Medicine, 8(4):19, 1988.)

BRONQUITE AGUDA

Pontos principais – *Feishu* (B 13), *Chize* (P 5), *Hegu* (IG 4), *Lieque* (P 7).

Método – Reduzir todos os pontos anteriores com o uso de estimulação forte e reter as agulhas por 10 a 20min, manipulando-as a cada 5min. Tratar 1 ou 2 vezes diariamente, de acordo com a gravidade da doença.

Pontos complementares

Febre e calafrios: *Fengchi* (VB 20), *Fengmen* (B 12), com moxibustão após a inserção.

Hiperpirexia: *Dazhui* (VG 14), *Quchi* (IG 11).

Tosse intensa: *Tiantu* (VC 22).

Obstrução nasal com rinorréia: *Yingxiang* (IG 20).

Faringite intensa: *Shaoshang* (P 11), sangrado com agulha de 3 pontas.

Escarro excessivo: *Fenglong* (E 40).

Outras terapias

1. Auriculopuntura

Pontos – Pulmão, Traquéia, *Shenmen*, Fim da Helix Crus Inferior, Ápice Inferior do Trago.

Método – Usar agulhas filiformes para produzir estimulação moderada e depois retê-las por 20 a 30min. Tratar diariamente.

2. Hidroacupuntura

Pontos – *Feishu* (B 13), *Dingchuan* (Extra), *Fengmen* (B 12), *Dazhu* (B 11).

Método – Selecionar 2 pares de pontos para cada tratamento, prescrever um tipo de solução antibiótica para injeção intramuscular (fazer teste de sensibilidade dérmica quando necessário), e injetar 0,5ml do líquido medicinal em cada ponto usando a rotina da hidroacupuntura. Tratar diariamente.

3. Acupuntura cutânea

Pontos – Nuca, Meridiano da Bexiga, da primeira a sétima vértebras torácicas, Meridiano do Estômago na vista anterior do pescoço.

Método – Golpear fortemente com agulha cutânea até causar sangramento. Tratar diariamente.

4. Ventosa

Pontos – Região dorsal superior, de *Dazhu* (B 11) até *Geshu* (B 17), bilateral.

Método – Aplicar ventosa móvel para causar hiperemia de pele. Tratar diariamente.

156 *Selecionando os Pontos Certos de Acupuntura*

Observações – Acupuntura tem efeitos bem favoráveis no tratamento da bronquite aguda.

BRONQUITE CRÔNICA

Pontos principais – *Feishu* (B 13), *Chize* (P 5), *Dingchuan* (Extra), *Tiantu* (VC 22).

Método – Agulhar os pontos com estimulação moderada e método uniforme. Reter as agulhas por 20 a 30min com manipulação periódica a cada 5 a 10min, ou conectar a um eletroestimulador por 15min após obter a sensação de inserção. Tratar diariamente ou em dias alternados. Dez tratamentos constituem 1 curso.

Pontos complementares
Asma: *Shanzhong* (VC 17).

Dor no tórax e hipocôndrio: *Shanzhong* (VC 17), *Yanglingquan* (VB 34), *Zhigou* (TA 6).

Umidade e mucosidade excessivas: *Fenglong* (E 40), *Pishu* (B 20).

Fogo do Fígado atacando o Pulmão: *Zhigou* (TA 6), *Xingjian* (F 2) com método de redução.

Yin Deficiente do Pulmão e do Rim: *Shenshu* (B 23), *Taixi* (R 3), *Gaohuangshu* (B 43), com método de reforço.

Yang Deficiente do Baço e do Rim: *Shenshu* (B 23), *Pishu* (B 20), *Qihai* (VC 6), *Zusanli* (E 36), com método de reforço e combinado com moxibustão.

Outras terapias

1. Auriculopuntura

Pontos – Pulmão, Traquéia, Ápice Inferior do Trago, Fim da Helix Crus Inferior, Asma-Orelha.

Método – Escolher 2 a 3 pontos por sessão. Usar agulhas filiformes com estimulação moderada. Retê-las por 30min com manipulação periódica. Tratar diariamente ou em dias alternados. Dez tratamentos constituem 1 curso, ou usar embutimento de agulha por 1 a 2 dias, tratando em dias alternados. Cinco tratamentos constituem 1 curso. Usar os Pontos Auriculares alternadamente. Sementes de vaccaria podem ser aplicadas aos pontos. Instruir o paciente para pressioná-las 3 a 5 vezes/dia. Remover e trocar as sementes a cada 3 dias.

2. Sutura embutida nos pontos

Pontos – *Shanzhong* (VC 17), *Feishu* (B 13), *Dingchuan* (Extra), *Shenshu* (B 23).

Método – Operar de acordo com os procedimentos de rotina da sutura embutida nos pontos. Tratar 2 vezes/mês. Tratamento durante 3 meses constitue 1 curso.

3. Método da incisão

Pontos – *Shanzhong* (VC 17), *Feishu* (B 13).
Método – Operar de acordo com os procedimentos de rotina do método de incisão. O método pode ser repetido após 2 a 3 semanas.

4. Hidroacupuntura

Pontos – *Feishu* (B 13), *Dingchuan* (Extra), *Fengmen* (B 12), *Quchi* (IG 11), *Chize* (P 5), *Fenglong* (E 40).
Método – Escolher 2 a 4 pontos por sessão. Injetar 0,5ml de solução de Vitamina B_1 (100 mg/ml) de acordo com os procedimentos de rotina da hidroacupuntura em cada ponto. Tratar em dias alternados. Dez tratamentos constituem 1 curso.

5. Digitopressão

Pontos – O par de pontos na parte ampla inferior da primeira a quinta juntas esternocostais, e pontos sensíveis como pontos secundários.
Método – Escolher 1 a 2 pares de pontos por sessão. Pressionar e deslizar seus dedos no osso onde o ponto está localizado. Manter pressão em cada ponto por 7 a 15min. Tratar 2 vezes/dia. Dez tratamentos constituem 1 curso.
Observações – Combinação dos métodos anteriormente mencionados pode obter um efeito terapêutico seguro no tratamento da bronquite crônica.

REFERÊNCIA

Resultados observados da auriculopuntura no tratamento de 100 casos de bronquite crônica.
Pontos – Traquéia, Ápice Inferior do Trago, Próstata.
Mucosidade excessiva: Baço.
Método – Usar sementes de mostarda, sementes de vaccaria ou agulhas intradérmicas para implantação nas orelhas. Trocar as sementes ou agulhas após 5 dias. Cinco tratamentos constituem 1 curso.
Resultados – De 100 casos tratados, 47 foram controlados, efeito marcante foi visto em 43, houve melhora em 6, não houve efeito evidente em 4 casos. A taxa de efetividade total a curto prazo foi de 96%.
(**Fonte** – Shanghai Journal of Acupuncture and Moxibustion, (2):12, 1987.)

158   *Selecionando os Pontos Certos de Acupuntura*

ASMA BRÔNQUICA

Pontos principais – Dingchuan (Extra), *Feishu* (B 13), *Shanzhong* (VC 17), *Tiantu* (VC 22).

Método – Agulhar *Dingchuan* (Extra) e *Shanzhong* (VC 17) com manipulação vibratória. Reter as agulhas por 20 a 30min com manipulação periódica. Tratar 1 ou 2 vezes/dia durante a fase aguda, mas diariamente ou em dias alternados durante a fase de recuperação.

Pontos complementares

Asma brônquica crônica: *Shenzhu* (VC 12), *Gaohuangshu* (B 43), aplicando moxibustão indireta com alho.

Fraqueza no corpo: *Zusanli* (E 36), *Qihai* (VC 6), combinados com moxibustão.

Mucosidade profusa: *Fenglong* (E 40), *Chize* (P 5).

Asma brônquica alérgica: *Xuehai* (BP 10).

Outras terapias

1. Acupuntura cutânea (comumente usada na fase aguda)

Pontos e método

a) Usar agulha cutânea para golpear suavemente as eminências tenares e o trajeto dos Meridianos do Pulmão nos antebraços por 15min. Depois golpear o músculo esternocleido mastóideo por outros 15min. Isto tem a função de alívio.

b) Usar agulha cutânea para golpear a região dorsal superior e nuca, particularmente a área entre os 2 Meridianos da Bexiga. Continuar golpeando até que a pele fique quente e o paciente respire mais livremente.

Escolher 1 dos métodos anteriores para o tratamento ou usar os 2 alternadamente.

2. Acupuntura de Punho-Tornozelo

Pontos – Superior 1 e 2, bilateral.

Método – Aplicar os procedimentos de rotina da Acupuntura de Punho-Tornozelo.

3. Método de aplicação

Pontos – Bailao (Extra), *Feishu* (B 13), *Gaohuangshu* (B 43).

Método – Triturar ervas de Brassica Alba, Euphorbia Kansui, Sarum Sieboldi e Corydalis Bulbosa, 15g de cada, até virarem pó. Durante a aplicação, misturar o pó com suco de gengibre para fazer 6 emplastros. Espalhar um pouco de Flos Caryophylli e Cinnamon Twig em pó em cada emplastro. Colocar os emplastros nos pontos anteriores por 2h. O paciente irá experimentar sensações de calor, insensibilidade ou dor após a aplicação. A pele local ficará congesta e vermelha, algumas vezes vesículas podem surgir. O método é aplicável em crianças. Tratar 1 vez a cada 10 dias durante os 30 dias mais quentes do verão. A aplicação pode ser continuada por 3 anos.

4. Hidroacupuntura

Pontos – Pontos *Jiaji* (Extra, de T1 a T6).
Método – Escolher um par de Pontos *Jiaji* (Extra) por sessão. Após obter a sensação de inserção, injetar 0,5 a 1ml de solução de extrato de tecido placentário em cada ponto. Começar com os pontos superiores e descer. Trocar os pontos diariamente para o tratamento. Este método é aplicável em casos de asma brônquica durante o estágio de remissão.

5. Auriculopuntura

Pontos – Asma-Orelha, Ápice Inferior do Trago, Traquéia, Cérebro, Fim da Helix Crus Inferior.
Método – Escolher 2 a 3 pontos por sessão. Agulhar com estimulação forte. Reter as agulhas por 5 a 10min. Tratar diariamente. Dez tratamentos constituem 1 curso.

6. Acupuntura craniana

Pontos – Área da Cavidade Torácica.
Método – Realizar os procedimentos de rotina da Acupuntura craniana.

7. Método de Incisão

Ponto – *Shanzhong* (VC 17).
Método – Após a esterilização de rotina do ponto, administrar novocaína a 2% como anestésico local. Uma incisão transversa, com 0,5cm de comprimento, é feita no ponto. Remover uma pequena porção de tecido gorduroso, e pinçar o ferimento com fórceps hemostático por 30s. Então suturar a incisão. Remover os pontos após 7 dias.

8. Acupuntura a laser

Pontos – *Shanzhong* (VC 17), *Tiantu* (VC 22), *Dingchuan* (Extra), *Feishu* (B 13).
Método – Escolher 2 a 4 pontos por sessão. Iluminar cada ponto por 5 a 10min. Tratar diariamente. Dez tratamentos constituem 1 curso.
Observações – Para um ataque severo de asma brônquica ou asma brônquica persistente, outras medicações devem ser combinadas para

160   Selecionando os Pontos Certos de Acupuntura

o tratamento. Os pontos do peito e costas devem ser suavemente agulhados para que não haja lesão de órgãos internos. A moxibustão é conveniente durante o estágio de remissão.

REFERÊNCIAS

1. Resultados observados da inserção de *Sifeng* (Extra) no tratamento de 37 casos de asma infantil.

   Ponto – *Sifeng* (Extra).

   Método – Estender os dedos do paciente com a palma da mão para cima. Usar uma agulha de 3 pontas para picar rapidamente o ponto em profundidade de 2 a 3mm, drenando uma pequena quantidade de fluido branco e amarelo. Tratar 1 vez a cada 2 dias.

   Resultados – De 37 casos tratados, efeito marcante foi visto em 13, melhora foi vista em 21 e não houve efeito em 3 casos.

   (**Fonte** – Liaoning Journal of Traditional Chinese Medicine, (2):14, 1981.)

2. Observação clínica da eletroacupuntura no tratamento de 60 casos de asma brônquica.

   Ponto – *Kongzui* (P 6).

   Método – Inserir rapidamente a agulha em profundidade de 0,3 a 0,5*cun*. Aplicar método de redução após obter a sensação de inserção. Deixar a sensação de inserção estender-se para cima no peito, e para baixo no polegar do mesmo lado. Conectar a um eletroestimulador por 30 a 60min.

   Resultados – De 60 casos sob observação, 48 foram completa ou basicamente curados. A taxa de efetividade total foi de 100%.

   (**Fonte** – Henan Traditional Chinese Medicine, (6):39, 1982.)

PNEUMONIA

Pontos principais – *Dazhui* (VG 14), *Feishu* (B 13), *Hegu* (IG 4), *Chize* (P 5).

Método – Reduzir todos os pontos com estimulação forte e reter as agulhas por 30min, manipulando periodicamente. Tratar 1 ou 2 vezes/dia.

Pontos complementares

Febre persistente: *Weizhong* (B 40), os 12 pontos *Ting* (P 11, IG 1, ID 1, TA 1, C 9, CS 9) sangrados com agulha de 3 pontas.

Inconsciência e delírio: *Renzhong* (VG 26), *Yongquan* (R 1) estimulado intensamente.

Dor no peito e região costal: *Zhigou* (TA 6).

Escarro excessivo: *Fenglong* (E 40).

Escarro manchado com sangue: *Geshu* (B 17).

Tosse persistente por longos períodos consumindo *Qi* e *Yin*: *Taiyuan* (P 9), *Gaohuangshu* (B 43), *Sanyinjiao* (BP 6), *Zusanli* (E 36), todos com método uniforme.

Inconsciência com convulsão: *Renzhong* (VG 26), *Neiguan* (CS 6), *Guanyuan* (VC 4), *Qihai* (VC 6); *Renzhong* (VG 26) e *Neiguan* (CS 6) com estimulação forte através de agulhas filiformes, enquanto *Qihai* (VC 6) e *Guanyuan* (VC 4) com moxibustão com cones de moxa grandes.

Outras terapias

1. Auriculopuntura

Pontos – Pulmão, Traquéia, Fim da Helix Crus Inferior, Ápice Inferior do Trago.

Método – Aplicar estimulação moderada com agulhas filiformes, as quais devem ser mantidas por 30 a 60min. Nos casos com febre alta pode ser feita sangria na primeira veia no dorso da orelha. Tratar 2 a 3 vezes/dia.

2. Hidroacupuntura

Pontos – *Feishu* (B 13), *Quchi* (IG 11).

Método – Injetar 0,5ml de antibiótico injetável intramuscular em cada ponto de acordo com a rotina da hidroacupuntura. Injetar 1 ou 2 vezes/dia. Teste de sensibilidade dérmico deve ser realizado quando necessário.

3. Ventosas

Pontos – *Fengmen* (B 12), *Feishu* (B 13), *Gaohuangshu* (B 43), Pontos *Ashi* (onde os estertores possam ser ouvidos, nas costas).

Método – O método de rotina com ventosas deve ser feito 1 vez/dia.

Observações – Acupuntura tem efeito claro no tratamento de pneumonias. Aquelas complicadas por insuficiência cardíaca, choque e sintomas de irritação meníngea, devem ser tratadas com medicina ocidental e medicações tradicionais chinesas em adição a Acupuntura.

TUBERCULOSE PULMONAR

Pontos principais – *Chize* (P 5), *Feishu* (B 13), *Gaohuangshu* (B 43), *Zusanli* (E 36) e *Jihexue* (Extra).

Método – Usar agulhas filiformes para dar estimulação moderada. Retê-las por 20 a 30min com manipulação periódica. Aplicar moxibustão no *Feishu* (B 13) e *Gaohuangshu* (B 43). Tratar diariamente e 10 a 15 tratamentos constituem 1 curso.

162 *Selecionando os Pontos Certos de Acupuntura*

Pontos complementares
Tosse hemoptóica: *Geshu* (B 17), *Kongzui* (P 6).
Tosse severa: *Taiyuan* (P 9).
Febre vespertina, sudorese noturna: *Yinxi* (C 6), *Taixi* (R 3).
Emissão seminal: *Zhishi* (B 52), *Guanyuan* (VC 4), *Sanyinjiao* (BP 6).
Amenorréia: *Xuehai* (BP 10).
Deficiência de *Yang* com membros frios: Moxar *Guanyuan* (VC 4).

Outras terapias

1. Auriculopuntura

Pontos – Pulmão, Fim da Helix Crus Inferior, *Shenmen*, Asma-Orelha.
Método – Usar agulhas filiformes com estimulação moderada. Retê-las por 20min com manipulação periódica ou conectar um eletroes-timulador. Tratar diariamente ou em dias alternados. Dez tratamentos constituem 1 curso.

2. Hidroacupuntura

Pontos – *Jihexue* (Extra), *Feishu* (B 13), *Gaohuangshu* (B 43), *Quchi* (IG 11).
Método – Escolher 2 a 3 pontos por sessão. Injetar em cada ponto 0,5ml de solução de Vitamina B_1 de 100mg de acordo com a rotina da hidroa-cupuntura. Tratar diariamente. Dez tratamentos constituem 1 curso.

3. Suturas embutidas nos pontos

Pontos – a) *Gaohuangshu* (B 43); b) *Jihexue* (Extra), *Jueyinshu* (B 14) junto a *Geshu* (B 17), *Zhongfu* (P 1) junto a *Yunmen* (P 2).
Método – Escolher 1 grupo por sessão. Embutir pequenos pedaços de fio cirúrgico nos pontos, de acordo com os procedimentos de rotina das suturas embutidas. Usar 2 grupos de pontos por vez. O intervalo entre 2 sessões é de 20 a 30 dias.
Observações – Acupuntura e moxibustão são terapias complemen-tares efetivas no tratamento da tuberculose pulmonar. São especial-mente aplicáveis aos pacientes cujo resultado terapêutico não é satis-fatório após exposição prolongada a drogas antituberculose.

REFERÊNCIA
Resultados observados da Acupuntura no tratamento de 132 casos de tuberculose pulmonar.
Pontos e método
a) Deficiência de *Yang*: Adotar o princípio de tratamento de promover circulação do *Qi* e aquecer o *Yang*, assim a moxibustão é usada como medida principal.

Deficiência de *Qi* do Pulmão: *Zhongfu* (P 1), *Feishu* (B 13), *Dazhui* (VG 14), *Gaohuangshu* (B 43).

Deficiência de *Yang* do Pulmão e Baço: *Weishu* (B 21), *Zhangmen* (F 13), *Zhongwan* (VC 12), *Zusanli* (E 36).

Deficiência de *Yang* do Pulmão e Rim: *Guanyuan* (VC 4), *Qihai* (VC 6), *Mingmen* (VG 4), *Shenshu* (B 23).

b) *Yin* deficiente: Acupuntura é a medida principal.

Deficiência de *Yin* do Pulmão: Reforçar *Taiyuan* (P 9), *Feishu* (B 13), *Pianli* (IG 6).

Deficiência de *Yin* do Pulmão e Baço: Reduzir *Taibai* (BP 3) e reforçar *Zusanli* (E 36), *Tianshu* (E 25).

Deficiência de *Yin* do Pulmão e Rim: Reforçar *Fuliu* (R 7), *Jingqu* (P 8), *Shenshu* (B 23), *Geshu* (B 17), *Taixi* (R 3) e reduzir *Xingjian* (F 2), *Laogong* (P 8).

Resultados – Entre 132 casos, efeito marcante foi evidente em 16, houve melhora em 39, não houve efeito em 74 e 3 pioraram.

(**Fonte** – Zhejiang Journal of Traditional Chinese Medicine, 16(1): 22, 1981.)

RETENÇÃO E INCONTINÊNCIA URINÁRIAS

Pontos principais – *Zhongji* (VC 3), *Sanyinjiao* (BP 6).

Método – Usar agulhas filiformes com estimulação forte. Retê-las por 20 a 30min com manipulação periódica. Para casos de retenção de urina, atenção às condições da bexiga para não causar-lhe lesões. Quando inserir *Zhongji* (VC 3), inserir a agulha inclinada com a ponta em direção descendente, deixando que a sensação de inserção estenda-se ao períneo. Tratar muitas vezes por dia a fim de induzir a micção. Para incontinência urinária, tratar diariamente ou em dias alternados.

Pontos complementares

Yang Deficiente do Baço e Rim: *Shenshu* (B 23), *Pishu* (B 20), *Taixi* (R 3), *Guanyuan* (VC 4), *Mingmen* (VG 4), combinados com moxibustão.

Estagnação do *Qi* no Fígado: *Ganshu* (B 18), *Taichong* (F 3).

Acúmulo de Umidade e Calor: *Yinlingquan* (BP 9), *Shuidao* (E 28).

Outras terapias

1. *Auriculopuntura*

Pontos – Bexiga, Rim, Uretra, Fim da Helix Crus Inferior, Genitália Externa.

Método – Escolher 2 a 4 pontos por sessão. Usar agulhas filiformes ou conectar a um eletroestimulador com estimulação moderada. Man-

164   *Selecionando os Pontos Certos de Acupuntura*

ter as agulhas por 15 a 20min. Tratar diariamente. Usar os Pontos Auriculares alternadamente.

2. Eletroacupuntura

Ponto – Weidao (VB 28).

Método – Agulhar *Weidao* (VB 28) bilateral com as pontas das 2 agulhas apontando para *Qugu* (VC 2) em profundidade de 2 a 3*cun*. Conectar as agulhas a um eletroestimulador com vibração intermitente por 10 a 20min. Aumentar gradualmente o estímulo. Este método é aplicável no tratamento de retenção urinária.

3. Moxibustão

Pontos – Sanjiaoshu (B 22), *Shenshu* (B 23), *Zhongji* (VC 3), *Ciliao* (B 32).

Método – Usar moxibustão com bastão de moxa ou moxibustão indireta com gengibre. Aplicar moxibustão com bastões de moxa em cada ponto por 3 a 5min. Cones de moxa sobre o gengibre em cada ponto devem ser em número de 5 a 7. Tratar diariamente.

Observações – Acupuntura é definitivamente efetiva no tratamento da retenção e incontinência urinárias. É importante que as causas básicas sejam determinadas e tratadas. Se uma sensação de bexiga cheia estiver presente, ter cuidado de inserir superficialmente e de forma inclinada, não agulhando profundamente e em linha reta.

REFERÊNCIAS

1. Resultados observados da Acupuntura no tratamento da retenção de urina após operação obstétrica.

   Pontos – Taichong (F 3), *Sanyinjiao* (BP 6), *Yinlingquan* (BP 9), e pontos relacionados a dias e horas em termos de "*Caules Celestiais e Ramos Terrenos*"; para constituição fraca adicionar *Zusanli* (E 36).

   Método – Inserir as agulhas girando e rotacionando. Após obter a sensação de inserção, retê-las por 15min com manipulação periódica a cada 5min. Tentar deixar a sensação de inserção estender-se para cima na coxa.

   Resultados – Os resultados terapêuticos foram obtidos após 1 a 3 tratamentos.

   (**Fonte** – Zhejiang Journal of Traditional Chinese Medicine, (10):17, 1964.)

2. Resultados observados da Acupuntura e ventosas no tratamento de 43 casos de retenção de urina pós-parto.

   Pontos – Qugu (VC 2), *Zusanli* (E 36), *Yinlingquan* (BP 9), *Sanyinjiao* (BP 6).

Método – Agulhar os pontos com método uniforme. Manter as agulhas por 20min. Aplicar 3 ventosas na linha transversa próxima ao *Qihai* (VC 6) por 10min.

Resultados – Geralmente, após retirada das agulhas, a micção foi possível dentro de 20min. Apenas alguns casos necessitaram de outros tratamentos.

(*Fonte* – Inner-Mongolia Traditional Chinese Medicine, 6(2):31, 1987.)

3. Resultados observados da Acupuntura no tratamento de 23 casos de retenção urinária após cirurgia de hemorróida e fístula anal.

Pontos – *Zhibian* (B 54), *Sanyinjiao* (BP 6).

Método – Quando agulhar *Zhibian* (B 54), inserir o topo da agulha em ângulo com a região medial. Deixar sensação de dor, sensibilidade e distensão estenderem-se à genitália. O paciente deve então ter desejo de urinar. Agulhar *Sanyinjiao* (BP 6), permitindo que a sensação de inserção estenda-se para baixo no joelho, região medial da coxa ou genitália. Reter as agulhas por aproximadamente 10min com manipulação periódica a cada 3min.

Resultados – Um tratamento foi aplicado. Os casos que urinaram em 30min após o tratamento foram 18, e em 60min, 4. Em 1 caso não houve efeito.

(*Fonte* – Shaanxi Journal of Traditional Chinese Medicine, 6(12):553, 1985.)

4. Resultados observados da Acupuntura no tratamento de 170 casos de retenção urinária.

Pontos principais – *Qihai* (VC 6), *Shenshu* (B 23).

Método – Inserir *Qihai* (VC 6) subcutaneamente para baixo e juntar ao *Guanyuan* (VC 4), ou inserir *Guanyuan* (VC 4) subcutaneamente para baixo e juntar ao *Zhongji* (VC 3). Agulhar com método de redução, reter as agulhas após a sensação de inserção ser obtida. Agulhar *Shenshu* (B 23) em profundidade de 0,3 a 0,5*cun* com método de reforço.

Pontos complementares – *Shuidao* (E 28), *Sanyinjiao* (BP 6).

Método – Agulhar bilateralmente *Shuidao* (E 28) em ângulo com a parede da bexiga urinária e agulhar *Sanyinjiao* (BP 6) em profundidade de 1 a 1,5*cun*, ou juntar horizontalmente ao *Taixi* (R 3) com estimulação moderada.

Resultados – De 170 casos tratados, um excelente efeito (micção em 30min) foi produzido em 86, um bom efeito (micção entre 30 e 120min) em 75, e em 9 não houve efeito (não houve micção por mais de 2h).

(*Fonte* – Hebei Journal of Traditional Chinese Medicine, (1):45, 1986.)

5. Experiência clínica em moxibustão indireta com sal no tratamento de 17 casos de retenção urinária pós-parto.

166   *Selecionando os Pontos Certos de Acupuntura*

Pontos e método – Primeiro, encher o umbigo com sal cozido. Aplicar pasta de cebola chinesa com 0,3cm de espessura no sal. Depois colocar um cone de moxa na pasta. Renovar o cone quando o paciente sentir o mesmo chamuscando. Repetir o processo até que o calor penetre no abdome e cause micção. Um dia depois, aplicar novamente 1 a 2 cones de moxa para consolidação.

Resultados – De 17 casos tratados, 10 produziram micção após aplicação de 1 cone, 6 após 2 a 4 cones e 1 após 7 cones em 2 dias.

(**Fonte** – Journal of Integrated Traditional and Western Medicines, 5(11):692, 1985.)

Infecção Urinária

Pontos principais – *Shenshu* (B 23), *Pangguangshu* (B 28), *Zhongji* (VC 3), *Sanyinjiao* (BP 6).

Método – Produzir estimulação moderada ou forte com agulhas filiformes e usar método de redução. Para agulhar *Sanyinjiao* (BP 6), a sensação de inserção deve ser forte e irradiar-se para cima e para baixo. Reter as agulhas por 20 a 30min e manipular periodicamente. Tratar 1 ou 2 vezes/dia.

Pontos complementares

Febre: *Hegu* (IG 4), *Dazhui* (VG 14).

Disúria severa: *Xingjian* (F 2), *Zhongfeng* (F 4), *Yinlingquan* (BP 9).

Hematúria: *Xuehai* (BP 10), *Taichong* (F 3), *Ciliao* (B 32).

Recorrência persistente crônica: *Guanyuan* (VC 4), *Taixi* (R 3) com método de reforço.

Todos os outros pontos são agulhados com o método uniforme.

Outras terapias

1. Auriculopuntura

Pontos – Bexiga, Rim, Fim da Helix Crus Inferior, Occipúcio, Ápice Inferior do Trago.

Método – Selecionar 2 a 4 pontos de cada vez. Aplicar com estimulação forte e reter as agulhas por 20 a 30min. Tratar diariamente.

2. Moxibustão

Pontos – *Shenshu* (B 23), *Pangguangshu* (B 28), *Zhongji* (VC 3), *Guanyuan* (VC 4), *Ciliao* (B 32).

Método – Aplicar em cada ponto com moxibustão suave, usando bastões de moxa por 3 a 5min ou moxibustão indireta com gengibre, usando 5 a 7 cones. Aplicar moxibustão diariamente. Isto é benéfico para pielonefrite crônica ou cistite crônica.

3. Acupuntura do Punho-Tornozelo

Pontos – Inferior 1, bilateral.
Método – Usar a operação de rotina da Acupuntura do Punho-Tornozelo.
Observações – Acupuntura tem efeito claro no tratamento da infecção urinária.

CÁLCULO URINÁRIO

Pontos principais – *Shenshu* (B 23), *Pangguangshu* (B 28), *Yinlingquan* (BP 9), *Sanyinjiao* (BP 6), *Weiyang* (B 39).
Método – Durante uma crise de cólica renal, agulhar os pontos com estimulação forte e método de redução. Reter as agulhas com manipulação periódica a cada 5 a 10min. Retirá-las quando houver remissão da dor. Se não houver cólica renal, aplicar estimulação moderada, primeiramente reforçando e depois reduzindo. Reter as agulhas por 20 a 30min com manipulação periódica. Tratar diariamente. Dez tratamentos constituem 1 curso.
Pontos complementares
Cálculo no trato urinário superior: *Jingmen* (VB 25), *Tianshu* (E 25).
Cálculo no trato urinário inferior: *Zhongji* (VC 3), *Shuidao* (E 28).
Hematúria: *Xuehai* (BP 10).
Náuseas e vômitos: *Neiguan* (CS 6), *Zhongwan* (VC 12).
Obstipação: *Tianshu* (E 25), *Zhigou* (TA 6).
Yang Deficiente do Rim: *Guanyuan* (VC 4), *Mingmen* (VG 4), agulhar com método de reforço; combinar também moxibustão.

Outras terapias

1. Eletroacupuntura

Pontos – *Shenshu* (B 23), *Sanyinjiao* (BP 6).
Método – Após a obtenção da sensação de inserção, conectar as agulhas a um instrumento com vibração de alta freqüência com estimulação forte por 5 a 10min. Tratar diariamente. Durante uma crise de cólica renal, continuar a estimulação até a remissão da dor.

2. Auriculopuntura

Pontos – Fim da Helix Crus Inferior, *Shenmen*, Ápice Inferior do Trago, Rim, Ureter, Bexiga.

168   Selecionando os Pontos Certos de Acupuntura

Método – Usar agulhas filiformes com estimulação forte. Retê-las por 20 a 30min. Tratar diariamente ou usar o método de embutimento de agulhas.

3. Hidroacupuntura

Pontos – *Shenshu* (B 23), *Guanyuan* (VC 4), *Yinlingquan* (BP 9), *Zusanli* (E 36), *Sanyinjiao* (BP 6), *Jiaoxin* (R 8), *Fujie* (BP 14), *Qugu* (VC 2).

Método – Escolher 2 a 4 pontos por sessão. Injetar 1 a 2ml de solução de glicose a 10% em cada ponto de acordo com o procedimento de rotina da hidroacupuntura. Tratar diariamente ou em dias alternados.

Observações – As terapias anteriormente mencionadas têm função clara de auxiliar na eliminação dos cálculos e alívio da dor. O paciente deve beber mais água e fazer exercícios com saltos, para ajudar na expulsão dos cálculos.

REFERÊNCIAS

1. Estudo primário da Acupuntura no tratamento de 150 casos de cálculo urinário e cólica renal.

   Pontos principais – *Jingmen* (VB 25), *Shenshu* (B 23).

   Pontos complementares – *Zusanli* (E 36), *Sanyinjiao* (BP 6), Ponto *Ashi*.

   Método – O paciente fica em posição de repouso, com os joelhos fletidos, e a perna afetada para cima. Agulhar *Jingmen* (VB 25) no lado afetado. Associar *Shenshu* (B 23) ao *Jingmen* (VB 25). *Zusanli* (E 36) ou *Sanyinjiao* (BP 6) também podem ser usados no tratamento. Após obter a sensação de inserção através de estimulação moderada, reter as agulhas por 30min com manipulação periódica a cada 3 a 5min. Tratar 1 ou 2 vezes/dia. Sete dias de tratamento constituem 1 curso, sendo necessário intervalo de 1 a 2 dias entre os cursos.

   Resultados

   Alívio da dor: Em 108 casos a dor da cólica foi controlada após a inserção durante 5 a 20min, em 26 casos a dor parou após inserção durante 20 a 30min e em 16 casos a dor foi aliviada após 30 a 40min de inserção. Mas em 21 casos a cólica renal reapareceu ainda naquele dia, entretanto, cedeu após nova inserção. A taxa de efetividade então, chegou a 100%.

   Taxa de eliminação de cálculos: Em 9 casos houve eliminação dos cálculos após 3 dias de tratamento, em 31 casos foram necessários 7 dias, em 37 casos foram necessários 8 a 14 dias e 11 casos necessitaram 21 dias. A taxa de eliminação total foi de 74% com média de 16,4 dias de tratamento.

   (**Fonte** – Chinese Acupuncture & Moxibustion, (4):9, 1987.)

2. Resultados observados da pressão de Pontos Auriculares no tratamento de 41 casos de cálculo urinário.

Pontos – Rim, Bexiga, Uretra, Ureter, *Sanjiao*, Genitália Externa.

Método – Aplicar sementes de vaccaria nos pontos e pressionar
5 vezes/dia, 30min cada vez. Trocar as sementes após 3 dias. Pedir ao
paciente que 20min antes de iniciar o tratamento, tome 250 a 500ml
de água e aumente os exercícios para promover a expulsão dos cálculos.

Resultados – Em 21 casos houve eliminação dos cálculos. Entre 41
casos, 11 foram curados, efeito marcante foi visto em 10, melhora
(o cálculo desceu 2 a 5cm do local original) em 8 e não houve efeito
em 12 casos.

(**Fonte** – Journal of Traditional Chinese Medicine and Chinese
Medica Materia of Jilin, (4):15, 1986.)

PROSTATITE

Pontos principais – a) *Guanyuan* (VC 4), *Sanyinjiao* (BP 6); b) *Qugu*
(VC 2), *Yinlingquan* (BP 9).

Método – Usar agulhas filiformes com estimulação moderada e
método com movimento uniforme. Aplicar inserção profunda no abdome
para que a sensação de inserção estenda-se lentamente para a uretra.
Manter as agulhas por 20 a 30min com manipulação periódica a cada
10min. Tratar diariamente ou em dias alternados. Dez tratamentos
constituem 1 curso. Os 2 grupos acima podem ser usados alternadamente.

Pontos complementares

Febre: *Dazhui* (VG 14), *Quchi* (IG 11).

Dor uretral: *Shuidao* (E 28).

Hematúria: *Xuehai* (BP 10), *Yinbai* (BP 1).

Sensação de abaixamento, distensão e dor no abdome baixo ou
períneo: *Dadun* (F 1), *Ligou* (F 5).

Lombalgia: *Zhishi* (B 52).

Emissão seminal, impotência ou espermatorréia: *Guilai* (E 29).
Agulhar com método de reforço e associar moxibustão.

Dificuldade de urinar: *Zhongji* (VC 3), *Ciliao* (B 32).

Lassitude: *Zusanli* (E 36), *Gongsun* (BP 4).

Yang Deficiente do Rim: *Mingmen* (VG 4), *Taixi* (R 3). Agulhar com
método de reforço e associar moxibustão.

Outras terapias

1. Auriculopuntura

Pontos – Próstata, Rim, Intertrago, Cérebro, Fim da Helix Crus
Inferior.

170   Selecionando os Pontos Certos de Acupuntura

Método – Usar agulhas filiformes com estimulação moderada. Retê-las por 20 a 30min. Tratar diariamente. O embutimento das agulhas também pode ser usado.

2. Acupuntura a laser

Ponto – *Huiyin* (VC 1).
Método – O paciente deve estar em posição supina com os joelhos fletidos. Aplicar no *Huiyin* (VC 1) no períneo, a luz de um aparelho laser He-Ne. Tratar diariamente por 5 a 10min. Dez tratamentos constituem 1 curso.

3. Acupuntura cutânea

Pontos – *Sanyinjiao* (BP 6), *Ququan* (F 8), *Guanyuan* (VC 4), *Qugu* (VC 2), *Shuidao* (E 28), Pontos *Jiaji* (Extra, da décima quarta a vigésima primeira vértebras).
Método – Usar agulhas cutâneas para golpear suavemente os pontos até que a pele local torne-se congesta. Tratar em dias alternados. Dez tratamentos constituem 1 curso. Este método é aplicável em casos de prostatite crônica.
Observações – Acupuntura e moxibustão são muito efetivas no tratamento da prostatite. Em casos graves de prostatite aguda, outros métodos de tratamento devem ser usados.

REFERÊNCIAS

1. Resultados observados da Acupuntura no tratamento de 80 casos de prostatite crônica.
   Pontos – a) *Guanyuan* (VC 4), *Zhongji* (VC 3), *Yinlingquan* (BP 9), *Sanyinjiao* (BP 6); b) *Huiyin* (VC 1), *Shenshu* (B 23).
   Método – Agulhar 2 grupos de pontos com método de redução. As agulhas não permanecem no local. Quando inserir *Huiyin* (VC 1), usar uma agulha filiforme calibre 26 ou 28, com 3 a 4*cun* de comprimento, em profundidade de 2 a 3*cun*, até que o paciente apresente sensibilidade e sensação de distensão ao redor do períneo. Retirar a agulha após elevar e empurrar 3 a 5 vezes. Agulhar *Shenshu* (B 23) com agulha calibre 28, 2*cun* de comprimento. Inserir a ponta da agulha em profundidade de 1*cun* em direção a espinha. Retirar a agulha assim que a região local apresentar sensibilidade e sensação de distensão. Tratar diariamente ou em dias alternados. Dez trata-mentos constituem 1 curso.
   Resultados – De 80 casos tratados, 32 foram curados, efeito marcan-te foi visto em 17, melhora em 15 e não houve efeito em 16 casos.
   (**Fonte** – Chinese Acupuncture & Moxibustion, (2):19, 1987.)

2. Resultados observados da inserção de ponto extra no tratamento de 30 casos de prostatite crônica.

Ponto – Qianlixian (Extra, no ponto médio entre *Huiyin*, VC 1 e o ânus).

Método – Inserir uma agulha calibre 28 em profundidade de 1,5 a 2 *cun*. Após obter a sensação de inserção, rotacionar a agulha 2 a 3 vezes com pequena amplitude. Retê-la por 20min. Tratar diariamente. Dez tratamentos constituem 1 curso.

Resultados – De 30 casos tratados, 9 foram curados, efeito marcante foi visto em 15, melhora em 3 e não houve efeito em 3 casos.

(**Fonte –** Zhejiang Journal of Traditional Chinese Medicine, 23(6):280, 1988.)

ORQUITE, EPIDIDIMITE

Pontos principais – Guanyuan (VC 4), *Sanyinjiao* (BP 6), *Guilai* (E 29).

Método – Esvaziar a bexiga antes de agulhar os pontos no abdome com estimulação moderada. Reter as agulhas por 20 a 30min. Tratar diariamente. Dez tratamentos constituem 1 curso.

Pontos complementares

Frio e dor no escroto: *Dadun* (F 1), *Qugu* (VC 2), combinados com moxibustão.

Distensão e dor no escroto intumescido: *Taichong* (F 3).

Calafrios e febre: *Dazhui* (VG 14), *Quchi* (IG 11).

Outras terapias

Auriculopuntura

Pontos – Fígado, Genitália Externa, Testículos, Ápice Inferior do Trago, *Shenmen*, Cérebro.

Método – Escolher 3 a 5 pontos por sessão. Agulhar com estimulação forte. Reter as agulhas por 20 a 30min. Tratar diariamente. Usar os Pontos Auriculares alternadamente. Dez tratamentos constituem 1 curso.

Observações – Acupuntura e moxibustão são muito efetivas no tratamento dessa doença. Repouso apropriado deve ser mantido durante o estágio agudo da doença.

REFERÊNCIAS

1. Resultados observados da aplicação de cone de moxa no *Yangchi* (TA 4) no tratamento de 204 casos de orquite aguda.

Pontos e método – Localizar um cone de moxa do tamanho de um feijão verde sobre *Yangchi* (TA 4) para moxibustão. Usar 3 cones por

172 *Selecionando os Pontos Certos de Acupuntura*

sessão. Tratar diariamente. Continuar o tratamento por 1 semana. Não há necessidade de usar outros medicamentos. Se houver febre alta, deve-se ingerir líquidos.

Resultados – Todos os casos foram curados. O resultado terapêutico pode ser obtido de 10h a 7 dias.

(**Fonte** – Journal of Traditional Chinese Medicine, 24(8):51, 1983.)

2. Observação dos resultados terapêuticos da moxibustão suspensa no tratamento de 84 casos de epididimite.

Pontos principais – Ponto *Ashi* (no epidídimo intumescido), *Qihai* (VC 6), *Xuehai* (BP 10).

Pontos complementares

Estagnação de *Qi* com distensão e dor: *Shanzhong* (VC 17).

Estagnação de Sangue com dor em pontada: *Geshu* (B 17).

Deficiência de *Qi* com abaixamento do escroto: *Zusanli* bilateral (E 36).

Deficiência do *Yang* com dor aliviada pelo calor: *Guanyuan* (VC 4), *Shenshu* (B 23).

Método – Tratar 1 a 2 vezes/dia. Dez tratamentos constituem 1 curso. Três cursos são necessários.

Resultados – De 84 casos tratados, 46 foram curados, 20 aproximaram-se da cura, efeito marcante foi visto em 6, melhora foi vista em 5 e não houve efeito evidente em 7. A taxa de efetividade total alcançou 91,7%.

(**Fonte** – Journal of Traditional Chinese Medicine, 26(12):39, 1985.)

NEFRITE

Nefrite aguda

Pontos principais – *Feishu* (B 13), *Lieque* (P 7), *Hegu* (IG 4), *Shuifen* (VC 9).

Método – Utilizar agulhas filiformes para produzir estimulação moderada, com método de reforço e retê-las por 15 a 20min. Tratar diariamente e 10 tratamentos constituem 1 curso.

Pontos complementares

Edema facial: *Renzhong* (VG 26).

Oligúria: *Guanyuan* (VC 4), *Qugu* (VC 2), *Yinlingquan* (BP 9), *Sanyinjiao* (BP 6).

Hematúria: *Xuehai* (BP 10).

Hipertensão: *Taichong* (F 3).

Nefrite crônica

Pontos principais – *Pishu* (B 20), *Shenshu* (B 23), *Zusanli* (E 36), *Shuifen* (VC 9).

Método – Utilizar agulhas filiformes para produzir estimulação leve ou moderada, com método de reforço ou uniforme e retê-las por 20 a 30min. Tratar diariamente e 10 tratamentos constituem 1 curso.

Pontos complementares

Edema com oligúria: *Yinlingquan* (BP 9), *Sanyinjiao* (BP 6).

Dor abdominal com eliminação de fezes: *Tianshu* (E 25).

Hipertensão: *Hegu* (IG 4), *Taichong* (F 3).

Palpitação com insônia: *Shenmen* (C 7), *Neiguan* (CS 6).

Tosse e asma agravadas ao deitar-se horizontalmente: *Chize* (P 5) com método de redução.

Anúria: *Qugu* (VC 2) com método de redução, e aplicação de moxa no *Zishi* (B 52).

Deficiência de Baço e Rim: *Qihai* (VC 6), *Pishu* (B 20), *Shenshu* (B 23) e *Zusanli* (E 36), todos com método de reforço e moxibustão com agulha aquecida ou moxibustão suspensa com bastões de moxa após a inserção.

Outras terapias

1. Auriculopuntura

Pontos – Rim, Bexiga, Ápice Inferior do Trago, Intertrago, *Shenmen* e Baço.

Método – Aplicar estimulação moderada com agulhas filiformes, as quais devem permanecer por 20 a 30min. Tratar diariamente.

Observações – Acupuntura tem efeito certo no tratamento de nefrites aguda e crônica.

IMPOTÊNCIA

Pontos principais – *Shenshu* (B 23), *Mingmen* (VG 4), *Qugu* (VC 2), *Guanyuan* (VC 4), *Sanyinjiao* (BP 6), *Yaoyangguan* (VG 3).

Método – Agulhar com estimulação moderada. Reter as agulhas por 15 a 20min. Associar moxibustão após a inserção. Tratar diariamente ou em dias alternados.

Pontos complementares

Deficiência do Coração e Baço: *Xinshu* (B 15), *Shenmen* (C 7), moxar *Baihui* (VG 20) por 3 a 5min.

Fluxo descendente de Umidade-Calor: *Pangguangshu* (B 28), *Ciliao* (B 32).

Outras terapias

1. Eletroacupuntura

Pontos – a) *Baliao* (B 31 a 34), *Rangu* (R 2); b) *Guanyuan* (VC 4), *Sanyinjiao* (BP 6).

174 *Selecionando os Pontos Certos de Acupuntura*

Método – Usar os 2 grupos de pontos alternadamente e conectar a um estimulador de corrente vibratória de baixa freqüência por 3 a 5min.

2. Hidroacupuntura

Pontos – *Guanyuan* (VC 4), *Zhongji* (VC 3), *Shenshu* (B 23).

Método – Injetar 50mg de solução de Vitamina B_1 ou 5mg de propionato de testosterona nos pontos. Tratar a cada 2 a 3 dias. Quatro tratamentos constituem 1 curso. Alternar as soluções entre os tratamentos.

3. Auriculopuntura

Pontos – Genitália Externa, Testículos, Intertrago, Cérebro, *Shenmen*.

Método – Escolher 2 a 3 pontos por sessão. Agulhar com estimulação moderada. Reter as agulhas por 5 a 15min. Tratar diariamente ou em dias alternados. Dez tratamentos constituem 1 curso.

Observações – Acupuntura e moxibustão têm efeito certo no tratamento da impotência. Atividade sexual não é aconselhável durante o tratamento.

REFERÊNCIA

Resultados observados do uso do embutimento de agulhas no *Sanyinjiao* (BP 6) no tratamento de 31 casos de impotência.

Pontos – *Sanyinjiao* (BP 6) bilateral.

Método – Pressionar *Huiyin* (VC 1) com um dedo da mão esquerda e ao mesmo tempo inserir a agulha no *Sanyinjiao* (BP 6). Após obter a sensação de inserção, fixar a agulha com fita adesiva por 3 dias. Instruir o paciente para repousar por 3 dias após a retirada da agulha.

Resultados – De 31 casos tratados, 28 foram curados e não houve efeito em 3.

(**Fonte** – Chinese Acupuncture & Moxibustion, (2):10, 1984.)

ESPERMATORRÉIA

Pontos principais – *Shenshu* (B 23), *Guanyuan* (VC 4), *Sanyinjiao* (BP 6).

Método – Agulhar com estimulação moderada. Tratar diariamente ou em dias alternados, ou usar estimulador de corrente vibratória com baixa freqüência nos pontos anteriormente mencionados.

Pontos complementares

Acompanhada por sonhos: *Xinshu* (B 15), *Shenmen* (C 7), *Neiguan* (CS 6).

Terapias de Acupuntura   175

Emissão seminal involuntária: *Zhishi* (B 52), *Taixi* (R 3), *Zusanli* (E 36), combinados com moxibustão.

Outras terapias

1. Acupuntura cutânea

Pontos e método – Golpear os pontos ao longo dos Meridianos VG e Bexiga, na região lombossacral e pontos na região medial dos membros inferiores até que a pele torne-se avermelhada. Tratar durante 15min, diariamente ou em dias alternados.

2. Hidroacupuntura

Pontos – *Guanyuan* (VC 4), *Zhongji* (VC 3).
Método – Inserir a agulha e deixar a sensação de inserção estender-se ao períneo (ou pênis), injetar então 0,5 a 1ml de solução de Vitamina B_1 em cada ponto. Tratar em dias alternados. Dez tratamentos constituem 1 curso.

3. Auriculopuntura

Pontos – Vesícula Seminal, Intertrago, Fígado, Rim.
Método – Escolher 2 a 4 pontos por sessão. Reter as agulhas por 10 a 30min. Tratar diariamente ou em dias alternados, ou embutir as agulhas por 3 a 5 dias.

4. Acupuntura de punho-tornozelo

Pontos – Inferior 1, bilateral.
Método – Procedimentos de rotina da Acupuntura de Punho-Tornozelo.

REFERÊNCIAS

1. Resultados observados da inserção de *Huiyin* (VC 1) no tratamento da espermatorréia e impotência.
   Ponto – *Huiyin* (VC 1).
   Método – Agulhar intensamente em profundidade de 2*cun* ou mais, e deixar a sensação de inserção, sensibilidade e distensão estender-se para todo o abdome baixo e além disso, ao pênis. Isto pode obter um efeito terapêutico muito bom. Reter a agulha por 30min.
   Resultados – De 9 casos tratados, 8 foram curados ou mostraram efeito marcante. Em 1 caso (devido a lesão por trauma) não houve efeito evidente.
   (***Fonte*** – Harbin Traditional Chinese Medicine, 7(4):27, 1964.)

176   Selecionando os Pontos Certos de Acupuntura

2. Resultados observados da Acupuntura no tratamento de 212 casos de disfunção sexual masculina.

Pontos – *Qugu* (VC 2), *Ciliao* (B 32), *Yinlian* (F 11), moxar *Dadun* (F 1), *Shenque* (VC 8).

Pontos complementares – *Zusanli* (E 36), *Neiguan* (CS 6).

Método – Tratar a cada 2 a 3 dias. Dez tratamentos constituem 1 curso. Iniciar um novo curso após 5 a 7 dias de repouso. Para os pacientes cuja resposta à inserção é insatisfatória, tratar diariamente nos 3 primeiros tratamentos. Atividade sexual não é aconselhável no primeiro curso de tratamento.

Resultados – De 212 casos tratados, 161 foram curados, efeito marcante foi visto em 14, melhora em 8 e não houve efeito em 29. A taxa de efetividade total alcançou 86,3%.

(***Fonte*** – Shanghai Journal of Acupuncture and Moxibustion, (3):4, 1985.)

INFERTILIDADE MASCULINA

Pontos principais – *Guanyuan* (VC 4), *Shenshu* (B 23), *Mingmen* (VG 4), *Sanyinjiao* (BP 6).

Método – Agulhar com método de reforço. Inserir *Guanyuan* (VC 4) em profundidade de 2*cun* e deixar a sensação de inserção estender-se ao pênis ou períneo. Aplicar estimulação moderada aos pontos. Reter as agulhas por 20 a 30min. Usar moxibustão com bastões de moxa após a inserção. Tratar diariamente ou em dias alternados. Dez tratamentos constituem 1 curso.

Pontos complementares – *Zusanli* (E 36), *Qihai* (VC 6), *Zhishi* (B 52), *Zhongji* (VC 3), *Taixi* (R 3).

Outras terapias

1. Auriculopuntura

Pontos – Genitália Externa, Testículos, Cérebro, Intertrago, *Shenmen*, Rim.

Método – Selecionar 2 a 3 pontos por sessão. Usar agulhas filiformes com estimulação moderada. Retê-las por 20 a 30min. Tratar diariamente ou em dias alternados. Dez tratamentos constituem 1 curso.

2. Hidroacupuntura

Pontos – *Guanyuan* (VC 4), *Shenshu* (B 23), *Sanyinjiao* (BP 6).

Método – De acordo com os procedimentos de rotina, injetar 0,5ml de solução de Vitamina B_1 em cada ponto. Tratar em dias alternados. Cinco tratamentos constituem 1 curso.

Terapias de Acupuntura 177

Observações – Infertilidade masculina é uma doença persistente. Atualmente não há terapia efetiva, mas a Acupuntura e moxibustão têm efeito certo no tratamento dessa doença.

REFERÊNCIAS

1. Resultados observados da moxibustão indireta com gengibre no tratamento de 63 casos de azoospermia.

   Pontos – a) *Dahe* (R 12), *Qugu* (VC 2), *Sanyinjiao* (BP 6), *Guanyuan* (VC 4), *Zhongji* (VC 3), *Shuidao* (E 28) ou *Guilai* (E 29); b) *Baliao* (B 31, 32, 33, 34), *Mingmen* (VG 4), *Shenshu* (B 23).

   Método – Usar os 2 grupos de pontos alternadamente. Agulhar suavemente com método de reforço. Aplicar moxibustão indireta com gengibre ou 3 cones de moxa.

   Resultados – Entre 63 casos, 52 foram curados, houve melhora evidente em 9, e em 2 não houve efeito.

   (*Fonte* – Fujian Journal of Medicine and Medica Materia, 2(5):19, 1980.)

2. Resultados observados da Acupuntura e moxibustão no tratamento de 110 casos de ausência de ejaculação.

   Pontos principais – *Qugu* (VC 2), *Yinlian* (F 11), *Dadun* (F 1).

   Pontos complementares

   Debilidade, falta de apetite, movimentação irregular do intestino: *Zusanli* (E 36).

   Insônia: *Baihui* (VG 20), *Neiguan* (CS 6).

   Impotência: *Ciliao* (B 32), moxar *Shenque* (VC 8).

   Método – Tratar a cada 2 a 3 dias. Dez tratamentos constituem 1 curso. Agulhar *Qugu* (VC 2) e deixar a sensação de choque elétrico estender-se à uretra, aplicar estimulação forte ao *Yinlian* (F 11), e tentar produzir sensação de distensão e dor. Aplicar moxibustão ao *Dadun* (F 1) por 5min.

   Resultados – De 110 casos tratados, em 94 foi obtida ejaculação normal, 85,5%, com média de 16 tratamentos. Não houve efeito evidente após 5 cursos de tratamento em 16 casos, 14,5%.

   (*Fonte* – Journal of Traditional Chinese Medicine, 25(4):60, 1984).

MENSTRUAÇÃO IRREGULAR

Pontos principais – *Guanyuan* (VC 4), *Sanyinjiao* (BP 6).

Método – Tratar diariamente ou em dias alternados, durante o período em que a mulher não está menstruando. Manipular as agulhas com estimulação moderada. Retê-las por 20 a 30min. Se houver hipomenorréia ou menorragia, no próximo tratamento os pontos podem ser agulhados durante a menstruação.

178   *Selecionando os Pontos Certos de Acupuntura*

Pontos complementares

Estagnação de *Qi* e estase sangüínea: *Taichong* (F 3), *Ligou* (F 5), *Shanzhong* (VC 17), *Xuehai* (BP 10), *Hegu* (IG 4).

Deficiência e frio no J*iao* inferior: *Mingmen* (VG 4), *Shenshu* (B 23), *Taixi* (R 3), combinados com moxibustão.

Deficiência do *Qi* e Sangue: *Zusanli* (E 36), *Pishu* (B 20), *Qihai* (VC 6), *Ganshu* (B 18), *Geshu* (B 17).

Calor no sangue: *Taichong* (F 3), *Xuehai* (BP 10), *Yinbai* (BP 1).

Outras terapias

1. Auriculopuntura

Pontos – Útero, Ovário, Intertrago, Rim e Fígado.

Método – Tratar em dias alternados. Selecionar 2 a 3 pontos por tratamento. Agulhar com estimulação moderada. Manter as agulhas por 20 a 30min ou usar embutimento.

2. Hidroacupuntura

Pontos – *Guanyuan* (VC 4), *Pishu* (B 20), *Shenshu* (B 23), *Zusanli* (E 36), *Sanyinjiao* (BP 6), *Tianshu* (E 25).

Método – Selecionar 3 a 4 pontos por tratamento. Injetar 0,5 a 1ml de medicamento líquido de placenta em cada ponto. Tratar em dias alternados. Dez tratamentos constituem 1 curso.

Observações – Acupuntura é muito efetiva no tratamento da menstruação irregular. Em geral, 2 a 3 cursos são necessários para o tratamento.

DISMENORRÉIA

Pontos principais – *Sanyinjiao* (BP 6), *Zhongji* (VC 3), *Diji* (BP 8), *Taichong* (F 3).

Método – Iniciar o tratamento 3 a 5 dias antes da menstruação. Tratar em dias alternados. Reter as agulhas por 30 a 60min com 2 a 3 manipulações periódicas. Se a dor for forte, agulhar *Sanyinjiao* (BP 6) com estimulação forte por 20min e manipulações periódicas, até que a dor diminua ou seja aliviada.

Pontos complementares

Estagnação do *Qi* e estase sangüínea: *Xuehai* (BP 10), *Qihai* (VC 6).

Frio estagnado e umidade: *Shenshu* (B 23), *Ciliao* (B 32), *Mingmen* (VG 4). O aquecimento de agulha ou moxibustão podem ser combinados.

Qi e Sangue Deficientes: *Zusanli* (E 36), *Geshu* (B 17), *Pishu* (B 20), *Qihai* (VC 6), *Weishu* (B 21), combinados com moxibustão.

Outras terapias

1. Eletroacupuntura

Pontos – *Guanyuan* (VC 4), *Sanyinjiao* (BP 6), *Guilai* (E 29), *Taichong* (F 3).
Método – Escolher e conectar 2 pontos, 1 no corpo e o outro no membro inferior. É aconselhável usar corrente de freqüência moderada com vibração intensa ou esparsa intensa. Quando houver dor, aplicar 1 a 2 tratamentos diariamente com duração de 20 a 30min.

2. Auriculopuntura

Pontos – Útero, Intertrago, Fim da Helix Crus Inferior, Rim.
Método – Após a rotina de esterilização, inserir suave e profundamente uma agulha filiforme, rotacionando por vários minutos. Retê-la por 20 a 30min. Iniciar o tratamento 3 dias antes da menstruação. Tratar em dias alternados até que cesse o fluxo. Ou usar o método de embutimento de agulha ou de sementes. Pedir ao paciente que pressione 2 a 3 vezes/dia as sementes ou a agulha.

3. Moxibustão

Pontos – *Guanyuan* (VC 4), *Qugu* (VC 2), *Sanyinjiao* (BP 6) ou Pontos *Ashi*.
Método – Um ou 2 dias antes da menstruação, usar um bastão de moxa para aquecer os pontos por 15 a 30min enquanto a paciente sentir-se confortável. Tratar 1 a 2 vezes/dia.

4. Hidroacupuntura

Pontos e método – Injetar 1ml de solução de procaína a 1% subcutaneamente no *Shangliao* (B 31) e *Ciliao* (B 32), seguindo os procedimentos de rotina, 1 vez/dia.
Observações – As terapias anteriormente mencionadas são muito efetivas no alívio da dor. Em casos de dismenorréia primária, as manifestações na maioria dos pacientes irão desaparecer após tratamentos contínuos cobrindo 2 a 4 ciclos menstruais. A paciente deve manter-se aquecida durante o período menstrual e evitar comer alimentos crus ou frios.

REFERÊNCIAS

1. Resultados observados do tratamento de 30 casos de dismenorréia primária com auriculopuntura.
   Pontos – Útero, Intertrago, Cérebro, Fim da Helix Crus Inferior.
   Método – Reter as agulhas por 15 a 30min com 1 a 2 manipulações periódicas e 3 a 5 tratamentos constituem 1 curso.
   Resultados – De 30 casos tratados, efeito marcante foi evidente em 21 e melhora foi vista em 9.
   (**Fonte** – The Intermediate Medical Journal, (7):30, 1981.)

180 *Selecionando os Pontos Certos de Acupuntura*

2. Resultados observados da auriculopressão no tratamento de 30 casos de dismenorréia.

Pontos principais – Útero, Fígado, Vesícula Biliar, Rim, Abdome, Intertrago, Ápice Inferior do Trago, Sulco Hipotensor, Raiz do Vago.

Pontos complementares

Vômito: Estômago.

Inquietação: *Shenmen*, Coração.

Método – Grudar sementes de vaccaria nos pontos anteriormente mencionados com fita adesiva. Instruir a paciente para pressioná-las mais de 10 vezes/dia.

Resultados – A dor desapareceu em meio dia em 18 casos. A dor acabou em 1 dia em 7 casos. A dor foi reduzida em 4 casos e não houve efeito evidente em 1 caso.

(***Fonte*** – Hubei Journal of Traditional Chinese Medicine, (6):44, 1986.)

3. Observação do resultado terapêutico da Acupuntura no tratamento de 49 casos de dismenorréia.

1. Frio estagnado e estase sangüínea.

Pontos – *Qihai* (VC 6), *Guilai* (E 29), *Xuehai* (BP 10), *Ciliao* (B 32), *Sanyinjiao* (BP 6), *Shenshu* (B 23).

Método – Agulhar com método de movimento uniforme. Reter as agulhas por 30min. Manipular periodicamente 1 vez a cada 5min. Quando as agulhas forem retiradas, aplicar um bastão de moxa até que a pele torne-se avermelhada.

2. Estagnação de *Qi* no Fígado.

Pontos – *Ciliao* (B 32), *Tianshu* (E 25), *Neiguan* (CS 6), *Diji* (BP 8), *Taichong* (F 3).

Método – Reter as agulhas por 30min. Manipular periodicamente a cada 3 a 5min.

3. *Qi* e Sangue deficientes e frios.

Pontos – *Qihai* (VC 6), *Guilai* (E 29), *Shenshu* (B 23), *Zhourong* (BP 20), *Xuehai* (BP 10), *Zusanli* (E 36), *Sanyinjiao* (BP 6).

Método – Usar método de reforço, enquanto aplicar moxibustão no *Qihai* (VC 6), *Zusanli* (E 36) e *Sanyinjiao* (BP 6). Reter as agulhas por 20min. Manipular periodicamente a cada 5min. Iniciar o tratamento 7 a 10 dias antes da menstruação e tratar em dias alternados até que o fluxo cesse.

Resultados – De 49 casos tratados, 42 foram completamente curados, efeito marcante foi visto em 6 e não houve efeito em 1. A média de tratamentos foi de 10,5.

(***Fonte*** – Journal of Traditional Chinese Medicine, 24(8):8, 1983.)

4. Observação da moxibustão indireta no tratamento da dismenorréia.

Ponto – *Zhongji* (VC 3).

Método – Posicionar um cone de moxa de 1cm de diâmetro em uma fatia de acônito no ponto. Após o cone terminar de queimar completamente, substituir o cone até que a pele esteja avermelhada em uma área de 5cm. Aplicar um bálsamo sobre a área. Poucas horas depois, aparecerão vesículas. Deixar que sejam absorvidas. Este método é muito efetivo no tratamento da dismenorréia por deficiência e frio.

(*Fonte* – Journal of Traditional Chinese Medicine, 6(12):36, 1985.)

5. Resultados observados do tratamento com agulhas de aço inoxidável de 106 casos de dismenorréia.

Pontos – *Xingjian* (F 2), *Yinbai* (BP 1), *Gongsun* (BP 4), *Taichong* (F 3), *Sanyinjiao* (BP 6), *Guanyuan* (VC 4).

Método – Golpear 70 a 90 vezes/min. Tratar 1 vez/dia e 3 dias antes da menstruação. Durante a menstruação, peça a paciente para evitar alimentos crus e frios.

Resultados – Recuperação completa foi obtida em 30 casos, um efeito notável foi obtido em 39 casos, melhora foi vista em 25 casos e não houve efeito em 12 casos.

(*Fonte* – Journal of Traditional Chinese Medicine, (4):26, 1987.)

6. Resultados observados da inserção de *Sanyinjiao* (BP 6) no tratamento de 50 casos de dismenorréia.

Pontos – *Sanyinjiao* (BP 6), bilateral.

Método – Inserir as agulhas em profundidade de 2 a 3*cun*, com estimulação forte. Mantê-las por 20 a 30min. Tratar 2 a 5 dias antes da menstruação e continuar até que o fluxo pare.

Resultados – De 50 casos tratados, durante 2 períodos menstruais, as manifestações desapareceram em 38 casos.

(*Fonte* – Tianjin Medical Journal, 83(1), 1978.)

AMENORRÉIA

Pontos principais – *Sanyinjiao* (BP 6), *Guanyuan* (VC 4), *Guilai* (E 29), *Xuehai* (BP 10).

Método – Aplicar estimulação moderada com agulhas filiformes nos pontos. Retê-las por 20 a 30min com manipulação periódica. Tratar diariamente ou em dias alternados. Dez tratamentos constituem 1 curso. Iniciar um novo curso após 3 a 5 dias de intervalo.

Pontos complementares

1. Sangue e *Qi* deficientes: *Pishu* (B 20), *Ganshu* (B 18), *Zusanli* (E 36), *Qihai* (VC 6).

2. Estagnação de *Qi* e estase sangüínea: *Taichong* (F 3), *Hegu* (IG 4), *Zhongji* (VC 3), *Ciliao* (B 32), *Dachangshu* (B 25).

3. Frio e umidade estagnados: *Mingmen* (VG 4), *Yaoyangguan* (VG 3), combinados com moxibustão.

4. Palpitação: *Neiguan* (CS 6).

5. Plenitude e distensão no peito, região do hipocôndrio, mamilos e abdome baixo: *Qimen* (F 14), *Zhigou* (TA 6), *Yanglingquan* (VB 34).

182   Selecionando os Pontos Certos de Acupuntura

Outras terapias

1. Acupuntura cutânea

Pontos – Porções ao longo do Meridiano da Bexiga e Meridiano VG da região lombossacral.

Método – Aplicar golpes moderados ou suaves com agulha de aço inoxidável até que a área tratada apresente-se avermelhada. Tratar em dias alternados.

2. Auriculopuntura

Pontos – Útero, Intertrago, Ovário, *Shenmen*, Cérebro, Fígado, Baço e Rim.

Método – Inserir 3 a 4 pontos com estimulação moderada. Reter as agulhas por 30min com manipulação periódica. Tratar em dias alternados. O método de embutimento de agulhas ou de sementes também podem ser usados. Solicitar ao paciente que pressione a região 3 vezes/dia.

3. Eletroacupuntura

Pontos – *Tianshu* (E 25), *Guilai* (E 29), *Sanyinjiao* (BP 6), *Xuehai* (BP 10).

Método – Selecionar 1 ponto no tronco e outro no membro inferior e conectá-los a um eletroestimulador. Usar corrente de freqüência moderada com vibração intensa por 10 a 15min. Tratar em dias alternados.

Observações – Em geral, a Acupuntura é muito efetiva no tratamento da amenorréia. No entanto, em casos de amenorréia secundária, a causa básica deve ser determinada e tratada. Caso contrário, resultados terapêuticos ruins podem ser esperados.

HEMORRAGIA UTERINA FUNCIONAL

Pontos principais – *Guanyuan* (VC 4), *Sanyinjiao* (BP 6), *Yinbai* (BP 1).

Método – Aplicar estimulação moderada com agulhas filiformes no *Guanyuan* (VC 4) e *Sanyinjiao* (BP 6). Reter as agulhas por 20 a 30min com manipulação periódica. Moxar *Yinbai* (BP 1) com 5 a 7 cones de moxa ou usar bastão de moxa por 15 a 20min. Tratar em dias alternados. Seis tratamentos constituem 1 curso. Em casos de sangramento excessivo, moxar *Yinbai* (BP 1) com apenas um bastão de moxa durante o tratamento, mas tratar 3 a 4 vezes/dia.

Pontos complementares

Calor no Sangue: *Dadun* (F 1) até causar sangramento, *Xuehai* (BP 10), *Quchi* (IG 11).

Estase sangüínea: *Taichong* (F 3), *Diji* (BP 8).

Estagnação de *Qi*: *Taichong* (F 3), *Zhigou* (TA 6).
Deficiência de *Qi* e *Yang*: *Qihai* (VC 6), *Zusanli* (E 36), *Pishu* (B 20), *Shenshu* (B 23), *Mingmen* (VG 4); combinados com moxibustão.

Outras terapias

1. Auriculopuntura

Pontos – Útero, Intertrago, Ovário, Fígado, Rim, *Shenmen*.
Método – Selecionar 3 a 4 pontos por sessão. Agulhar com estimulação moderada. Reter as agulhas por 15 a 20min. Iniciar o tratamento 3 dias antes da menstruação. Tratar em dias alternados. Os pontos na orelha oposta podem ser agulhados alternadamente durante as sessões. Os métodos de embutimento de agulhas ou sementes também podem ser usados. Solicitar ao paciente para pressionar a região 3 a 4 vezes/dia.

2. Eletroacupuntura

Pontos – *Guanyuan* (VC 4), em combinação com *Sanyinjiao* (BP 6), *Guilai* (E 29) em combinação com *Xuehai* (BP 10).
Método – Selecionar um par de pontos e conectar a um eletroestimulador. Usar corrente com freqüência moderada ou forte e vibração intensa por 20min. Tratar 1 ou 2 vezes/dia.

3. Acupuntura craniana

Pontos – Área de Reprodução, bilateral.
Método – Inserir as agulhas 1,5*cun* de comprimento, horizontalmente ao couro cabeludo. Girar e rotacionar rapidamente as agulhas nos pontos bilaterais, continuamente por 3 a 5min. Retê-las por 5min e então girá-las novamente por 3 a 5min. Manipular periodicamente 2 a 3 vezes. Ou usar eletroacupuntura com corrente de freqüência alta e vibração intensa por 20min. Tratar em dias alternados.
Observações – Acupuntura tem um excelente efeito no tratamento desta doença. Se um grande sangramento uterino em condições severas estiver presente, outras medicações devem ser levadas em consideração, a fim de impedir o atraso do tratamento.

REFERÊNCIA
Resultados observados da aplicação de um bastão de moxa no tratamento do sangramento uterino funcional.
Pontos – *Yinbai* (BP 1), *Sanyinjiao* (BP 6), *Xuehai* (BP 10), *Guanyuan* (VC 4), *Yamen* (VG 15), *Baihui* (VG 20).

Método – Aplicar bastão de moxa em cada ponto por 5min, começando com os pontos na parte inferior em direção aos pontos na parte superior do corpo.

Resultados – A doença foi curada completamente após 1 a 4 tratamentos.

(**Fonte** – Guangxi Journal of Bare-footed Doctors, (3):32, 1976.)

LEUCORRÉIA

Pontos principais – *Daimai* (VB 26), *Sanyinjiao* (BP 6), *Zhongji* (VC 3), *Ciliao* (B 32).

Método – Usar agulhas filiformes com estimulação moderada. Retê-las por 15 a 20min. Moxibustão pode ser combinada. Tratar diariamente. Dez tratamentos constituem 1 curso.

Pontos complementares

Umidade e Deficiência do Baço: *Zusanli* (E 36), *Pishu* (B 20); combinados com moxibustão.

Fluxo descendente de Umidade-Calor: *Yinlingquan* (BP 9), *Xingjian* (F 2).

Fluxo descendente de Umidade-Frio: *Yinbai* (BP 1), *Shenshu* (B 23), *Guanyuan* (VC 4), *Zusanli* (E 36); combinados com moxibustão.

Prurido no períneo: *Ligou* (F 5), *Taichong* (F 3).

Outras terapias

1. Auriculopuntura

Pontos – Útero, Bexiga, Intertrago, Ovário, Fígado, Baço, Rim.

Método – Aplicar estimulação moderada em 3 a 4 pontos durante cada tratamento. Reter as agulhas por 15 a 20min. Tratar diariamente ou em dias alternados.

2. Eletroacupuntura

Pontos – *Qihai* (VC 6) em combinação com *Sanyinjiao* (BP 6).

Método – Conectar a corrente elétrica por 5 a 10min. Usar freqüência moderada. Tratar diariamente.

Observações – Acupuntura é efetiva no tratamento desta doença. Se houver corrimento amarelado ou avermelhado, um exame ginecológico deve ser realizado prontamente.

REFERÊNCIAS

1. Resultados observados da Acupuntura e moxibustão no *Qugu* (VC 2) no tratamento de 30 casos de leucorréia.

Ponto – Qugu (VC 2).

Método – Agulhar o ponto com 2,5 a 3*cun* de profundidade com inserção direta ou levemente inclinada em direção ao períneo. É melhor obter a irradiação da sensação de inserção à vagina. Reter a agulha por 1h com manipulação periódica a cada 10min. Tratar 1 vez a cada 3 dias. Dois tratamentos constituem 1 curso. Se houver leucorréia por Frio-Úmido, moxar o ponto em círculo por 30min com bastão de moxa. Se houver leucorréia por Calor-Úmido, usar Acupuntura sem moxibustão.

Resultados – De 30 casos tratados, recuperação completa foi obtida em 27 e melhora foi vista em 3.

(**Fonte** – Journal of Traditional Chinese Medicine, (5):17, 1987.)

2. Resultados observados da inserção e aplicação de ventosa no tratamento de 36 casos de leucorréia.

Ponto principal – Ciliao (B 32).

Pontos complementares

Prurido no períneo: *Ligou* (F 5).

Umidade-Frio: Moxar *Mingmen* (VG 4).

Umidade-Calor: *Sanyinjiao* (BP 6).

Método – Usar uma agulha filiforme de 2 a 2,5*cun* com a ponta inclinada em 45° em direção aos membros inferiores. Inserção rápida faz com que a sensação de inserção estenda-se para o abdome baixo ou região frontal do períneo. Aplicar método de movimento uniforme nos casos de Umidade-Frio. Reter as agulhas por 30min. Manipular periodicamente 2 vezes. Para casos de Umidade-Calor, usar o método de redução, com elevação, empuxo, rotação e giro. Aplicar ventosa enquanto as agulhas estão nos pontos. Reter as agulhas por 15min. Tratar diariamente ou em dias alternados. Sete tratamentos constituem 1 curso. Iniciar um novo curso após intervalo de 5 dias.

Resultados – De 36 casos tratados, recuperação completa foi obtida em 27 e efeito marcante foi visto em 9 casos.

(**Fonte** – Henan Traditional Chinese Medicine, (6):13, 1985.)

MAL-ESTAR MATINAL

Pontos principais – Neiguan (CS 6), *Zusanli* (E 36), *Gongsun* (BP 4), *Zhongwan* (VC 12).

Método – Usar agulhas filiformes com estimulação moderada. Retê-las por 20 a 30min com 2 a 3 manipulações periódicas. Moxibustão também pode ser associada. Tratar 1 vez a cada 1 a 2 dias. Em casos graves devem ser realizados 2 tratamentos/dia.

Pontos complementares

Desarmonia entre fígado e estômago, vômito com fluido amargo: *Taichong* (F 3), *Yanglingquan* (VB 34).

186　*Selecionando os Pontos Certos de Acupuntura*

Mucosidade e umidade no *Jiao* médio: *Fenglong* (E 40), *Yinlingquan* (BP 9).

Sensação de plenitude e sufocação no peito e região epigástrica: *Shanzhong* (VC 17), 0,5*cun* de inserção horizontal, *Jianli* (VC 11).

Outras terapias

Auriculopuntura

Pontos – Fígado, Estômago, *Shenmen*, Fim da Helix Crus Inferior.

Método – Usar agulhas filiformes com estimulação suave e retê-las por 10 a 25min. Tratar em dias alternados. Dez tratamentos constituem 1 curso. O embutimento de agulha ou de semente pode ser usado em substituição ao método convencional. Solicitar ao paciente que pressione a região 3 a 4 vezes/dia.

Observações – Acupuntura é muito efetiva no tratamento desta doença. Não é aconselhável agulhar muitos pontos em um único tratamento e a manipulação deve ser suave. Em casos de vômitos severos com desidratação, outras medicações devem ser levadas em consideração.

REFERÊNCIA

Resultados observados da injeção de Vitamina B_1 nos pontos para o tratamento de 124 casos de mal-estar matinal.

Pontos – *Shenmen* bilateral do Ponto Auricular.

Método – Injetar 0,1ml de solução de Vitamina B_1 no Ponto *Shenmen* usando uma agulha hipodérmica calibre 4,5. Em geral, uma injeção é suficiente, no entanto, se reaparecerem os sintomas, injetar novamente.

Resultados – Em 124 casos tratados, recuperação completa foi evidente em 119, e melhora foi vista em 5.

(***Fonte*** – Journal of Traditional Chinese Medicine, (5):53, 1987.)

MALPOSIÇÃO FETAL

Ponto – *Zhiyin* (B 67).

Método – Durante o tratamento, pedir à paciente que alargue seu cinto e roupas na região da cintura, e posicioná-la sentada em uma cadeira ou deitada em uma cama. Segurar um bastão de moxa aproximadamente 3cm acima do ponto. A estimulação térmica dura 15 a 20min cada vez. Tratar 1 ou 2 vezes/dia. Quatro tratamentos constituem 1 curso. É possível aplicar bastões de moxa no *Zhiyin* (B 67) bilateral, separada ou simultaneamente.

Observações – A moxibustão é muito efetiva na correção da malposição fetal, especialmente quando não tratar-se da primeira gestação. Malposição fetal causada por alguma deformidade orgânica não pode ser tratada por este método, e não é aconselhável adotar este método para o tratamento do aborto ou toxemia de gestação habituais.

REFERÊNCIAS

1. Resultados observados da Acupuntura e moxibustão aplicadas ao *Zhiyin* (B 67) no tratamento de 246 casos de malposição fetal.
   Ponto – Zhiyin (B 67).
   Método – Usar uma agulha filiforme de 0,5*cun* para puncionar o ponto em profundidade de 0,1 a 0,2*cun* com inserção inclinada para cima. Aplicar método de movimento constante. A paciente experimentará sensação de dor, insensibilidade e distensão ou dor ao redor do ponto. Reter as agulhas por 15min. Antes do tratamento, pedir à paciente que esvazie a bexiga e alargue as roupas na cintura. Após o tratamento, peça-lhe que moxe *Zhiyin* (B 67) por 10 a 15min, e vá dormir. Tratar 1 vez/dia. Sete tratamentos constituem 1 curso.
   Resultados – De 246 casos tratados, recuperação completa foi obtida em 211 casos e não houve efeito evidente em 35 casos.
   (**Fonte** – Henan Traditional Chinese Medicine, (6):12, 1985.)

2. Estudo da moxibustão indireta aplicada ao *Zhiyin* (B 67) na correção de 402 casos de malposição fetal.
   Ponto – Zhiyin (B 67).
   Método – O paciente deve estar deitado com os joelhos fletidos. Localizar e queimar 2 cones de aproximadamente 0,04g cada sobre o *Zhiyin* (B 67), bilateralmente. Quando estiverem completamente queimados, retire as cinzas e renove os cones até que pequenas vesículas formem-se. Aplicar então bálsamo sobre a área a fim de prevenir infecções. Para gestações com menos de 35 semanas, tratar 1 vez/semana. Usar 5 a 7 cones por sessão. Quatro tratamentos constituem 1 curso. Para gestações com mais de 36 semanas, tratar 2 vezes/semana. Nove cones são necessários para o tratamento. Quatro tratamentos constituem 1 curso.
   Resultados – De 402 casos tratados, 341 casos foram corrigidos (entre eles, 227 foram corrigidos com uma aplicação de moxibustão; 83 com 2 aplicações de moxibustão; 23 com 3 aplicações e 8 com 4 aplicações). Não houve efeito evidente em 61 casos.
   (**Fonte** – Chinese Acupunture & Moxibustion, (3):17, 1981.)

3. Observação dos resultados terapêuticos da aplicação de sementes de vaccaria na orelha na correção de 169 casos de malposição fetal.
   Pontos – Útero, Fim da Helix Crus Inferior, Cérebro, Fígado, Baço, Abdome.
   Método – Aplicar sementes de vaccaria nas orelhas alternadamente por 3 a 4 dias. Instruir o paciente para pressioná-las por cerca de 15min após as refeições e pressionar 1 vez antes de dormir em posição supina parcial.

188   *Selecionando os Pontos Certos de Acupuntura*

Resultados – De 169 casos tratados, 138 obtiveram sucesso após 1 a 3 tratamentos dos quais 111 receberam apenas 1 tratamento. A taxa de sucesso total foi de 81,7%.
(**Fonte** – Zhejiang Journal of Traditional Chinese Medicine, 23(2):83, 1988.)

INÉRCIA DO ÚTERO (TRABALHO DE PARTO PROLONGADO)

Pontos principais – *Sanyinjiao* (BP 6), *Zhiyin* (B 67), *Hegu* (IG 4).
Método – Agulhar *Sanyinjiao* (BP 6) e *Hegu* (IG 4) com estimulação moderada. Aplicar moxibustão no *Zhiyin* (B 67). Reter as agulhas por 30 a 60min com manipulação periódica.
Pontos complementares
Palpitação e respiração encurtada: *Neiguan* (CS 6), *Zusanli* (E 36).
Dor abdominal severa: *Taichong* (F 3).

Outras terapias

1. Auriculopuntura

Pontos – Útero, Cérebro, Intertrago, Rim, Bexiga.
Método – Usar agulhas filiformes com estimulação moderada. Manipular periodicamente a cada 3 a 5min até que o bebê nasça.

2. Eletroacupuntura

Pontos – *Zusanli* (E 36), *Sanyinjiao* (BP 6), *Taixi* (R 3), *Taichong* (F 3).
Método – Selecionar 2 pontos. Após agulhá-los e obter a sensação de inserção, conectar a um eletroestimulador. Escolher entre a vibração esparsa intensa ou a periódica. A duração da corrente depende dos sintomas.
Observações – A terapia de Acupuntura é muito efetiva no tratamento da inércia do útero. Pode reforçar as contrações uterinas e promover o parto normal. Não é aconselhável porém para casos de trabalho de parto prolongados devidos a deformidades uterinas e pelve contraída.
Quanto a retenção de placenta após o parto, subinvolução uterina com sangramento, ou dor no abdome baixo, *Zusanli* (E 36), *Sanyinjiao* (BP 6) e *Qihai* (VC 6) podem sofrer aplicação de bastões de moxa. O resultado terapêutico é excelente.

REFERÊNCIAS
1. Observação da Acupuntura no tratamento de 30 casos de trabalho de parto prolongado.
Pontos – *Hegu* (IG 4), *Sanyinjiao* (BP 6).

Terapias de Acupuntura   189

Método – Aplicar o método de levantamento, empuxo, giro e rotação após a inserção e a sensação de agulhamento será obtida. Tentar fazer com que a sensação de inserção siga em direção ascendente e conectar a um eletroestimulador. A freqüência usada depende da tolerância do paciente. Tratar 2 vezes/dia. Reter as agulhas por 2h. Durante o primeiro tratamento, as agulhas podem ser retiradas após a normalização das contrações uterinas.

Resultados – Parto normal com contração uterina pós-parto normal exatamente após a inserção, ocorreram em 2 casos. Parto normal dentro de 10min ocorreu em 13 casos, dentro de 11 a 30min em 11 casos, dentro de 31 a 60min em 3 casos e dentro de 2h em 1 caso. A duração entre a inserção da agulha e o parto, 2h e 55min em 1 caso, 5h em 1 caso, 5 a 10h em 22 casos e 10 a 15h em 6 casos. A quantidade de sangramento vaginal alcançou 30 a 350ml. As placentas foram todas expulsas em 35min.

(***Fonte*** – Henan Traditional Chinese Medicine, 7(2):22, 1987.)

2. Resultados observados da auriculopuntura no tratamento de 7 casos de trabalho de parto prolongado.

Pontos – Útero, Abdome, Vértebra Lombossacral, Cérebro, Fim da Helix Crus Inferior.

Método – Agulhar uma orelha com manipulação periódica 1 vez a cada 3min até que ocorra o parto.

Resultados – Todos os bebês nasceram entre 10 a 45min.

(***Fonte*** – Journal of Traditional Chinese Medicine, (4):27, 1984.)

3. Resultados observados da Acupuntura no tratamento de 2 casos de retenção de placenta pós-parto com sangramento intenso.

Pontos – *Hegu* (IG 4), *Sanyinjiao* (BP 6), *Dazhong* (R 4).

Método – Para o caso 1, *Hegu* (IG 4), *Sanyinjiao* (BP 6) e *Dazhong* (R 4) foram agulhados bilateralmente com estimulação forte. Agulhas foram retidas por 30min com manipulação periódica a cada 5min até que a placenta fosse expulsa e o sangramento parasse. Para o caso 2, o mesmo método foi usado. O sangramento foi reduzido mas não parou. Então moxibustão indireta com aproximadamente 10 cones de moxa foi aplicada sobre o *Dadun* (F 1). O sangramento parou completamente e a placenta foi expulsa após 1h.

(***Fonte*** – Zhejiang Journal of Traditional Chinese Medicine, 7(10):4, 1964.)

LACTAÇÃO INSUFICIENTE

Pontos principais – *Shanzhong* (VC 17), *Rugen* (E 18), *Shaoze* (ID 1).

Método – Agulhar *Rugen* (E 18) em profundidade de 1*cun* com sua ponta direcionada para cima com inserção transversa, e agulhar *Shanzhong* (VC 17) com 0,5 a 1*cun* de inserção transversa até que a

190   Selecionando os Pontos Certos de Acupuntura

sensação de inserção estenda-se a cada mama. Aplicar estimulação suave ou moderada aos pontos. Reter as agulhas por 30min. Tratar diariamente. Quatro tratamentos constituem 1 curso. Moxibustão suave com bastões de moxa pode ser associada.

Pontos complementares

Qi e Sangue deficientes: *Pishu* (B 20), *Ganshu* (B 18), *Zusanli* (E 36); combinados com moxibustão.

Estagnação de *Qi* no Fígado: *Taichong* (F 3), *Neiguan* (CS 6), *Qimen* (F 14).

Outras terapias

1. Auriculopuntura

Pontos – Tórax, Intertrago, Fim da Helix Crus Inferior, Baço, Estômago.

Método – Usar agulhas filiformes com estimulação moderada. Retê-las por 20min. Tratar 1 vez/dia ou alternar as 2 orelhas tratando 2 vezes/dia.

2. Acupuntura cutânea

Pontos – 2*cun* lateral à terceira vértebra torácica até 2*cun* lateral à quinta vértebra torácica, área ao redor das mamas e regiões intercostais.

Método – Golpear verticalmente ao longo das 2 linhas laterais às vértebras torácicas da parte superior até a parte inferior. Golpear 4 a 5 vezes em cada linha. Então golpear 5 a 7 vezes ao longo dos espaços intercostais esquerdos e direitos. Na região das mamas, golpear da aréola mamária, irradiando para a base, mas golpear circundando a aréola mamária. Estimulação suave é aconselhável. Evitar estimulação forte a fim de não causar lesão à pele. Tratar diariamente.

3. Hidroacupuntura

Pontos – *Shanzhong* (VC 17), *Rugen* (E 18), *Ganshu* (B 18), *Pishu* (B 20), *Zusanli* (E 36).

Método – Misturar 100mg de Vitamina B_1 em 2ml de procaína a 0,5%. Então injetar 0,3 a 0,5ml da mistura a cada ponto. Injetar diariamente.

Observações – Acupuntura é relativamente efetiva no tratamento da lactação insuficiente no estágio primário.

REFERÊNCIAS

1. Resultados observados da Acupuntura no tratamento de 94 casos de lactação insuficiente.

    Pontos – Pontos *Ashi*, *Shanzhong* (VC 17), *Neiguan* (CS 6).

Método – A maioria dos Pontos *Ashi* está localizada 3*cun* superior, inferior ou lateral ao mamilo. No tratamento, inserir a ponta da agulha inclinada 0,5 a 0,7*cun* em direção ao mamilo. Não reter as agulhas. Em um caso com deficiência, aplicar método de reforço ao *Shanzhong* (VC 17) e *Neiguan* (CS 6). Em um caso de Síndrome de Excesso, aplicar método de redução ao *Shanzhong* (VC 17) e *Neiguan* (CS 6). Tratar diariamente.

Resultados – De 94 casos tratados, 70 foram completamente curados, 17 foram evidentemente efetivos e 7 não apresentaram efeito.

(***Fonte*** – Jilin Traditional Chinese Medicine, (6):21, 1985.)

2. Resultados observados da Acupuntura facial no tratamento de 100 casos de lactação insuficiente.

Ponto – *Yingruxue* (localizado no ponto de encontro entre 1,1cm lateral superior ao canto interno e 1,3cm inferior ao *Zanzhu*, B 2).

Método – Aplicar inserção inclinada em 15° para alcançar o periósteo. Direcionar a ponta da agulha para o ombro oposto.

Resultados – De 100 casos tratados, algum efeito ficou evidente em 89 e não houve efeito evidente em 11.

(***Fonte*** – Henan Traditional Chinese Medicine, (3):36, 1981.)

3. Resultados observados da Acupuntura na promoção da lactação.

Ponto – *Lieque* (P 7).

Método – Inserir horizontalmente, em profundidade de 0,3*cun*. Permanecer rotacionando até que a paciente experimente a sensação de inserção.

Resultados – Em geral, a lactação pode ser promovida com 1 tratamento, e os sintomas de distensão e dor nas mamas devem desaparecer.

(***Fonte*** – Nursing Journal (3):115, 1978.)

DESLACTAÇÃO

Pontos principais – *Linqi*-Pé (VB 41), *Guangming* (VB 37).

Método – Usar uma agulha filiforme com estimulação suave ou moderada. Retê-la por 15 a 20min. Aplicar um bastão de moxa após a inserção. A duração da moxibustão em cada ponto é de 10min. Tratar diariamente e 3 a 5 tratamentos contínuos são necessários.

Outras terapias

Acupuntura cutânea

Pontos – *Xinshu* (B 15), *Ganshu* (B 18), *Shanzhong* (VC 17), *Rugen* (E 18).

192   *Selecionando os Pontos Certos de Acupuntura*

Método – Aplicar uma agulha de aço inoxidável e golpear com estimulação moderada até que no local forme-se uma leve congestão. Tratar diariamente.

Observações – Acupuntura é muito efetiva no tratamento da deslactação.

REFERÊNCIA

Resultados observados da Acupuntura no tratamento de 26 casos de deslactação.

Pontos – *Zusanli* (E 36), *Neiguan* (CS 6).

Método – Agulhar *Zusanli* (E 36) e *Neiguan* (CS 6) diretamente.

Resultados – Em 21 casos, a lactação cessou 2 a 3 dias após o tratamento. A distensão e dor nos seios também desapareceram. Em 3 casos, combinados com outras medicações, cura completa foi obtida. Após 1 tratamento, 2 casos não deram continuidade ao tratamento. (**Fonte** – Shaanxi Journal of Traditional Chinese Medicine, 2(4):21, 1981.)

INFLAMAÇÃO PÉLVICA CRÔNICA

Pontos principais – *Guanyuan* (VC 4), *Sanyinjiao* (BP 6), *Shuidao* (E 28).

Método – Pedir ao paciente para esvaziar sua bexiga antes do tratamento com Acupuntura. Agulhar *Guanyuan* (VC 4) e *Shuidao* (E 28) para obter a sensação de inserção estendendo-se ao períneo. Reter as agulhas por 30min com 2 a 3 manipulações periódicas. Tratar diariamente ou em dias alternados. Quinze tratamentos constituem 1 curso. Iniciar um novo curso após intervalo de 3 a 5 dias.

Pontos complementares

Acúmulo de Umidade-Calor: *Ciliao* (B 32), *Yinlingquan* (BP 9).

Estagnação de Frio-Umidade: *Guanyuan* (VC 4), *Shuidao* (E 28); combinados com moxibustão.

Estagnação de Sangue: *Diji* (BP 8), *Fushe* (BP 13), *Qichong* (E 30). Moxibustão é adicionada aos pontos no abdome baixo.

Sensibilidade, sensação de peso e dor na região lombar: *Shenshu* (B 23), *Ciliao* (B 32), *Weizhong* (B 40).

Outras terapias

1. Acupuntura cutânea

Pontos – Pontos *Jiaji* (Extra, de L3 a S3), porção do abdome baixo, no curso dos Meridianos do Rim, Vaso-concepção, Estômago e Baço.

Método – Selecionar os Pontos *Jiaji* (Extra, L3 a S3) ao longo da região lombossacral, como sendo os pontos principais, golpear com uma agulha de aço inoxidável. Escolher os pontos no abdome baixo no curso dos meridianos anteriormente mencionados, como sendo os pontos complementares. Golpear com estimulação moderada até que a pele local torne-se avermelhada. Tratar em dias alternados.

2. Auriculopuntura

Pontos – Pelve, Útero, Ápice Inferior do Trago, Ovário, Intertrago, Fígado, Baço e Rim.

Método – Escolher 2 a 4 pontos por sessão. Usar agulhas filiformes com estimulação moderada. Retê-las por 20 a 30min com manipulação periódica. Tratar diariamente ou em dias alternados. Os métodos de embutimento de agulhas e sementes também podem ser usados.

3. Hidroacupuntura

Pontos – *Weibao* (Extra), *Guanyuan* (VC 4), *Qihai* (VC 6), *Pishu* (B 20), *Shangliao* (B 31), *Shenshu* (B 23), *Sanyinjiao* (BP 6) e *Zusanli* (E 36).

Método – Selecionar 2 a 4 pontos em um tratamento. Usar 25mg de Vitamina B_1 misturada a 5ml de solução salina normal. Uma injeção de 0,5ml é necessária em cada ponto. Tratar diariamente.

4. Eletroacupuntura

Pontos – *Weibao* (Extra), *Guilai* (E 29), *Sanyinjiao* (BP 6), *Yinlingquan* (BP 9).

Método – Parear pontos no abdome com pontos nos membros inferiores e então conectar a um eletroestimulador após obter a sensação de inserção. Usar vibração esparsa intensa com freqüência tolerável para o paciente. A corrente opera por 20 a 30min por sessão. Tratar em dias alternados.

Observações – Acupuntura é efetiva no tratamento desta doença. A maioria dos casos dificilmente é curada com rapidez. É aconselhável combinar outras medicações para intensificar o resultado terapêutico.

REFERÊNCIAS

1. Observação da aplicação de laser He-Ne nos pontos no tratamento de 60 casos de inflamação pélvica crônica.
   Pontos
   Para Deficiência de *Yang* no Baço e Rim: *Zigong* (Extra), *Xuehai* (BP 10), *Zusanli* (E 36), *Sanyinjiao* (BP 6), todos bilaterais, *Zhongji* (VC 3).

194   *Selecionando os Pontos Certos de Acupuntura*

Para estagnação de *Qi* no Fígado: *Zigong* (Extra), *Ganshu* (B 18), ambos bilaterais, *Qihai* (VC 6).

Para massa abdominal: *Zigong* (Extra), *Shenshu* (B 23), *Xuehai* (BP 10), todos bilaterais, *Qihai* (VC 6).

Método – O modelo de laser CE-2 He-Ne é usado com comprimento de onda de 6.328A, com potência de 3 a 5mW, diâmetro do laser de 1,5 a 2mm, e distância do laser de 2 a 5cm. Irradiar cada ponto por 5min. A irradiação em um tratamento deve durar menos de 20min. Tratar diariamente ou em dias alternados, e 10 a 15 tratamentos constituem 1 curso. Iniciar um novo curso após intervalo de 7 a 10 dias.

Resultados – De 60 casos tratados, 21 obtiveram recuperação total, efeito marcante foi visto em 20, melhora em 15 e não houve efeito em 4 casos.

(***Fonte*** – Chinese Acupuncture & Moxibustion, 3(1):40, 1983.)

2. Resultados observados da moxibustão indireta com gengibre no tratamento de 71 casos de inflamação pélvica crônica.

   Pontos principais – *Qihai* (VC 6), *Zhongji* (VC 3), *Guilai* (E 29).

   Pontos complementares – *Dachangshu* (B 25), *Ciliao* (B 32).

   Método – Usar 3 cones de moxa para moxibustão indireta com gengibre.

   Resultados – De 71 casos tratados, recuperação completa foi obtida em 35, efeito marcante ficou evidente em 19, melhora foi vista em 16 e 1 caso não apresentou efeito.

   (***Fonte*** – Journal of Traditional Chinese Medicine, (6):36, 1986.)

3. Estudo da Acupuntura no tratamento de 108 casos de cervicite crônica.

   Ponto – Inferior 1.

   Método – Inserir em profundidade de 1 a 1,5*cun*. Reter a agulha por 30min. Tratar diariamente. Dez tratamentos constituem 1 curso.

   Resultados – De 108 casos tratados, 56 (51,9%) foram completamente curados, efeito positivo ficou evidente em 32 (29,6%) e não houve efeito em 20 (18,5%). A taxa de efetividade total foi de 81,5%.

   (***Fonte*** – Journal of Integrated Traditional and Western Medicines, 7(12):753, 1987.)

PRURIDO VULVAR

Pontos principais – *Zhongji* (VC 3), *Sanyinjiao* (BP 6), *Xialiao* (B 34).

Método – Usar agulhas filiformes com estimulação moderada. Retê-las por 20 a 30min com manipulação periódica. Tratar diariamente. Dez tratamentos constituem 1 curso.

Pontos complementares

Prurido severo: *Qugu* (VC 2), *Ququan* (F 8).
Vaginite Tricomonal: *Ligou* (F 5).

Outras terapias

1. Auriculopuntura

Pontos – *Shenmen*, Cérebro, Fim da Helix Crus Inferior, Intertrago, Genitália Externa, Fígado, Baço e Rim.

Método – Selecionar 2 a 3 pontos por sessão. Usar agulhas filiformes com estimulação forte. Retê-las por 20 a 30min. Tratar diariamente. Método de embutimento de agulhas ou sementes também pode ser usado. Pedir à paciente para pressionar a área 3 a 4 vezes/dia.

2. Hidroacupuntura

Pontos – *Qugu* (VC 2), *Sanyinjiao* (BP 6), *Yinlian* (F 11), *Yinjiao* (VC 7), *Ciliao* (B 32), *Xialiao* (B 34).

Método – Selecionar 1 ponto no abdome e 1 ponto nas costas próximo ao *Sanyinjiao* (BP 6) em uma sessão. Injetar 0,2 a 0,3ml de 100µg/ml de solução de Vitamina B_{12} em cada ponto. Tratar em dias alternados. Dez tratamentos constituem 1 curso.

Observações – Acupuntura é muito efetiva no tratamento dessa doença, mas é necessário que a paciente colabore mantendo a região limpa.

REFERÊNCIA

Observação da Acupuntura no tratamento de 56 casos de prurido vulvar crônico.

Pontos – *Qichong* (E 30), *Zhongji* (VC 3), *Huiyin* (VC 1), *Yinlingquan* (BP 9), *Sanyinjiao* (BP 6), *Zhaohai* (R 6), *Taichong* (F 3).

Método – Usar uma combinação de elevação, empuxo, giro e rotação com pequena amplitude, mas rápida inserção. Não elevar e empurrar no Ponto *Huiyin* (VC 1). Reter as agulhas por 30min após a obtenção da sensação de inserção. Tratar 2 vezes/semana. Dez tratamentos constituem 1 curso.

Resultados – O número de cursos variou de 1 a 7, mas a média foi de 2 cursos. De 56 casos tratados, 29 foram basicamente curados, efeito marcante ficou evidente em 10, melhora em 15 e não houve efeito em 2 casos. A taxa de efetividade total alcançou 96,4%.

O número total de casos com lesões de pele foi de 39. Entre esses 39 casos, 6 recuperaram-se totalmente, efeito marcante ficou evidente em 6, melhora em 11 e em 16 não houve efeito. A taxa total de efetividade alcançou 59%.

(**Fonte** – Chinese Acupuncture & Moxibustion, (3):7, 1985.)

PROLAPSO UTERINO

Pontos principais – *Baihui* (VG 20), *Weibao* (Extra), *Zigong* (Extra), *Sanyinjiao* (BP 6), *Qugu* (VC 2).

Método – Inserir *Baihui* (VG 20) em combinação com moxibustão e agulhar *Weibao* (Extra) em profundidade de 2*cun* com inserção inclinada ao longo do sulco inguinal. Deixar que a sensação de inserção estenda-se ao períneo, então o útero deve ter uma sensação de contração. Quando agulhar *Zigong* (Extra) e *Qugu* (VC 2), direcionar as pontas das agulhas para a sínfise púbica, e deixar a sensação de inserção irradiar ao períneo. Reter as agulhas por 30min com manipulação periódica moderada ou forte. Tratar diariamente ou em dias alternados. Dez tratamentos constituem 1 curso. Iniciar um novo curso após 5 a 7 dias de intervalo.

Pontos complementares

Deficiência de *Qi: Zusanli* (E 36), *Qihai* (VC 6), *Taixi* (R 3); combinados com moxibustão.

Umidade-Calor: *Yinlingquan* (BP 9), *Taichong* (F 3).

Outras terapias

1. Eletroacupuntura

Pontos – *Weibao* (Extra), *Zigong* (Extra), *Guanyuan* (VC 4), *Zhongji* (VC 3), *Sanyinjiao* (BP 6), *Zusanli* (E 36).

Método – Agulhar *Weibao* (Extra), *Zigong* (Extra), *Guanyuan* (VC 4) e *Zhongji* (VC 3), direcionando as pontas das agulhas para a sínfise púbica, deixando a sensação de inserção estender-se ao períneo. Usar o eletroestimulador por 15 a 30min com freqüência de 20 a 30 vezes/min e vibração periódica ou esparsa intensa. Tratar em dias alternados. Dez tratamentos constituem 1 curso. Iniciar um novo curso após 7 dias de intervalo.

2. Auriculopuntura

Pontos – Útero, Rim, Cérebro, Genitália Externa, Fim da Helix Crus Inferior.

Método – Usar agulhas filiformes com estimulação moderada. Retê-las por 20min e aplicar manipulação periódica. Usar corrente por 15min após conectar as agulhas a um eletroestimulador. Tratar em dias alternados. O método de embutimento de agulhas ou sementes também pode ser usado. Solicitar a paciente que pressione a região 3 a 4 vezes/dia.

3. Acupuntura craniana

Pontos – Área Sensorial e Motora da Perna Bilateral, Área da Reprodução.

Método – Inserir agulha filiforme com 1,5*cun* de comprimento horizontalmente ao couro cabeludo. Retê-la por 20min com 2 manipulações periódicas, girando e rotacionando rapidamente. Cada manipulação periódica dura 2 a 3min ou conectar as agulhas a um eletroestimulador por 20min. Tratar diariamente ou em dias alternados. Dez tratamentos constituem 1 curso. Iniciar um novo curso após intervalo de 3 a 5 dias.

4. Hidroacupuntura

Pontos – *Weidao* (Extra), *Zigong* (Extra), *Guanyuan* (VC 4), *Zusanli* (E 36), *Sanyinjiao* (BP 6), *Baliao* (B 31 a 34).

Método – Selecionar 3 a 4 pontos por sessão. Injetar 2ml de glicose a 10% em cada ponto. Tratar em dias alternados. Dez tratamentos constituem 1 curso.

Observações – Acupuntura é efetiva no tratamento de casos de prolapsos uterinos leves. Antes de agulhar pontos no abdome, a bexiga da paciente deve ser esvaziada e o prolapso deve ser empurrado para dentro da vagina. Após a retirada das agulhas, pedir à paciente que repouse por 30min para acentuar o efeito terapêutico. É importante que a paciente tenha repouso apropriado e evite esforços durante o tratamento.

MIOMA UTERINO

Pontos principais – *Zhongji* (VC 3), *Guilai* (E 29), *Sanyinjiao* (BP 6), *Taichong* (F 3), *Fenglong* (E 40).

Método – Usar agulhas filiformes com estimulação moderada e método de movimento uniforme. Agulhar *Zhongji* (VC 3) e *Guilai* (E 29) em profundidade de 3 a 4*cun*. Deixar que a sensação de inserção estenda-se ao períneo. Tratar em dias alternados. Dez tratamentos constituem 1 curso.

Pontos complementares

Fluxo menstrual excessivo de coloração escura: *Xuehai* (BP 10), *Xingjian* (F 2).

Fluxo menstrual excessivo de coloração clara: *Qihai* (VC 6), *Zusanli* (E 36); combinados com moxibustão.

Deficiência do Fígado e Rim: *Ganshu* (B 18), *Shenshu* (B 23), *Guanyuan* (VC 4); combinados com moxibustão.

Outras terapias

Auriculopuntura

Pontos – Útero, Ovário, Intertrago, Rim.

198   *Selecionando os Pontos Certos de Acupuntura*

Método – Usar agulhas filiformes com estimulação moderada. Retê-las por 20 a 30min. Tratar diariamente ou em dias alternados e 5 a 10 tratamentos constituem 1 curso.

Observações – Acupuntura é efetiva no tratamento do mioma uterino.

REFERÊNCIAS

1. Observação da Acupuntura no tratamento de 346 casos de mioma uterino.

   Pontos – *Zigong* (Extra) bilateral, *Qugu* (VC 2), *Henggu* (R 11).

   Método – Agulhar *Zigong* (Extra) em profundidade de 0,8 a 1 *cun* com inserção inclinada. Agulhar *Qugu* (VC 2) e *Henggu* (R 11) em profundidade de 0,6 a 0,8 *cun* com inserção direta. Os pontos anteriormente mencionados podem ser usados de forma alternada e em combinação com os pontos das costas e membros inferiores. A bexiga deve ser esvaziada antes de agulhar *Qugu* (VC 2) e *Henggu* (R 11). O Ponto Cérebro pode ser usado como Ponto Auricular complementar. Usar método de movimento uniforme. Reter as agulhas por 15 a 20min após a obtenção da sensação de inserção. Tratar em dias alternados. Dez tratamentos constituem 1 curso.

   Resultados – O menor número de tratamentos necessário foi 10, enquanto o maior foi mais de 40.

   A taxa de cura completa foi de 83,2%. Os casos que aproximaram-se da cura alcançaram 11,3%. Os casos onde o mioma foi reduzido em dois terços de seu tamanho foram 5%. A taxa de efetividade total alcançou 100%. A tabela adiante indica os resultados curáveis.

2. Resultados observados da Acupuntura no tratamento de 20 casos de mioma uterino.

   Pontos principais – *Neiguan* (CS 6), *Zhaohai* (R 6), 3 a 4 pontos locais ao redor do mioma.

   Pontos secundários

   Constituição fraca: *Zusanli* (E 36), *Sanyinjiao* (BP 6).

   Sensibilidade na região lombar e abdome baixo carregado: *Guanyuan* (VC 4).

   Indigestão: *Zhongwan* (VC 12), *Hegu* (IG 4), *Gongsun* (BP 4).

   Método – Agulhar diretamente em profundidade de 0,6 a 0,8 *cun* com método uniforme. Reter as agulhas por 15 a 30min. Tratar 1 vez a cada 2 dias. Sete tratamentos constituem 1 curso.

   Resultados – Cura (o mioma desapareceu, o tamanho do útero voltou ao normal) foi obtida em 15 casos, efeito marcante (o mioma foi reduzido, o tamanho do útero voltou ao normal) foi observado em 3 casos e melhora (o mioma foi reduzido a dois terços, o tamanho do útero aproximou-se do normal) foi vista em 2 casos. O número de tratamentos variou de 7 a 40.

   (***Fonte*** – Shaanxi Traditional Chinese Medicine, 4(2):47, 1988.)

TABELA 2.1

Tamanho do mioma	Casos	Tratamentos	Resultados				
			Curados	Quase curados	Reduzidos em 2/3	Sem efeito	Taxa de efetividade (%)
Ovo de galinha	12	10 a 11	11	1			100
Ovo de pata	85	10 a 25	82	3			100
Ovo de gansa	102	10 a 30	93	6	3		100
Mão fechada	115	20 a 40	94	15	6		100
Cabeça de criança	32	20 a 40	8	14	10		100
Total	346		288	39	19		100

(**Fonte** – Acupuncture and Moxibustion of China (1):27, 1986.)

INFERTILIDADE FEMININA

Pontos principais – *Guanyuan* (VC 4), *Sanyinjiao* (BP 6), *Zusanli* (E 36), *Zigong* (Extra).

Método – Usar agulhas filiformes com estimulação moderada e método de movimento uniforme. Retê-las por 20 a 30min. Combinar moxibustão com bastões de moxa. Tratar em dias alternados. Dez tratamentos constituem 1 curso. Iniciar um novo curso após intervalo de 7 dias.

Pontos complementares

Deficiência e Frio no *Jiao* Inferior: *Shenshu* (B 23), *Zhongji* (VC 3); combinados com moxibustão.

Deficiência no Fígado e Rim: *Zhaohai* (R 6), *Xuehai* (BP 10), *Ganshu* (B 18).

Mucosidade-Umidade obstruída no Útero: *Yinlingquan* (BP 9), *Fenglong* (E 40), *Zhongliao* (B 33).

Outras terapias

Auriculopuntura

Pontos – Útero, Ovário, Intertrago, Cérebro, Rim.

Método – Selecionar 2 a 3 pontos por sessão. Usar agulhas filiformes com estimulação moderada. Retê-las por 15 a 30min. Tratar diariamente. Dez tratamentos constituem 1 curso. Método de embutimento de agulhas ou sementes também pode ser usado.

Observações – Acupuntura tem efeito certo no tratamento de esterilidade funcional.

200   Selecionando os Pontos Certos de Acupuntura

REFERÊNCIAS

1. Resultados observados da Acupuntura no tratamento da infertilidade primária.

Pontos – *Zhongji* (VC 3), *Sanyinjiao* (BP 6), *Dahe* (R 12).

Método – Iniciar o tratamento 12 dias antes da menstruação. Tratar em dias alternados com método uniforme. Continuar o tratamento por 3 dias. Reter as agulhas por 15min.

Resultados – Nos 15 casos tratados, todas as mulheres tinham de 24 a 29 anos e estavam casadas há 2 a 5 anos sem conseguir engravidar. Após o tratamento com Acupuntura durante 2 a 3 ciclos menstruais, todas engravidaram.

(***Fonte*** – Jiangxi Journal of Traditional Chinese Medicine, (5):40, 1986.)

2. Resumo da Acupuntura combinada com fitoterapia Chinesa no tratamento de 50 casos de ausência de ovulação.

Pontos – *Zhongji* (VC 3), *Dahe* (R 12), *Xuehai* (BP 10), *Sanyinjiao* (BP 6), *Diji* (BP 8).

Método – Escolher 3 a 4 pontos por sessão. Agulhar esses pontos por 3 dias consecutivos entre 2 períodos menstruais. Reter as agulhas por 20 a 30min. Se a irregularidade menstrual também for um sintoma, a fitoterapia Chinesa poderá ser adotada como medicação complementar.

Resultados – Através do tratamento em 1 a 7 ciclos menstruais, a gravidez ocorreu em 28 casos, a ovulação em 17 e não houve efeito evidente em 5 casos.

(***Fonte*** – Jiangxi Journal of Traditional Chinese Medicine, (4):33, 1981.)

HIPERPLASIA DA GLÂNDULA MAMÁRIA

Pontos principais – *Jianjing* (VB 21), *Shanzhong* (VC 17), *Zulinqi* (VB 41), *Rugen* (E 18), *Wuyi* (E 15).

Método – Produzir estimulação moderada ou forte com agulhas filiformes e aplicar método uniforme. Empurrar nos Pontos *Rugen* (E 18) e *Wuyi* (E 15) 1 a 2*cun* horizontalmente em direção ao centro da mama. Reter as agulhas por 20 a 30min e manipular a cada 10min. Tratar diariamente ou em dias alternados. Dez tratamentos constituem 1 curso.

Pontos complementares

Dor da distensão mamária: *Taichong* (F 3).

Irregularidade menstrual: *Sanyinjiao* (BP 6).

Plenitude no Peito e irritabilidade: *Neiguan* (CS 6).

Deficiência de *Qi* e Sangue: *Zusanli* (E 36) e *Qihai* (VC 6) com inserção reforçada e combinada a moxibustão.

Deficiência do *Yin* do Fígado e Rim: *Ganshu* (B 18) e *Shenshu* (B 23), com inserção reforçada.

Outras terapias

Auriculopuntura

Pontos – Tórax, Intertrago, Fígado e Ovário.
Método – Aplicar estimulação moderada com agulhas filiformes. Retê-las por 30min. Tratar diariamente. O método de embutimento de agulhas também pode ser usado.

Observações – Não há relatos de um método único que trate a hiperplasia da glândula mamária. Acupuntura tem efeito certo no tratamento desta doença, mas outras terapias devem ser combinadas a ela.

REFERÊNCIAS

1. Observação do efeito terapêutico a curto prazo e investigação do método da Acupuntura no tratamento da hiperplasia da glândula mamária.
   Pontos principais – a) *Wuyi* (E 15), *Shanzhong* (VC 17), *Hegu* (IG 4); b) *Tianzong* (ID 11), *Jianjing* (VB 21), *Ganshu* (B 18).
   Pontos complementares
   Ataque de Fogo do Fígado: *Hegu* (IG 4) é substituído por *Taichong* (F 3) e *Xiaxi* (VB 43).
   Yin deficiente do Fígado e Rim: *Ganshu* (B 18) é substituído por *Taixi* (R 3).
   Deficiência do *Qi* e Sangue: *Ganshu* (B 18) e *Hegu* (IG 4) são substituídos por *Pishu* (B 20) e *Zusanli* (E 36).
   Menstruação irregular: *Sanyinjiao* (BP 6).
   Plenitude no Tórax: *Waiguan* (TA 5).
   Método – Agulhar *Wuyi* (E 15) obliquamente em um ângulo de 25° a face lateral. Agulhar *Shanzhong* (VC 17) horizontalmente para baixo; empurrar *Jianjing* (VB 21) horizontalmente para frente; inserir *Tianzong* (ID 11) obliquamente para baixo na direção da face lateral. A profundidade da inserção desses 3 pontos é sempre 1,5*cun*. Após a chegada do *Qi*, reter as agulhas por 30min durante os quais outros 2 a 3 pontos podem ser agulhados. Pontos dos 2 grupos podem ser alternados. Tratar diariamente e 30 tratamentos constituem 1 curso. É necessário intervalo de 3 a 4 dias entre 2 cursos e geralmente 3 a 4 cursos são necessários.
   Resultados – Foram tratados 500 pacientes. A taxa de total efetivo foi 94,6%.
   (**Fonte** – Journal of Traditional Chinese Medicine, 28(1):47, 1987.)
2. Resultados observados de 32 casos de hiperplasia da glândula mamária tratados com Acupuntura por microondas.
   Pontos principais – a) *Rugen* (E 18), *Yanglingquan* (VB 34); b) *Yingchuang* (E 16), *Shanzhong* (VC 17). Os dois grupos podem ser alternados.

202 *Selecionando os Pontos Certos de Acupuntura*

Pontos complementares
Síndrome de estagnação de *Qi* e acúmulo de Mucosidade: *Fenglong* (E 40) ou *Zusanli* (E 36).
Síndrome de estagnação de *Qi* e Sangue: *Xuehai* (BP 10) ou *Geshu* (B 17).
Método – Empregar um aparelho de Acupuntura por microondas modelo DBJ-1. No início, tratar por 20min cada ponto, e diminuir para 15min quando os sintomas forem aliviados. Tratar diariamente ou em dias alternados. Dez tratamentos constituem 1 curso e o intervalo de 5 a 7 dias é necessário após 2 cursos consecutivos. Suspender o tratamento durante a menstruação.
Resultados – Após 2 a 5 cursos, 10 casos foram curados, os nódulos e a dor desapareceram totalmente. Efeito marcante foi evidente em 11 casos, os nódulos foram reduzidos mais de 50% em tamanho e a dor desapareceu, ou os nódulos sumiram e a dor permaneceu, porém foi aliviada. Alguns efeitos foram vistos em 8 casos, os nódulos diminuíram menos de 50% em tamanho e a dor foi aliviada ou desapareceu, e 3 casos falharam, os nódulos e a dor não melhoraram.
(***Fonte*** – Shangai Journal of Acupuncture and Moxibustion, (2):7, 1987.)

3. Resultados observados de 25 casos de hiperplasia da glândula mamária masculina tratados com moxibustão.
Pontos principais – *Ruzhong* (E 17) no lado afetado, *Zusanli* (E 36) bilateral.
Pontos complementares
Síndrome do Fogo do Fígado: *Zusanli* (E 36) é substituído por *Taichong* (F 3).
Síndrome de Deficiência de *Qi* e Sangue – *Qihai* (VC 6).
Síndrome de Deficiência de *Qi* no Fígado e Rim: *Zusanli* (E 36) é substituído por *Taixi* (R 3).
Método – Fazer moxibustão com bastões de moxa 1 vez/dia. Dez tratamentos constituem 1 curso e há um intervalo de 3 dias entre 2 cursos. Durante cada tratamento, síndromes de estagnação de *Qi* no Fígado e ataque de Fogo do Fígado foram reduzidos por 20min, Síndromes de Deficiência de *Qi* e Sangue e Deficiência de *Yin* no Fígado e Rim foram reforçados por 40min.
Resultados – De 25 casos tratados, 13 foram curados, 6 apresentaram efeito marcante, 4 foram melhorados e 2 falharam.
(***Fonte*** – Shangai Journal of Acupuncture and Moxibustion, 6(3):30, 1987.)

MASTITE AGUDA

Pontos principais – *Jianjing* (VB 21), *Rugen* (E 18), *Zusanli* (E 36) e *Shaoze* (ID 1).

Método – Para agulhar os pontos, inserir 1 agulha de 2*cun* de comprimento no *Jianjing* (VB 21) subcutaneamente em direção ao acrômio para provocar uma sensação forte. Nunca aplicar *Rugen* (E 18) muito profundamente, mas 0,5*cun* transversalmente para cima ao longo da superfície da mama. Realizar estimulação moderada ou forte em todos os pontos e reter as agulhas por 30min, manipulando a cada 5 a 10min. Tratar diariamente, porém 2 a 3 vezes/dia para casos graves. Moxibustão é aplicável em todos os pontos.

Pontos complementares

Febre: *Quchi* (IG 11) e *Hegu* (IG 4).

Estagnação de *Qi* do Fígado: *Qimen* (F 14), *Taichong* (F 3) e *Shanzhong* (VC 17).

Outras terapias

Auriculopuntura

Pontos – Tórax, Intertrago, Ápice Inferior do Trago.

Método – Usar agulhas filiformes para empurrar os pontos e produzir estimulação forte, depois retê-las por 20 a 30min. Tratar diariamente.

Observações – Acupuntura tem efeito certo no tratamento da mastite aguda não supurativa. O efeito será mais satisfatório se medicação for incorporada.

REFERÊNCIAS

1. Resultados observados de 53 casos de mastite aguda tratados com Acupuntura.

    Pontos – *Taichong* (F3) e *Liangqiu* (E 34).

    Método – Reter as agulhas por 25 a 30min e manipular 2 a 4 vezes. Tratar diariamente.

    Resultados – De 53 casos tratados, 38 foram curados com 1 tratamento, 13 foram curados com 2 tratamentos e 2 foram curados com 3 tratamentos.

    (**Fonte** – Journal of Traditional Chinese Medicine and Chinese Medica Materia of Jilin, (2):32, 1988.)

2. Resumo clínico de 1.000 casos de mastite aguda tratados com sangria nos pontos de Acupuntura.

    Pontos

    Tipo mamário médio: *Gaohuangshu* (B 43), *Pohu* (B 42), *Shentang* (B 44).

    Tipo supramamário: *Gaohuangshu* (B 43), *Pohu* (B 42), *Fufen* (B 41).

    Tipo submamário: *Gaohuangshu* (B 43), *Shentang* (B 44), *Yixi* (B 45).

    Método – Selecionar os pontos da área afetada e sangrar com agulha de 3 pontas. Deixar sair 3 gotas de sangue de cada ponto e tratar

204 *Selecionando os Pontos Certos de Acupuntura*

diariamente. Para os casos com calafrios e febre, suplementar *Dazhui* (VG 14) e *Taodao* (VG 13) com método de sangria.

Resultados – De 1.000 casos tratados, 970 foram curados, portanto 97%; 18 (1,8%) mostraram alguma efetividade mas com nódulos residuais, e 12 (1,2%) falharam com supuração.

(***Fonte*** – Chinese Acupuncture & Moxibustion, (3):5, 1981.)

3. Resultados observados de 70 casos de mastite aguda tratados com Acupuntura no *Neiguan* (CS 6).

Ponto – *Neiguan* (CS 6).

Método – Após a chegada do *Qi*, manipular a agulha continuamente e pedir ao paciente para pressionar levemente a tumoração. Quando a dor for aliviada, reter a agulha por 10 a 15min e manipular algumas vezes.

Resultados – De 70 casos tratados, 61 foram curados com 1 tratamento e 9 foram curados com 2 tratamentos.

(***Fonte*** – Chinese Acupuncture & Moxibustion, (3):8, 1986).

4. Resultados observados de 79 casos de mastite tratados com Acupuntura e massagem no *Quchi* (IG 11).

Ponto – *Quchi* (IG 11).

Método – Inserir a uma profundidade de 1,5 a 2*cun* no *Quchi* (IG 11), e produzir estimulação forte por 1min através de rotação rápida, elevação e empuxo da agulha. Os resultados mais satisfatórios serão obtidos se a sensação de inserção propagar-se para o ombro. Após remover a agulha, suspender o cotovelo do lado afetado com a sua mão esquerda e massagear no ponto com o polegar direito para aumentar o efeito terapêutico.

Resultados – Todos os casos foram curados com 1 a 3 tratamentos.

(***Fonte*** – Chinese Acupuncture & Moxibustion, (6):55, 1987.)

5. Resultados observados de 124 casos de mastite aguda tratados com Acupuntura.

Pontos – *Jianjing* (VB 21) do lado afetado ou bilateral nos casos severos.

Método – Agulhar o ponto perpendicularmente a uma profundidade de 0,5 a 1*cun* e reter as agulhas por 20min. Além disso, dividir a distância de *Daling* (CS 7) até *Quze* (CS 3) no trajeto do Meridiano do Pericárdio em 7 partes iguais e sangrar, com agulha de 3 pontas, 1 a 3 gotas de sangue de cada.

Resultados – De 86 casos de mastite unilateral, 41 foram curados (a temperatura corporal normalizou e a massa local foi resolvida em 1 dia), 37 mostraram efeito marcante (os sintomas foram notavelmente melhorados, a massa local foi diminuída em mais de 50% e a cura foi obtida em 2 a 3 dias), 7 mostraram algum efeito (os sintomas melhoraram, a massa diminuiu menos de 50% e a cura foi obtida em 4 a 5 dias), e um caso falhou (não foi obtida a cura após 5 tratamentos). De 38 casos de mastite bilateral, 20 foram curados, 12 mostraram efeito marcante e 6 mostraram algum efeito. A taxa de efetividade total foi de 99,2%.

(***Fonte*** – Shangai Journal of Acupuncture and Moxibustion, (1):16, 1986).

6. Resultados observados de 47 casos de mastite aguda tratados com mo-xibustão no *Shanzhong* (VC 17) e método de empuxo no *Tianzong* (ID 11). *Pontos e método* – Aplicar moxibustão indireta com alho no *Shanzhong* (VC 17) com 5 a 7 cones para tornar a pele avermelhada na região local. Depois, usar a ponta do polegar direito para pressionar e empurrar *Tianzong* (ID 11) no lado afetado com estimulação forte. Repetir o empuxo várias vezes. Tratar 2 vezes/dia.
Resultados – De 47 casos tratados, 43 foram curados, 3 mostraram efeito marcante e 1 mostrou melhora.
(*Fonte* – Journal of Traditional Chinese Medicine, 22(8):11, 1981.)

CONVULSÃO INFANTIL

Convulsão aguda

Pontos principais – *Zhongchong* (CS 9), *Renzhong* (VG 26), *Hegu* (IG 4) e *Taichong* (F 3).
Método – Durante a crise convulsiva, primeiro empurrar o *Renzhong* (VG 26) e sangrar o *Zhongchong* (CS 9) com agulha filiforme espessa ou agulha de 3 pontas. Depois agulhar *Hegu* (IG 4) e *Taichong* (F 3) com agulhas filiformes e estimulá-los um pouco elevando, empurrando e rotacionando. As agulhas não são retidas, mas após a retirada das mesmas, uma pequena quantidade de sangue deve ser retirada através dos furos.
Pontos complementares
Febre alta: *Dazhui* (VG 14), *Quchi* (IG 11) ou *Quze* (CS 3), *Weizhong* (B 40), com método de sangria.
Trismo: *Jiache* (E 6).
Convulsão de extremidades: *Houxi* (ID 3), *Neiguan* (CS 6), *Shenmai* (B 62), *Yanglingquan* (VB 34).
Opistótono: *Shenzhu* (VG 12), *Fengchi* (VB 20).
Inconsciência: *Yongquan* (R 1).
Ruído forte na garganta: *Fenglong* (E 40), *Lieque* (P 7).
Convulsão causada por pavor súbito: *Shenmen* (C 7).

Convulsão crônica

Pontos principais – *Baihui* (VG 20), *Hegu* (IG 4), *Taichong* (F 3), *Guanyuan* (VC 4), *Zusanli* (E 36).
Método – Produzir estimulação moderada ou suave com agulhas filiformes. Não reter as agulhas ou retê-las por apenas 20min. Tratar diariamente.
Pontos complementares
Deficiência de *Yang* no Baço e no Rim: *Pishu* (B 20), *Shenshu* (B 23) com moxibustão suave através de bastões de moxa após a inserção; ou moxibustão indireta com gengibre no *Qihai* (VC 6) para 10 cones.

206 *Selecionando os Pontos Certos de Acupuntura*

Deficiência de *Yin* no Fígado e no Rim: *Taixi* (R 3), *Ququan* (F 8).

Outras terapias

Auriculopuntura

Pontos – Shenmen, Fim da Helix Crus Inferior, Cérebro, Occipúcio, Coração e Fígado.

Método – Produzir estimulação forte com agulhas filiformes. Retê-las por 60min, manipulando-as a cada 10min. Sangria do Ápice da Orelha pode ser usada em caso de febre persistente. Esta terapia é apropriada para convulsão aguda.

Observações – Terapia com Acupuntura tem bom efeito para aliviar convulsões infantis, no entanto, outras medidas terapêuticas devem ser combinadas quando se tratar de casos severos.

REFERÊNCIAS

Sumário clínico de 100 casos de hiperpirexia infantil tratados com Acupuntura e método de sangria.

Pontos principais – Primeiro *Fengchi* (VB 20) e *Dazhui* (VG 14), depois *Quchi* (IG 11) e *Hegu* (IG 4).

Pontos complementares

Febre alta: *Shixuan* (Extra) e Ápice da Orelha, ambos são sangrados com agulha de 3 pontas para produzir 5 gotas de sangue.

Convulsão: *Baihui* (VG 20), *Yintang* (Extra).

Vômitos: *Zhongwan* (VC 12), *Tianshu* (E 25), *Qihai* (VC 6), *Shangjuxu* (E 37).

Dor de garganta: *Shaoshang* (P 11), *Yamen* (VG 15).

Tosse e asma com expectoração excessiva: *Feishu* (B 13), *Tiantu* (VC 22), *Chize* (P 5) e *Fenglong* (E 40).

Tosse ruidosa: *Feishu* (B 13), *Sifeng* (Extra).

Parotite: *Jiaosun* (TA 20), Pontos *Ashi*.

Fraqueza constitucional e astenia: *Guanyuan* (VC 4), *Zusanli* (E 36).

Método – Agulhar 2 vezes/dia.

Resultados – Todos os casos mostraram uma diminuição da febre. A média de tratamentos foi 2,32.

(**Fonte** – New Journal of Traditional Chinese Medicine, (10):32, 1986.)

DESNUTRIÇÃO INFANTIL

Pontos principais – *Sifeng* (Extra), *Zhongwan* (VC 12), *Zusanli* (E 36), *Pishu* (B 20) e *Weishu* (B 21).

Método – Após esterilização, aplicar *Sifeng* (Extra) com agulha filiforme espessa ou agulha de 3 pontas. Inserir suavemente a agulha a uma profundidade de 2 a 3mm de acordo com o tamanho da criança, e após a retirada da agulha, espremer o local para retirada de pequena quantidade de líquido. Tratar em dias alternados e 5 tratamentos constituem 1 curso. Agulhar os outros pontos superficialmente com agulhas filiformes e estimulação suave. As agulhas não ficam retidas. Moxibustão suave com bastão de moxa pode ser feita após a inserção. Tratar diariamente.

Pontos complementares
Vômitos: *Neiguan* (CS 6).
Febre recorrente: *Dazhui* (VG 14).
Distensão abdominal com diarréia: *Tianshu* (E 25), *Qihai* (VC 6).
Membros Frios: *Qihai* (VC 6).
Insônia: *Jianshi* (CS 5).
Parasitas: *Baichongwo* (Extra).

Outras terapias

1. Acupuntura cutânea

Pontos – Pishu (B 20), *Weishu* (B 21), *Sanjiaoshu* (B 22), Pontos *Jiaji* (Extra) da sétima vértebra torácica à quinta vértebra lombar, *Zusanli* (E 36) e *Sifeng* (Extra).

Método – Usar agulhas cutâneas para produzir estimulação suave até que a pele fique congesta no local. Tratar diariamente.

2. Moxibustão

Pontos – Pishu (B 20), *Zusanli* (E 36), *Zhongwan* (VC 12), *Tianshu* (E 25), *Sifeng* (Extra).

Método – Aplicar 3 a 5 cones de moxa em cada ponto, 2 vezes/dia.

Observações – Agulhar o *Sifeng* (Extra) tem bom efeito no tratamento da desnutrição infantil, portanto deve ser dada atenção especial a ele. O método de pressão digital e massagem da musculatura paraespinhal também tem bom efeito no tratamento dessa doença, portanto pode ser combinado na clínica.

REFERÊNCIAS

1. Tratamento da indigestão infantil simples com Acupuntura.
Pontos principais – Zusanli (E 36), *Hegu* (IG 4), *Tianshu* (E 25), *Guanyuan* (VC 4).
Pontos complementares – Pishu (B 20), *Sanyinjiao* (BP 6).
Método – Agulhar superficialmente a uma profundidade de 0,1 a 0,2*cun* em crianças abaixo de 3 anos. Rotacionar o cabo da agulha repetidamente 30 vezes e depois removê-la.
Resultados – A taxa de cura atingiu 93,3% e o número médio de tratamentos foi 2,08.

208 *Selecionando os Pontos Certos de Acupuntura*

(*Fonte* – Journal of Anhui College of Traditional Chinese Medicine, (2):140, 1959.)
Resultados observados de 21 casos de desnutrição infantil tratados com Acupuntura.
Pontos e método – Usar uma agulha de 3 pontas para agulhar o lado palmar da primeira junta interfalangeana do dedo médio. Espremer pequena quantidade de sangue ou líquido amarelo. Tratar 1 vez a cada 4 dias e 5 tratamentos constituem 1 curso.
Resultados – De 21 casos tratados, 15 foram curados em 2 meses de tratamento e 6 foram curados em 6 meses.
(*Fonte* – Journal of Traditional Chinese Medicine, 21(8):52, 1980.)

DIARRÉIA INFANTIL

Pontos principais – *Sifeng* (Extra), *Tianshu* (E 25), *Zhongwan* (VC 12), *Zusanli* (E 36).
Método – Agulhar *Sifeng* (Extra) com agulha filiforme e espremer o local até a saída de pequena quantidade de líquido amarelo transparente. Agulhar os outros pontos com torção das agulhas, e após a chegada do *Qi* continuar rotacionando-as por 10 a 20s, depois retirar ou reter as agulhas no *Tianshu* (E 25), *Zhongwan* (VC 12) e *Zusanli* (E 36) por 5 a 10min. Tratar 1 a 2 vezes diariamente.
Pontos complementares
Síndrome de Calor-Umidade: *Quchi* (IG 11), *Neiting* (E 44), *Yinlingquan* (BP 9).
Síndrome de retenção de alimentos: *Jianli* (VC 11), *Lineiting* (Extra).
Invasão de Vento-Frio externo: *Hegu* (IG 4), *Waiguan* (TA 5).
Diarréia persistente por Deficiência do *Yang* do Baço: *Pishu* (B 20), *Shenshu* (B 23), *Mingmen* (VG 4), aplicando moxibustão suave com bastão de moxa por 5 a 10min após a inserção.
Febre severa: *Dazhui* (VG 14), *Hegu* (IG 4).
Vômitos: *Neiguan* (CS 6), *Shangwan* (VC 13).
Distensão e dor abdominal: *Xiawan* (VC 10), *Hegu* (IG 4).
Membros Frios: *Guanyuan* (VC 4), aplicando moxibustão suave com bastão de moxa por 5 a 10min ou moxibustão indireta com gengibre para 3 a 5 cones.

Outras terapias

1. Moxibustão

Pontos – *Guanyuan* (VC 4), *Shenque* (VC 8), *Zhongwan* (VC 12).
Método – Quando a criança estiver dormindo profundamente, aplicar moxibustão suave com bastão de moxa. A princípio, deixar o fogo

a 5cm da pele e após 3 a 5min, movê-lo para mais perto, porém não menos que 3cm de distância. Aplicar moxibustão primeiro no *Zhongwan* (VC 12), depois mover para baixo no *Shenque* (VC 8) e *Guanyuan* (VC 4). Vinte minutos de tratamento são necessários no *Zhongwan* (VC 12) e *Shenque* (VC 8), e 30 a 50min no *Guanyuan* (VC 4).

2. Auriculopuntura

Pontos – Estômago, Baço, Intestino Grosso, Intestino Delgado, Pâncreas, Vesícula Biliar, Fim da Helix Crus Inferior e *Shenmen.*
Método – Selecionar 2 a 3 pontos para cada tratamento. Girar agulhas filiformes por aproximadamente 1min, depois retirá-las ou retê-las por 30 a 60min. Tratar diariamente.

3. Hidroacupuntura

Pontos – *Zusanli* (E 36), *Dachangshu* (B 25) e moxar *Shenque* (VC 8).
Método – Usar 1ml de complexo vitamínico B_1 mais quantidade igual de água. Injetar 1ml da solução no *Zusanli* (E 36) e *Dachangshu* (B 25) contralateralmente, de acordo com a rotina do método operante de hidroacupuntura. Tratar diariamente e alternar os pontos dos 2 lados. Simultaneamente combinar moxibustão suave com bastão de moxa no *Shenque* (VC 8) por aproximadamente 5min. A doença pode ser curada com 1 a 2 tratamentos.

4. Irradiação a laser nos pontos de Acupuntura

Ponto – *Shenque* (VC 8).
Método – Empregar laser He-Ne com comprimento de onda 6.328A, potência 3mW e diâmetro do foco de luz com aproximadamente 2mm. Tratar diariamente, 10 a 15min cada vez e 3 vezes constituem 1 curso.
Observações – Os métodos anteriores são simples mas têm efeito rápido no tratamento da diarréia infantil. Medicação deve ser incorporada prontamente nos casos com desidratação para evitar complicações.

REFERÊNCIAS
1. Sumário do tratamento de 700 casos de diarréia infantil com Acupuntura.
   Pontos e método – Tratar *Tianshu* (E 25) bilateral com método de reforço e *Changqiang* (VG 1) com método de redução "picadas de pardal". Não reter as agulhas. Tratar diariamente.
   Resultados – De 700 casos tratados, 612 (87,4%) foram curados com 1 a 2 tratamentos, 52 (7,4%) recuperaram-se basicamente após 3 tratamentos, e 36 (5,1%) não mudaram após 3 tentativas.

210 *Selecionando os Pontos Certos de Acupuntura*

(***Fonte*** – The Intermediate Medical Journal, (2):52, 1987.)
2. Resultados observados de 14 casos de diarréia infantil tratados com inserção no *Changqiang* (VG 1).
Ponto – *Changqiang* (VG 1).
Método – Inserir a agulha a uma profundidade de 0,5 a 0,8*cun* e retirá-la após estimulação com rotação rápida em pequena amplitude por 2min. Tratar diariamente.
Resultados – De 14 casos tratados, 9 não apresentaram mais diarréia após 1 único tratamento, 4 não apresentaram mais diarréia após 2 a 3 tratamentos e 1 caso permaneceu inalterado.
(***Fonte*** – Shangai Journal of Acupuncture and Moxibustion, 6(1):14, 1987.)
3. Resultados observados com a moxibustão na décima segunda vértebra torácica no tratamento de 560 casos de diarréia infantil.
Ponto – Ponto médio da décima segunda vértebra torácica.
Método – Aplicar moxibustão no ponto médio da décima segunda vértebra torácica até que a pele torne-se avermelhada.
Resultados – De 560 casos tratados, 498 (88,9%) foram curados; 54 (9,6%) apresentaram melhora; e 8 (1,4%) permaneceram inalterados. A taxa de eficácia total foi de 98,6%.
(***Fonte*** – Chinese Acupuncture & Moxibustion, (3):22, 1987.)
4. Observações clínicas no tratamento de 100 casos de diarréia infantil com Acupuntura.
Pontos – *Sifeng* (Extra), *Zhongwan* (VC 12), *Tianshu* (E 25), *Qihai* (VC 6) ou *Zusanli* (E 36) e *Sanyinjiao* (BP 6).
Método – Combinar Acupuntura com moxibustão, não reter as agulhas e tratar diariamente.
Resultados – De 100 casos tratados, 95 foram curados com apenas 1 tratamento e a taxa de eficácia total foi de 99%.
(***Fonte*** – Chinese Acupuncture & Moxibustion, (5):14, 1984.)
5. Tratamento da diarréia infantil crônica através da moxibustão com medula de junco.
Pontos e método – Embeber a medula de junco em óleo vegetal, acender e moxar *Changqiang* (VG 1). Geralmente após 1 tratamento, não haverá mais diarréia. Se esta for aliviada, realizar mais um tratamento após 3 a 5 dias.
(***Fonte*** – Zhejiang Journal of Traditional Chinese Medicine, 15(8):258, 1980.)

ENURESE INFANTIL

Pontos principais – *Guanyuan* (VC 4), *Zhongji* (VC 3), *Sanyinjiao* (BP 6), *Yiniaodian* (Extra, 1*cun* abaixo do Ponto *Xiajuxu*, E 39).

Terapias de Acupuntura   211

Método – Agulhar os pontos no abdome obliquamente para baixo, a fim de conduzir a sensação de inserção para a região genital. Aplicar estimulação suave ou moderada e reter as agulhas por 10 a 20min. Tratar diariamente ou em dias alternados e 10 tratamentos constituem 1 curso. Moxibustão suave com bastão de moxa pode ser usada após a inserção das agulhas ou pode ser usada isoladamente.

Pontos complementares
Deficiência de *Qi: Zusanli* (E 36), *Qihai* (VC 6).
Distúrbios do sono: *Shenmen* (C 7).
Dificuldade em sair do estado de sono: *Baihui* (VG 20), *Shenmen* (C 7).
Micção freqüente: *Baihui* (VG 20), *Ciliao* (B 32).

Outras terapias

1. Auriculopuntura

Pontos – Rim, Bexiga, Aba Central, Cérebro, Intertrago, Uretra e Occipúcio.

Método – Selecionar 3 a 4 pontos por sessão e aplicar estimulação forte com agulhas filiformes. Retê-las por 30 a 60min. Tratar diariamente e 5 tratamentos constituem 1 curso. É necessário um intervalo de 1 semana entre 2 cursos. Para tratar casos graves, o método de embutimento de agulhas pode ser empregado e as agulhas devem permanecer no local por 3 a 5 dias. O método de embutimento de sementes também pode ser usado e as mesmas devem ser trocadas a cada 5 a 7 dias.

2. Acupuntura cutânea

Pontos – *Guanyuan* (VC 4), *Qihai* (VC 6), *Qugu* (VC 2), *Shenshu* (B 23), *Sanyinjiao* (BP 6) e Pontos *Jiaji* (Extra), da décima primeira vértebra torácica até a vértebra sacral.

Método – Golpear repetidamente com uma agulha cutânea, até que a pele se torne avermelhada. Tratar diariamente.

3. Acupuntura do Punho-Tornozelo

Pontos – Inferior 1, bilateral.
Método – Aplicar o método de rotina da Acupuntura do Punho-Tornozelo.

4. Acupuntura craniana

Pontos – Área Sensorial e Motora da Perna, Área da Reprodução.
Método – Aplicar os procedimentos de rotina da Acupuntura craniana. Manipular repetidamente as agulhas por 10 a 15min.

5. Irradiação com laser nos pontos de Acupuntura

Pontos – *Qugu* (VC 2), *Zhongji* (VC 3), *Guanyuan* (VC 4), *Henggu* (R 11), *Guilai* (E 29), *Sanyinjiao* (BP 6).

Método – Selecionar 2 a 4 pontos por tratamento e irradiar cada ponto por 5 a 10min. Tratar em dias alternados e 5 a 10 tratamentos constituem 1 curso.

Observações – Acupuntura tem efeito certo no tratamento da enurese infantil. Pode haver recorrência desta doença, então 3 a 5 tratamentos a mais devem ser realizados a fim de consolidar a efetividade.

Pedir ao paciente para esvaziar a bexiga antes de agulhar *Guanyuan* (VC 4), *Zhongji* (VC 3), etc., os quais estão localizados no abdome baixo.

REFERÊNCIAS

1. Resultados observados da inserção do *Baihui* (VG 20) e *Sishencong* (Extra) no tratamento de 14 casos de enurese infantil.

   Pontos e método – Agulhar *Baihui* (VG 20) e *Sishencong* (Extra) obliquamente com a ponta da agulha alcançando o periósteo para obter a sensação de distensão e peso.

   Resultados – De 14 casos tratados, 10 foram curados e 4 melhoraram. A efetividade foi obtida após 2 a 3 tratamentos.

   (**Fonte** – Shaanxi Journal of Traditional Chinese Medicine, 4(6):14, 1983.)

2. Resultados observados do tratamento da enurese através da inserção no dedo mínimo do pé.

   Pontos – O ponto médio da primeira dobra transversa embaixo do dedo mínimo (bilateral).

   Método – Quando a ponta da agulha tocar o osso, girá-la obliquamente até que o paciente sinta uma dor aguda localizada e uma sensação quente de distensão no abdome baixo. Reter as agulhas por 30min e manipulá-las a cada 10min ou conectá-las a um eletroestimulador. Tratar diariamente ou em dias alternados, e 10 tratamentos constituem 1 curso.

   Resultados – De 5 casos tratados, todos foram curados.

   (**Fonte** – Jiangxi Journal of Traditional Chinese Medicine, (1):45, 1983.)

3. Relato de 230 casos de enurese tratados com Acupuntura no *Guanyuan* (VC 4) e *Sanyinjiao* (BP 6).

   Pontos – *Guanyuan* (VC 4) e *Sanyinjiao* (BP 6).

   Método – Inserir agulhas filiformes rapidamente a fim de produzir estimulação moderada e retê-las por 20 a 30min após a chegada do *Qi*. Tratar 2 vezes/semana e 10 tratamentos constituem 1 curso.

   Resultados – De 230 casos tratados, 92 foram curados, 29 apresentaram efeitos marcantes, 78 melhoraram e 31 não sofreram qualquer alteração. A taxa de efetividade total alcançou 86,5%.

(**Fonte** – Jiangxi Journal of Traditional Chinese Medicine, (6):35, 1983.)

4. Resultados observados de 131 casos de enurese tratados com método de embutimento de agulhas.

Pontos – *Lieque* (P 7), *Sanyinjiao* (BP 6), ambos bilaterais.

Método – Após assepsia da pele, inserir obliquamente uma agulha intradérmica no ponto e fixá-la com fita adesiva após a chegada da dor, distensão e entorpecimento. Reter as agulhas por 4 dias no verão e 7 a 10 dias no inverno e primavera.

Resultados – Entre 131 casos, 105 não apresentaram enurese ou apresentaram ocasionalmente após tratamento durante 1 mês.

(**Fonte** – Zhejiang Journal of Traditional Chinese Medicine, 15(8):365, 1980.)

SIALORRÉIA INFANTIL

Pontos principais – *Jiache* (E 6), *Dicang* (E 4), *Chengjiang* (VC 24), *Hegu* (IG 4).

Método – Inserir rapidamente uma agulha filiforme de calibre 30 (0,32mm de diâmetro) com 1*cun* de comprimento no ponto. A inserção deve ser superficial. Aplicar então o método de vibração, elevando e empurrando a agulha por 1min e removê-la logo depois. Tratar diariamente e 6 tratamentos constituem 1 curso. Reter as agulhas por 10 a 20min se a criança aceitá-las.

Pontos complementares
Indigestão: *Zusanli* (E 36), *Zhongwan* (VC 12).
Estomatite: *Quchi* (IG 11), *Zusanli* (E 36).

Outras terapias

1. Auriculopuntura

Pontos – Boca, Língua, Baço, Ápice Inferior do Trago.

Método – Selecionar 2 pontos em 1 das orelhas e empurrar com agulhas filiformes. Rotacionar por aproximadamente 1min. Não retê-las. Tratar diariamente, alternando as orelhas. Cinco tratamentos constituem 1 curso, sendo necessário um intervalo de 5 dias se houver necessidade de um novo curso. Se a criança está apreensiva com as agulhas, o método de pressão auricular com sementes também é aplicável. Neste caso as sementes devem ser trocadas a cada 3 a 5 dias.

3. Hidroacupuntura

Pontos – *Jiache* (E 6), *Dicang* (E 4), *Chengjiang* (VC 24), *Hegu* (IG 4).

214 *Selecionando os Pontos Certos de Acupuntura*

Método – Selecionar 2 a 3 pontos por tratamento. Injetar 0,2 a 0,3ml de Vitamina B_1 (10mg/ml) em cada ponto, em dias alternados. Dez tratamentos constituem 1 curso.

Observações – Os métodos anteriormente mencionados têm efeito certo no tratamento da sialorréia infantil, mas a efetividade é insatisfatória para sialorréia conseqüente à disgenesia cerebral. Se houver uma doença explícita primária, as medidas ativas deverão ser tomadas simultaneamente.

REFERÊNCIA

Efetividade do tratamento com Acupuntura em casos de sialorréia infantil.

Pontos – *Jiache* (E 6), *Dicang* (E 4), *Hegu* (IG 4), *Tianzhu* (B 10), *Lianquan* (VC 23), *Quchi* (IG 11).

Método – Aplicar inserção rápida e vibração moderada, elevando e empurrando a agulha.

Resultados – Após 2 a 4 tratamentos, os sintomas desapareceram e após 10 tratamentos, 5 casos foram curados, 3 apresentaram efeito marcante, 1 melhorou rapidamente e 1 permaneceu inalterado.

(**Fonte** – Journal of Traditional Chinese Medicine, (4):27, 1961.)

HÉRNIA INFANTIL

Pontos principais – *Dadun* (F 1), *Guilai* (E 29), *Guanyuan* (VC 4), *Tituo* (Extra), *Baihui* (VG 20).

Método – Aplicar estimulação moderada por agulhas filiformes com método uniforme. Não é necessário retê-las. Se a criança não colaborar, deve-se retirá-las após alguns minutos de manipulação. Aquelas que colaborarem podem permanecer com as agulhas por 30min. Moxibustão pode ser feita no *Baihui* (VG 20) com bastão de moxa por 5 a 10min durante a permanência das agulhas ou após sua retirada. Tratar diariamente ou em dias alternados e 10 tratamentos constituem 1 curso.

Pontos complementares

Deficiência de *Qi*: *Zusanli* (E 36), *Qihai* (VC 6), reforçados com inserção e moxibustão.

Frio deficiente: *Mingmen* (VG 4), reforçado com inserção e moxibustão.

Dor agonizante no Abdome Baixo: *Taichong* (F 3), *Ququan* (F 8).

Outra terapia

Moxibustão

Pontos – a) *Sanyinjiao* (BP 6) no lado saudável, *Guilai* (E 29) no lado afetado; b) *Sanjiaojiuxue* (Extra).

Método – Selecionar 1 dos 2 grupos. Quando o primeiro grupo for usado, realizar moxibustão em 1 ponto durante cada tratamento e alternar 2 pontos. Aplicar moxibustão com 5 a 7 cones de moxa diretamente no ponto, e 3 dias depois, repetir o mesmo procedimento no outro ponto. Dois tratamentos constituem 1 curso, sendo necessário um intervalo de 2 semanas entre os cursos. Ao empregar o segundo grupo, aplicar moxibustão suspensa com bastão de moxa sobre o ponto durante 10min, 1 a 2 vezes/dia.

Observações – Acupuntura combinada com moxibustão, ou só a última, tem um bom efeito terapêutico no tratamento da hérnia infantil. Cirurgia deve ser recomendada para casos graves.

REFERÊNCIAS
1. Cura de 7 casos de hérnia irredutível infantil através da Acupuntura.
   Pontos – *Zusanli* (E 36), *Sanyinjiao* (BP 6).
   Método – Estimular as agulhas por elevação, empurrão e rotação após a chegada do *Qi* e não retê-las.
   Resultados – O tempo de retração da hérnia foi 5min para 1 caso, 10min para 1 caso, 20min para 1 caso, 30min para 1 caso e 50 a 60min para 3 casos. Entre eles, uma compressa quente foi associada para 3 casos.
   (**Fonte** – Journal of Traditional Chinese Medicine, (8):5, 1964.)
2. Resultados observados da Acupuntura no tratamento de 43 casos de hérnia inguinal e irredutível.
   Pontos principais – *Dadun* (F 1), bilateral.
   Pontos complementares – *Guanyuan* (VC 4), *Shenque* (VC 8), *Xuehai* (BP 10).
   Método – Agulhar *Dadun* (F 1) é suficiente para os casos com sintomas leves, mas moxibustão deve ser incorporada no *Guanyuan* (VC 4) e *Shenque* (VC 8) por 10 a 15min para casos graves. Agulhar o ponto complementar *Xuehai* (BP 10) para casos com sintomas nítidos de estagnação de sangue. As agulhas não são retidas em crianças.
   Resultados – De 43 casos tratados, 38 foram curados, 4 melhoraram e 1 não apresentou alterações.
   (**Fonte** – Chinese Acupuncture & Moxibustion, (2):2, 1986.)

SEQÜELAS DE POLIOMIELITE

Pontos principais – *Ganshu* (B 18), *Shenshu* (B 23), *Yaoyangguan* (VG 3), *Yanglingquan* (VB 34), *Xuanzhong* (VB 39), *Taixi* (R 3), *Quchi* (IG 11), *Zusanli* (E 36).

Método – Selecionar 3 a 4 pontos por tratamento e empregar a técnica de reforço com agulhas filiformes. Inserção superficial e estimulação suave são apropriadas para aqueles com boa sensação de inserção, enquanto para aqueles mais insensíveis ou com dificuldade para obter o *Qi*, estimulação forte é essencial, através da manipulação repetida das

216　*Selecionando os Pontos Certos de Acupuntura*

agulhas, a fim de fortalecer a sensação de inserção. Para tratar o deslocamento das juntas, aplicar moxibustão suave com bastão de moxa sobre cada ponto após a inserção das agulhas e combinar ventosa no local do deslocamento da junta. Moxibustão com agulhas aquecidas pode ser aplicada em casos de atrofia muscular. Para aqueles com membros frios e pele purpúrea, a moxibustão é apropriada.

Pontos complementares
a) Paralisia do membro superior
Dificuldade em elevar o ombro: *Jianjing* (VB 21), *Jianyu* (IG 15), *Binao* (IG 14).

Deslocamento da articulação do ombro: *Jianyu* (IG 15), *Jianliao* (TA 14), *Jugu* (IG 16).

Movimento do cotovelo prejudicado: *Chize* (P 5), *Quze* (CS 3), *Shousanli* (IG 10).

Dificuldade em movimentar a mão: *Shousanli* (IG 10), *Yangchi* (TA 4), *Yangxi* (IG 5), *Houxi* (ID 3), *Sidu* (TA 9), *Shaohai* (C 3).

Paralisia dos extensores da mão e dos dedos: *Waiguan* (TA 5), *Yanggu* (ID 5).

Dificuldade em dobrar os dedos: *Jianshi* (CS 5), *Neiguan* (CS 6), *Lingdao* (C 4).

Dificuldade na extensão dos dedos: *Hegu* (IG 4), *Waiguan* (TA 5), *Zhigou* (TA 6).

b) Paralisia do membro inferior
Dificuldade em elevar a perna: *Biguan* (E 31), *Huantiao* (VB 30), *Futu* (E 32), Pontos *Jiaji* (Extra) de L1 a L5, *Fengshi* (VB 31), *Yinshi* (E 33).

Deslocamento da articulação ilíaco-femoral: *Huantiao* (VB 30), *Juliao* (VB 29), *Biguan* (E 31).

Debilidade nos movimentos do joelho: *Yinshi* (E 33), *Liangqiu* (E 34), *Shangjuxu* (E 37), *Dubi* (E 35).

Região posterior do joelho: *Chengfu* (B 36), *Weizhong* (B 40), *Chengshan* (B 57).

Paralisia dos extensores do pé: *Xiajuxu* (E 39), *Jiexi* (E 41).

Strephenopodia: *Kunlun* (B 60), *Qiuxu* (VB 40), *Fuyang* (B 59).

Strephexopodia: *Shangqiu* (BP 5), *Taixi* (R 3), *Sanyinjiao* (BP 6).

Paralisia dos músculos abdominais: *Liangmen* (E 21), *Tianshu* (E 25), *Daimai* (VB 26).

Outras terapias

1. Auriculopuntura

Pontos – Shenmen, Cérebro, Vértebra Cervical, Vértebra Torácica, Vértebra Lombossacral.

Método – Usar 3 a 4 pontos por tratamento, aplicando estimulação moderada. Reter as agulhas por 30min. Tratar diariamente.

Acupuntura cutânea

Pontos – Paralisia do membro superior: Meridiano VG (da nuca até a quarta vértebra torácica), Meridianos *Yangming*-Mão e *Taiyang*-Mão do braço afetado, *Quchi* (IG 11), *Waiguan* (TA 5).

Paralisia do membro inferior: Meridiano VG (região lombossacral), Meridiano da Bexiga (região lombossacral), Meridianos *Yangming*-Pé e *Jueyin*-Pé na perna afetada.

Paralisia dos músculos abdominais: Meridianos *Yangming*-Pé, *Taiyin*-Pé e *Shaoyang*-Pé.

Método – Golpear com agulhas cutâneas ao longo dos Meridianos anteriormente mencionados, até que a região torne-se avermelhada. Tratar diariamente.

Eletroacupuntura

Pontos – Consultar os pontos usados na Acupuntura corporal, de acordo com a localização da paralisia.

Método – Selecionar 3 a 4 pontos por tratamento. Após a chegada do *QI*, conectar as agulhas a um eletroestimulador a fim de proporcionar a estimulação mais alta que o paciente possa tolerar. Tratar diariamente ou em dias alternados, 5 a 15min cada sessão.

Observações – Seqüelas de poliomielite podem ser tratadas com Acupuntura. A efetividade é satisfatória para um caso recente, mas não para casos crônicos. Quando a função motora for recuperada até certo grau, a fisioterapia deverá ser fortalecida e o paciente estar atento a sua postura, a fim de prevenir deformidades nas juntas causadas por excesso de exercício e postura incorreta.

COQUELUCHE

1. Tosse inicial

Pontos principais – *Fengmen* (B 12), *Lieque* (P 7), *Hegu* (IG 4), *Fenglong* (E 40).

Método – Aplicar estimulação moderada com agulhas filiformes e tratar diariamente.

Pontos complementares

Calafrios e febre sem suor: *Dazhu* (B 11), *Dazhui* (VG 14), *Waiguan* (TA 5), e moxar *Fengmen* (B 12).

Tosse severa: *Tiantu* (VC 22).

Coceira e vermelhidão na garganta: *Shaoshang* (P 11) com método de sangria.

2. Tosse espasmódica

Pontos principais – *Dazhui* (VG 14), *Kongzui* (P 6), *Chize* (P 5), *Fenglong* (E 40), *Sifeng* (Extra).

218   *Selecionando os Pontos Certos de Acupuntura*

Método – Agulhar *Sifeng* (Extra) com uma agulha filiforme espessa e apertar até que um muco amarelado ou esbranquiçado seja expelido em pequena quantidade. Sangrar *Dazhui* (VG 14) e combinar ventosa. Agulhar o restante dos pontos superficialmente e não reter as agulhas. Em casos de crianças cooperativas, reter as agulhas por 10 a 20min. Tratar 1 a 2 vezes/dia.

Pontos complementares

Tosse de longa duração com dor no tórax e região costal: *Qimen* (F 14) com inserção superficial ou oblíqua sem retenção da agulha, *Zhigou* (TA 6), *Yanglingquan* (VB 34).

Tosse acompanhada de vômito: *Neiguan* (CS 6) com inserção superficial e rápida retirada da agulha.

Epistaxe: *Yingxiang* (IG 20) com a agulha direcionada obliquamente para a asa do nariz e *Shangxing* (VG 23) com a agulha direcionada para baixo, subcutaneamente.

3. Convalescença

Pontos principais – *Feishu* (B 13), *Pishu* (B 20), *Taiyuan* (P 9), *Zusanli* (E 36).

Método – Aplicar método de reforço com agulhas filiformes e inserção superficial. Não reter as agulhas. Em caso de paciente cooperativo, reter as agulhas por 10 a 20min. Tratar diariamente ou em dias alternados.

Pontos complementares

Deficiência de *Qi* no Pulmão e Baço com tosse fraca: *Qihai* (VC 6), *Guanyuan* (VC 4), acompanhados de moxibustão suave com bastão de moxa.

Anorexia com diarréia: *Zhongwan* (VC 12), *Tianshu* (E 25).

Membros Frios: *Guanyuan* (VC 4), acompanhado de moxibustão suave com cones ou bastão de moxa.

Outras terapias

1. Auriculopuntura

Pontos – Pulmão, Traquéia, *Shenmen*, Fim da Helix Crus Inferior, Asma-Orelha.

Método – Produzir estimulação moderada com agulhas filiformes que não são retidas. Agulhar 2 a 3 pontos cada vez e alternar as orelhas. Tratar diariamente.

2. Acupuntura cutânea

Pontos – Meridiano VG (nuca e costas), *Dazhui* (VG 14), *Zhongwan* (VC 12), *Neiguan* (CS 6), *Taiyuan* (P 9), *Fenglong* (E 40).

Método – Golpear as regiões da nuca e costas no Meridiano VG e os outros pontos com agulhas cutâneas várias vezes até que a pele torne-se avermelhada. Tratar diariamente.

3. Ventosa

Pontos – Fengmen (B 12), Feishu (B 13), Pishu (B 20), Zhongfu (P 1), Shanzhong (VC 17).
Método – Usar ventosas de pequeno diâmetro, alternando-as entre tórax e costas. Tratar diariamente, 5 a 10min cada vez.

4. Método da picada

Ponto – Shenzhu (VG 12).
Método – Após anti-sepsia local, picar o ponto com uma agulha de 3 pontas até causar sangramento, e então aplicar ventosa de pequeno diâmetro por 5 a 10min. Tratar em dias alternados.
Observações – Acupuntura tem efeito certo no tratamento desta doença. Agulhar *Sifeng* (Extra) pode prevenir a piora dos sintomas a curto prazo.

REFERÊNCIA

Acompanhamento de 240 casos de coqueluche tratados com Acupuntura.
Pontos principais – Fengmen (B 12), Feishu (B 13), Dingchuan (Extra), Tiantu (VC 22).
Pontos complementares – Yuji (P 10), Shaoshang (P 11), Fenglong (E 40), Quchi (IG 11).
Método – Tratar diariamente ou em dias alternados. Quatro tratamentos constituem 1 curso, sendo necessário um intervalo de 2 a 5 dias entre os cursos.
Resultados – De 240 casos tratados apenas com Acupuntura, 194 foram curados, 21 apresentaram efeito marcante, 19 melhoraram e 6 permaneceram inalterados. A taxa de efetividade total foi 97,5%.

PAROTIDITE

Pontos principais – Yifeng (TA 17), Jiache (E 6), Hegu (IG 4).
Método – Aplicar estimulação moderada aos 2 primeiros pontos enquanto os últimos são intensamente estimulados a fim de conduzir a sensação de inserção para cima e para baixo. Reter as agulhas por 20 a 30min e tratar diariamente.
Pontos complementares
Febre: Dazhui (VG 14), Quchi (IG 11).

220 *Selecionando os Pontos Certos de Acupuntura*

Dor e edema na garganta: *Shaoshang* (P 11), sangrar *Shangyang* (IG 1) com uma agulha de 3 pontas.

Cefaléia: *Fengchi* (VB 20), *Taiyang* (Extra), *Touwei* (E 8).

Complicação de orquite: *Xuehai* (BP 10), *Ququan* (F 8), *Xingjian* (F 2), *Sanyinjiao* (BP 6), *Qugu* (VC 2), *Wuli* (F 10).

Outras terapias

1. Moxibustão com medula de junco

Ponto – *Jiaosun* (TA 20).

Método – Cortar os cabelos na região do *Jiaosun* (TA 20) no lado afetado. Após a anti-sepsia da pele, queimar a medula de junco embebida em óleo vegetal e passá-la rapidamente sobre o ponto. Elevar imediatamente após ouvir um estalo, quando o fogo tocar a pele. Geralmente o edema pode ser resolvido com um único tratamento por moxibustão. No entanto, este procedimento poderá ser repetido no dia seguinte se o edema não for totalmente resolvido. Haverá uma ferida semelhante a painço no local devido à moxibustão, que deve ser mantida limpa a fim de evitar infecções. Geralmente essa ferida cicatrizará automaticamente em poucos dias sem necessidade de qualquer tratamento especial.

2. Acupuntura cutânea

Pontos – *Jiache* (E 6), *Yifeng* (TA 17), *Hegu* (IG 4), *Waiguan* (TA 5), *Lieque* (P 7), Pontos *Jiaji* (Extra) da primeira à quarta vértebra torácica, *Erijan* (IG 2).

Método – Golpear suave e moderadamente com uma agulha cutânea até que a pele se torne avermelhada no local. Tratar diariamente ou em dias alternados.

3. Auriculopuntura

Pontos – Glândula Parótida, Bochecha, Cérebro, Ponto *Ashi*.

Método – Aplicar estimulação forte com agulhas filiformes. Retê-las por 20min com manipulação periódica. Tratar diariamente.

Observações – Acupuntura é efetiva no tratamento desta doença. Para usar moxibustão com medula de junco, o ponto deve ser precisamente localizado, o preparo em óleo vegetal deve ser apropriado e a operação precisa, caso contrário o resultado será insatisfatório e o paciente sofrerá. Durante epidemias desta doença, a inserção do *Hegu* (IG 4) nas crianças saudáveis pode auxiliar na prevenção.

REFERÊNCIAS

1. Resultados observados do tratamento da parotidite com moxibustão no Ponto Ápice da Orelha.

Ponto – Ápice da Orelha no lado afetado.

Método – Usar medula de junco embebida em óleo vegetal (0,5cm acima do junco). Após a ignição, colocá-la sobre o ponto rapidamente e aplicar pressão suave. Elevar imediatamente o junco com o fogo apagado, mas um estalo deverá ser ouvido em sinal de sucesso na operação. Tratar diariamente.

Resultados – De 78 casos tratados, 19 tiveram os sintomas dissipados em 2 dias, 21 foram solucionados em 3 dias, 32 em 4 dias e 6 em 5 dias.

(***Fonte*** – Chinese Acupuncture & Moxibustion, (3):56, 1987.)

2. Observação do efeito terapêutico de 329 casos de parotidite epidêmica tratados com cauterização transitória no *Jiaosun* (TA 20).

Ponto – *Jiaosun* (TA 20).

Método – Embeber um palito de fósforo envolvido em algodão absorvente com óleo vegetal, e depois acendê-lo, cauterizar *Jiaosun* (TA 20) de forma passageira, no lado afetado. Elevar imediatamente. Não repetir. Se o foco for bilateral, os 2 lados deverão ser cauterizados. Tratar diariamente.

Resultados – Todos os casos foram curados e a duração do tratamento foi de 1 a 4 dias, 3 dias em média.

(***Fonte*** – Journal of Anhui College of Traditional Chinese Medicine, 4(4):42, 1985.)

3. Observação clínica de 1.080 casos de parotidite epidêmica tratados com Acupuntura.

Pontos – *Hegu* (IG 4), *Yifeng* (TA 17), *Lieque* (P 7).

Método – Usar técnica de redução e reter as agulhas por 20min.

Resultados – De 1.080 casos tratados, 310 foram curados com apenas 1 tratamento, 538 com 2 tratamentos e 232 com 3 tratamentos.

(***Fonte*** – The Intermediate Medical Journal, 23(2):52, 1988.)

4. Tratamento de 350 casos de parotidite epidêmica com método de sangria.

Ponto principal – *Shaoshang* (P 11).

Ponto complementar – *Hegu* (IG 4).

Método – Sangrar *Shaoshang* (P 11) com uma agulha de 3 pontas e retirar 3 a 6 gotas de sangue. Agulhar então *Hegu* (IG 4) com método convencional mas não reter as agulhas. Tratar diariamente.

Resultados – Desaparecimento de todos os sintomas, como o edema da glândula parótida, é considerado cura. De 350 casos tratados, 165 foram curados com apenas 1 tratamento, 142 foram curados com 2 tratamentos e 43 com 3 tratamentos.

(***Fonte*** – Chinese Acupuncture & Moxibustion, (2):14, 1987.)

5. Resultados observados do tratamento da parotidite epidêmica através da inserção de *Shousanli* (IG 10).

Pontos – *Shousanli* (IG 10), bilateral.

Método – Aplicar inserção perpendicular em profundidade de 1 a 1,5*cun* com estimulação moderada.

222 *Selecionando os Pontos Certos de Acupuntura*

Resultados – Geralmente a cura pode ser obtida com apenas 1 tratamento, e 2 doses de decocção de alívio universal para desinfecção podem ser combinadas em casos graves.
(*Fonte* – Hunan Journal of Medicine and Medica Materia, (2):19, 1981.)
6. Observação do efeito terapêutico da parotidite epidêmica tratada com método de sangria em ponto auricular.
Ponto – Ápice da Orelha no lado afetado.
Método – Aplicar método de sangria 1 vez/dia.
Resultados – De 30 casos tratados, 22 foram curados em 3 dias, 6 em 3 a 6 dias e 2 após 6 dias, que foram vistos como fracassos.
(*Fonte* – Tianjin Journal of Traditional Chinese Medicine, (6):20, 1987.)

CONJUNTIVITE

Pontos principais – *Jingming* (B 1), *Taiyang* (Extra), *Hegu* (IG 4), *Fengchi* (VB 20).
Método – Ao agulhar *Jingming* (B 1), pedir ao paciente para fechar os olhos. Depois empurrar suavemente o globo ocular para o lado e fixá-lo com um dos dedos. Lentamente inserir a agulha em profundidade de 1 *cun* entre a órbita e o nariz. Não é aconselhável girar, rotacionar, elevar ou empurrar a agulha, devendo-se também não retê-la. Agulhar *Taiyang* (Extra) para verter poucas gotas de sangue. Agulhar *Hegu* (IG 4) e *Fengchi* (VB 20) com estimulação moderada. Reter as agulhas por 15 a 20min. Selecionar *Jingming* (B 1) e *Taiyang* (Extra) no lado afetado bem como *Hegu* (IG 4) e *Fengchi* (VB 20) bilaterais. Tratar diariamente. Cinco tratamentos constituem 1 curso.
Pontos complementares
Invasão de Vento-Calor exógeno: *Shaoshang* (P 11), vertendo poucas gotas de sangue.
Excesso de Fogo no Fígado e Vesícula Biliar: *Xingjian* (F 2), *Taichong* (F 3), agulhando com método de redução.
Cefaléia: *Shangxing* (VG 23), *Yintang* (Extra).
Febre: *Quchi* (IG 11), causando sangramento com agulha filiforme espessa ou agulha de 3 pontas.
Hiperemia prolongada do olho: *Geshu* (B 17), *Neiguan* (CS 6).

Outras terapias

1. Auriculopuntura

Pontos – Olho, Fígado, Ápice da Orelha, Olho 1, Olho 2.
Método – Aplicar estimulação moderada com agulhas filiformes. Retê-las por 30min com manipulação periódica. Sangrar o Ápice da Orelha. Tratar diariamente.

2. Moxibustão

Ponto – Ápice da Orelha oposto em relação ao lado do olho afetado.
Método – Aplicar bastão de moxa no ponto até que uma sensação suave de aquecimento seja sentida. Cada tratamento deve durar 10 a 15min. Tratar diariamente.

3. Acupuntura cutânea

Pontos – Porção ao redor da crista orbital, região temporal lateral, *Fengchi* (VB 20).
Método – Usar uma agulha de aço inoxidável rápida e fortemente (4 vezes/s) até que a região se torne avermelhada. Tratar diariamente.

4. Picada e ventosa

Pontos – *Taiyang* (Extra), *Yuyao* (Extra), veia atrás da orelha.
Método – Usar agulha filiforme ou agulha de 3 pontas para verter sangue no *Taiyang* (Extra). Aplicar então ventosa pequena no ponto por 1 a 3min. Sangrar *Yuyao* (Extra). Massagear a orelha primeiro, a fim de tornar a veia mais visível e então usar uma agulha de 3 pontas para picar a veia e sangrá-la. Esse método de sangria pode ser usado sozinho ou em combinação. Tratar diariamente e 1 a 3 tratamentos serão necessários. Este método é aconselhável em caso de conjuntivite aguda.
Observações – Acupuntura é bastante eficaz no tratamento da conjuntivite.

REFERÊNCIAS
1. Resultados observados da Acupuntura no tratamento de 7 casos de conjuntivite aguda.
   Pontos – *Jingming* (B 1), *Tongziliao* (VB 1), *Hegu* (IG 4), Ápice da Orelha.
   Método – Agulhar com estimulação forte. Reter as agulhas por 20min. Sangrar bilateralmente os Pontos Ápice da Orelha. Tratar diariamente. Continuar por 3 tratamentos.
   Resultados – A taxa de cura foi de 100%.
   (**Fonte** – Chinese Acupuncture & Moxibustion, (3):42, 1982.)
2. Resultados observados da auriculopuntura como método principal no tratamento de 64 casos de conjuntivite hemorrágica.
   Pontos – *Jingming* (B 1), Ápice da Orelha, Olho.
   Método – Agulhar *Jingming* (B 1) em profundidade de 0,4 a 0,6cun. Reter a agulha por 15min. Usar Ponto Ápice da Orelha para sangria e Ponto Olho para embutimento de semente.
   Resultados – De 64 casos tratados, 44 foram curados com 1 tratamento. A taxa de efetividade total foi de 100%.

224 *Selecionando os Pontos Certos de Acupuntura*

(**Fonte** – Shangai Journal of Acupuncture and Moxibustion, (3):26, 1987.)

3. Resultados observados da inserção de *Taiyang* (Extra) em combinação com ventosa no tratamento de 27 casos de lacrimejamento excessivo.

Ponto – *Taiyang* (Extra).

Método – Inserir diretamente em profundidade de 1*cun*. Reter as agulhas por 20 a 30min após obter-se a sensação de inserção. Aplicar ventosa no *Taiyang* (Extra) por 15 a 20min logo após retirar as agulhas. Após a ventosa, colocar fita adesiva a fim de aliviar a dor causada por invasão de umidade.

Resultados – De 27 casos tratados, 21 foram curados com 1 tratamento, 1 foi curado com 2 tratamentos, 3 apresentaram melhora e 2 não se alteraram.

(**Fonte** – Journal of Traditional Chinese Medicine, 25(3):60, 1984.)

4. Resultados observados da Acupuntura no tratamento de 52 casos de oftalmite elétrica.

Pontos – *Taiyang* (Extra), *Zanzhu* (B 2), *Yingxiang*-Interno (Extra).

Método – Agulhar *Yingxiang*-Interno (Extra) com uma agulha de 3 pontas deixando verter algumas gotas de sangue. Tratar diariamente.

Resultados – De 52 casos tratados, 49 foram curados e 3 melhoraram.

(**Fonte** – Chinese Acupuncture & Moxibustion, (3):27, 1986.)

HORDÉOLO (TERÇOL)

Pontos principais – *Taiyang* (Extra), *Hegu* (IG 4), *Quchi* (IG 11).

Método – Com uma agulha filiforme espessa ou uma agulha de 3 pontas, sangrar *Taiyang* (Extra), deixando verter 2 a 3 gotas de sangue. Aplicar método de redução ao *Hegu* (IG 4) e *Quchi* (IG 11) com estimulação moderada. Reter as agulhas por 20 a 30min. Tratar diariamente.

Pontos complementares

Edema no canto interno da pálpebra superior: *Zanzhu* (B 2), *Jingming* (B 1).

Edema no canto externo da pálpebra superior: *Sizhukong* (TA 23), *Tongziliao* (VB 1).

Edema no ponto medial da pálpebra superior: *Yangbai* (VB 14), *Yuyao* (Extra).

Edema na pálpebra inferior: *Chengqi* (E 1), *Sibai* (E 2).

Invasão de Vento-Calor externo: *Shaoze* (ID 1), deixando verter algumas gotas de sangue.

Calor excessivo no Baço e Estômago: *Neiting* (E 44).

Hordéolo crônico: *Zusanli* (E 36), *Pishu* (B 20), combinados com moxibustão.

Outras terapias

1. Ventosa

Ponto – *Dazhui* (VG 14).
Método – Após anti-sepsia local, agulhar *Dazhui* (VG 14) deixando verter algumas gotas de sangue, aplicar então ventosa por 5 a 10min. Tratar diariamente.

2. Auriculopuntura

Pontos – Olho, Fígado, Baço, Ápice da Orelha.
Método – Usar agulhas filiformes com estimulação moderada. Retê-las por 15 a 20min. Tratar diariamente. Realizar sangria no ponto Ápice da Orelha. Para casos crônicos, o embutimento de sementes de vaccaria com fita adesiva nos pontos auriculares é indicado.

3. Terapia de picada

Pontos – Nas regiões escapulares.
Método – Pequenas pápulas avermelhadas devem ser localizadas na região das escápulas. Após anti-sepsia de rotina, agulhar essas pequenas pápulas e cortar o tecido fibroso subcutâneo. Selecionar pápulas na escápula direita para terçol no olho esquerdo e vice-versa.
Observações – Acupuntura é muito eficaz no tratamento do hordéolo. No entanto, se o mesmo for espremido cedo demais poderá causar infecção.

REFERÊNCIAS

1. Resultados observados do embutimento de agulhas intradérmicas nos pontos auriculares no tratamento de 47 casos de hordéolo.
   Ponto principal – Olho.
   Pontos complementares – Fígado, *Shenmen*, Cérebro.
   Método – Realizar embutimento com agulhas intradérmicas.
   Resultados – De 47 casos tratados, 35 foram curados. O total efetivo foi de 97,5%.
   (**Fonte** – Chinese Acupuncture & Moxibustion, (2):8, 1986.)
2. Resultados observados da sangria no *Ganshu* (B 18), no tratamento de 12 casos de hordéolo recidivante.
   Ponto – *Ganshu* (B 18) do lado afetado.
   Método – Agulhar com inclinação para baixo, com agulha de calibre 26 ou 28, a uma profundidade de 0,4 a 0,6*cun*. Aplicar método de redução com estimulação forte. Após retirada da agulha, espremer uma gota de sangue.
   Resultados – Tratados 1 vez/semana, os 12 casos foram curados com 3 tratamentos. A taxa de efetividade atingiu 100%.
   (**Fonte** – Chinese Acupuncture & Moxibustion, (3):27,1985.)

226 *Selecionando os Pontos Certos de Acupuntura*

3. Resultados observados da inserção no terceiro dedo do pé, bilateralmente, no tratamento de 10 casos de hordéolo.
Pontos – Ponta do terceiro dedo do pé, bilateralmente.
Método – Picar com agulha de 3 pontas para produzir 3 a 5 gotas de sangue.
Resultados – De 10 casos tratados, 9 foram curados com 1 tratamento. Apenas 1 caso foi curado após tratamentos subseqüentes.
(**Fonte** – New Journal of Traditional Chinese Medicine, (2):40, 1984.)

PTOSE DA PÁLPEBRA SUPERIOR (BLEFAROPTOSE)

Pontos principais – *Zanzhu* (B 2), *Sizhukong* (TA 23), *Yangbai* (VB 14), *Kunlun* (B 60).
Método – Inserir horizontalmente a partir do *Zanzhu* (B 2) e *Sizhukong* (TA 23) para *Yuyao* (Extra). Agulhar horizontalmente para baixo no *Yangbai* (VB 14) a uma profundidade de 1*cun*. Reter as agulhas por 20 a 30min com manipulação periódica. Aplicar moxibustão com bastão de moxa na região após retirada das agulhas. Tratar diariamente.
Pontos complementares
Deficiência de *Qi* no Baço: *Zusanli* (E 36), *Qihai* (VC 6), *Pishu* (B 20), combinados com moxibustão.
Deficiência do *Yang* no Baço e Rim: *Pishu* (B 20), *Shenshu* (B 23), *Zusanli* (E 36), combinados com moxibustão.
Lesão traumática: *Geshu* (B 17), *Fengchi* (VB 20).
Cefaléia: *Shangxing* (VG 23), *Taiyang* (Extra).

Outras terapias

1. Acupuntura cutânea

Pontos – Trajeto dos Meridianos da Bexiga e Rim, no lado afetado da cabeça, músculo orbital.
Método – Usar agulhas de aço inoxidável para golpear de cima para baixo, de medial para lateral. Aplicar estimulação suave na região do olho, mas estimulação moderada na região da cabeça, até que a pele se torne avermelhada. Tratar em dias alternados.

2. Moxibustão

Ponto – *Dabao* (BP 21).
Método – Aplicar moxibustão suave com 5 a 7 cones de moxa por sessão. Instruir o paciente a massagear a parte superior da sobrancelha e empurrá-la para cima durante 10min, 2 vezes/dia. Após a massagem, o paciente deve aplicar compressa quente com uma toalha

por 3 a 5min. Tratar em dias alternados. Acupuntura pode ser combinada.

Observações – Acupuntura e moxibustão são muito efetivas no tratamento da blefaroptose por paralisia oculomotora, miastenia grave, lesão traumática, tracoma, etc. No entanto, em casos de blefaroptose congênita, uma cirurgia é indicada.

REFERÊNCIAS

1. Observações clínicas da eletroacupuntura no tratamento de 17 casos de ptose da pálpebra superior.
   Pontos principais – *Yangbai* (VB 14), nervo orbital superior.
   Pontos complementares
   Paralisia do músculo medial reto: *Jingming* (B 1).
   Paralisia do músculo lateral reto: *Tongziliao* (VB 1).
   Paralisia do músculo oblíquo inferior: *Qiuhou* (Extra), *Zanzhu* (B 2), *Chengqi* (E 1), *Ganshu* (B 18), *Pishu* (B 20), *Shenshu* (B 23).
   Método – Reter as agulhas por 20min. Selecionar a freqüência e a estimulação de acordo com a tolerância do paciente, mas causando contração máxima da pálpebra superior. Depois reduzir a freqüência e a estimulação gradualmente. Tratar diariamente. Dez tratamentos constituem 1 curso, e 1 a 14 cursos são necessários para o tratamento.
   Resultados – De 17 casos tratados, 12 foram curados, 1 aproximou-se da cura, 2 mostraram efeito marcante, 1 mostrou alguma melhora e não houve efeito evidente em 1 caso.
   (*Fonte* – Liaoning Journal of Traditional Chinese Medicine, (12):29, 1983.)
2. Resultados observados da Acupuntura no tratamento de 24 casos de miastenia grave do músculo ocular.
   Pontos principais – *Zanzhu* (B 2), *Yangbai* (VB 14), *Yuyao* (Extra).
   Pontos complementares – *Zusanli* (E 36), *Sanyinjiao* (BP 6), *Taiyang* (Extra), *Sibai* (E 2). Para diplopia, adicionar *Jingming* (B 1) e *Fengchi* (VB 20).
   Método – Aplicar inserção superficial para estimulação suave, selecionando 4 a 5 pontos cada vez e alternando-os. Realizar moxibustão no *Zusanli* (E 36) e *Sanyinjiao* (BP 6) após a inserção. Tratar diariamente.
   Resultados – Todos os casos foram curados. Em geral, 10 a 30 tratamentos foram necessários.
   (*Fonte* – Shandong Journal of Traditional Chinese Medicine, (2), 1984.)

CEGUEIRA NOTURNA

Pontos principais – *Jingming* (B 1), *Zanzhu* (B 2), *Fengchi* (VB 20), *Chengqi* (E 1), *Guangming* (VB 37), *Hegu* (IG 4), *Qiuhou* (Extra).

228   Selecionando os Pontos Certos de Acupuntura

Método – Lenta e suavemente, girar e inserir as agulhas nos pontos ao redor dos olhos; após a inserção, não elevar, girar ou empurrar nos pontos *Jingming* (B 1) e *Qiuhou* (Extra). Não reter as agulhas. Usar uma bola de algodão para pressionar a região por 1min, tão logo sejam retiradas as agulhas, a fim de evitar hemorragia subcutânea. Estimulação moderada pode ser usada para os outros pontos. Reter as agulhas por 20 a 30min. Tratar diariamente ou em dias alternados. Dez tratamentos constituem 1 curso.

Pontos complementares

Deficiência de *Yin* do Fígado e Rim: *Ganshu* (B 18), *Shenshu* (B 23), *Taixi* (R 3).

Deficiência de *Yang* do Baço e Rim: *Pishu* (B 20), *Shenshu* (B 23), *Mingmen* (VG 4), combinados com aquecimento das agulhas ou moxibustão.

Deficiência de *Qi* e Sangue: *Zusanli* (E 36), *Sanyinjiao* (BP 6), associando moxibustão após a inserção.

Cefaléia e tontura: *Shangxing* (VG 23), *Taiyang* (Extra), *Baihui* (VG 20).

Palpitação e insônia: *Shenmen* (C 7), *Neiguan* (CS 6).

Outras terapias

1. Auriculopuntura

Pontos – Olho, Fígado, Rim, Coração, Baço.

Método – Selecionar 2 a 3 pontos por sessão. Usar os pontos anteriormente mencionados de forma alternada com estimulação moderada. Reter as agulhas por 30min com manipulação periódica. Tratar em dias alternados. Dez tratamentos constituem 1 curso.

2. Hidroacupuntura

Pontos – *Ganshu* (B 18), *Shenshu* (B 23), *Pishu* (B 20), *Danshu* (B 19), *Zusanli* (E 36), *Zhaohai* (R 6).

Método – Escolher 2 a 3 pontos por sessão. Injetar 0,5ml de solução de Vitamina B_1 100mg/ml em cada ponto. Tratar em dias alternados. Quinze tratamentos constituem 1 curso.

Observações – Acupuntura é muito efetiva no tratamento dessa doença. Combinada com fitoterapia ou medicina convencional pode encurtar o tempo necessário para recuperação e melhorar os resultados terapêuticos.

REFERÊNCIA

Resultados observados da Acupuntura no tratamento da cegueira noturna.

Pontos – *Zanzhu* (B 2), *Sizhukong* (TA 23), *Hegu* (IG 4), *Sibai* (E 2), *Yuyao* (Extra), *Quchi* (IG 11).

Método – Tratar diariamente.

Resultados – De 4 casos tratados, a recuperação foi completa após 3 a 4 tratamentos.

(**Fonte** – Jiangxi Journal of Traditional Chinese Medicine, (2):32, 1960.)

CEGUEIRA PARA CORES

Pontos principais – *Jingming* (B 1), *Qiuhou* (Extra), *Zanzhu* (B 2), *Guangming* (VB 37), *Fengchi* (VB 20).

Método – Aplicar inserção com rotação lenta nos pontos ao redor do olho. Retirar a agulha da região subcutânea e depois puxá-la rapidamente. Pressionar com uma bola de algodão por 1min a fim de evitar sangramento. Não girar, rotacionar, elevar ou empurrar no Ponto *Jingming* (B 1). Não reter a agulha. Quando agulhar *Qiuhou* (Extra), empurrar levemente o globo ocular para cima e lentamente inserir a agulha no ponto ao longo do sulco orbital, a uma profundidade de 0,5 a 1,5*cun*. Não elevar, empurrar ou reter a agulha. Estimulação moderada pode ser aplicada aos outros pontos. Reter as agulhas por 20 a 30min. Tratar diariamente ou em dias alternados. Dez tratamentos constituem 1 curso.

Pontos complementares

Deficiência do Fígado e Rim: *Ganshu* (B 18), *Shenshu* (B 23).

Deficiência de *Qi* e Sangue: *Pishu* (B 20), *Zusanli* (E 36), acrescentando moxibustão após a inserção.

Tontura e zumbido nos ouvidos: *Taixi* (R 3), *Sanyinjiao* (BP 6).

Desidratação ocular: *Yingu* (R 10), *Ququan* (F 8).

Distensão ocular: *Geshu* (B 17), *Neiguan* (CS 6), *Taiyang* (Extra).

Outras terapias

1. Auriculopuntura

Pontos – Olho, Fígado, Rim.

Método – Usar agulhas filiformes com estimulação suave. Retê-las por 20min. Tratar diariamente ou em dias alternados. Dez tratamentos constituem 1 curso. O método de embutimento de agulhas ou sementes também pode ser usado.

2. Acupuntura cutânea

Pontos – *Zanzhu* (B 2), *Sibai* (E 2), *Sizhukong* (TA 23), *Yangbai* (VB 14), *Fengchi* (VB 20), *Ganshu* (B 18), *Shenshu* (B 23), *Dazhui* (VG 14).

Método – Aplicar estimulação suave nos pontos ao redor do olho, mas estimulação moderada nos outros pontos. Tratar diariamente. Dez tratamentos constituem 1 curso.

230   Selecionando os Pontos Certos de Acupuntura

Eletroacupuntura

Pontos – *Tongziliao* (VB 1), *Sizhukong* (TA 23), *Zanzhu* (B 2), *Yangbai* (VB 14), *Fengchi* (VB 20), *Guangming* (VB 37), *Hegu* (IG 4), *Zusanli* (E 36).

Método – Parear 1 ponto ao redor do olho com 1 ponto do membro e conectá-los ao eletroestimulador. Usar vibração esparsa intensa ou periódica com estimulação moderada de acordo com a tolerância do paciente, em 10 a 20min por sessão. Tratar diariamente. Dez tratamentos constituem 1 curso. Iniciar um novo curso após intervalo de 5 dias.

Hidroacupuntura

Pontos – *Yifeng* (TA 17), *Taiyang* (Extra), *Fengchi* (VB 20), *Ganshu* (B 18), *Zusanli* (E 36).

Método – Escolher 2 a 3 pontos por sessão. Os pontos anteriormente mencionados podem ser usados alternadamente. Injetar 0,5ml de 100mg/ml de solução de Vitamina B_1 em cada ponto. Tratar em dias alternados. Dez tratamentos constituem 1 curso.

Observações – Acupuntura tem efeito certo no tratamento dessa doença. Geralmente, 3 a 5 cursos são necessários em um tratamento. Além dos pontos locais ao redor do olho, a seleção dos pontos baseada na diferenciação das síndromes é mais importante no tratamento da causa primária.

REFERÊNCIA

Observação clínica da eletroacupuntura no tratamento de 200 casos de cegueira para cores.

Pontos – a) *Jingming* (B 1), *Sizhukong* (TA 23), *Tongziliao* (VB 1), *Shangguan* (VB 3), *Zusanli* (E 36); b) *Qiuhou* (Extra), *Zanzhu* (B 2), *Yiming* (Extra), *Hegu* (IG 4); c) *Yangbai* (VB 14), *Yuyao* (Extra), *Taiyang* (Extra), *Fengchi* (VB 20), *Taichong* (F 3) ou *Linqi*-Pé (VB 41).

Método – Agulhar bilateralmente. A cada dia, selecionar um grupo de pontos para uma sessão. Alternar os 3 grupos. Para reforçar ou reduzir, agulhar a maioria dos pontos com giro e rotação apenas. Aplicar método de reforço nos pontos localizados nos membros e método uniforme nos pontos próximos ou ao redor do olho. Um eletroestimulador modelo G-6.805, fabricado em Shangai, é freqüentemente adotado, com vibração periódica por 15 a 20min. Selecionar a freqüência de acordo com a tolerância do paciente. Tratar diariamente. Dez tratamentos constituem 1 curso. Iniciar um novo curso após intervalo de 3 a 6 dias.

Resultados – A taxa de efetividade total a curto prazo alcançou 94%, com 47% curados, 28% apresentando efeitos marcantes e 19% melhorando.

(**Fonte** – New Journal of Traditional Chinese Medicine, (7):40, 1983.)

MIOPIA

Pontos–*Jingming*(B 1), *Zanzhu*(B 2), *Chengqi*(E 1), *Fengchi*(VB 20), *Hegu* (IG 4), *Guangming* (VB 37).

Método – Após instruir o paciente para fechar os olhos, suavemente empurrar o globo ocular para o lado e afastá-lo do Ponto *Jingming* (B 1), fixando-o com o dedo. Lentamente inserir a agulha entre a órbita e o nariz, a uma profundidade de 0,5 a 1*cun*. Enquanto a agulha permanecer inserida, não elevar, empurrar, girar ou rotacionar a mesma. Não reter a agulha. Agulhar *Chengqi*(E 1) com inserção inclinada em direção ao canto interno. Agulhar *Fengchi* (VB 20) a uma profundidade de 1 a 1,5*cun* em direção ao globo ocular oposto, deixando a sensação de inserção estender-se à têmpora e ao olho. Reter as agulhas por 15 a 30min. Tratar diariamente ou em dias alternados. Dez tratamentos constituem 1 curso.

Pontos complementares

Deficiência do Fígado e Rim: *Ganshu* (B 18), *Shenshu* (B 23), *Taixi* (R 3), combinados com moxibustão.

Deficiência de *Qi* e Sangue: *Zusanli* (E 36), *Sanyinjiao* (BP 6), combinados com moxibustão.

Tontura e visão embaçada: *Baihui* (VG 20), *Taiyang* (Extra).

Outras terapias

1. Auriculopuntura

Pontos – Olho, Fígado, Rim.

Método – Usar agulhas filiformes com estimulação moderada. Retê-las por 20 a 30min. Tratar em dias alternados. Dez tratamentos constituem 1 curso. A aplicação de sementes de vaccaria com um pedaço de fita adesiva nos pontos auriculares também pode ser usada. Instruir o paciente a pressionar a região 1 vez pela manhã e 1 vez à tarde. Três minutos de pressão são necessários para cada ponto. A fita adesiva e as sementes devem ser trocadas 1 vez/semana.

2. Acupuntura cutânea

Pontos – *Zanzhu* (B 2), *Sizhukong* (TA 23), *Sibai* (E 2), *Yangbai* (VB 14), *Taiyang* (Extra), *Fengchi* (VB 20).

Método – Golpear suavemente os pontos ao redor do olho com agulha de aço inoxidável. Aplicar estimulação moderada ao *Fengchi* (VB 20) até que a pele local se torne avermelhada. Tratar diariamente. Dez tratamentos constituem 1 curso. Agulha elétrica de aço inoxidável também pode ser usada. A prescrição de pontos é a mesma.

Observações – Acupuntura é muito efetiva no tratamento da miopia, especialmente pseudomiopia em crianças e adolescentes. Para consolidar os resultados terapêuticos, massagens oculares podem ser usadas em combinação. Instruir o paciente a massagear *Fengchi* (VB 20), *Taiyang* (Extra), *Yangbai* (VB 14), *Chengqi* (E 1), *Zanzhu* (B 2), 2 a 3 pontos cada vez e 3 a 5min cada ponto. Tratar 1 a 2 vezes/dia.

REFERÊNCIAS

1. Resultados observados da Acupuntura no Ponto *Qiuhou* (Extra), no tratamento de 210 casos de miopia.
   Ponto – *Qiuhou* (Extra).
   Método – Se o caso envolver miopia em um olho, agulhar *Qiuhou* (Extra) no lado saudável. Com miopia nos 2 lados, agulhar *Qiuhou* (Extra) primeiro do lado onde os sintomas são mais leves, depois no lado mais grave. Não reter a agulha em pacientes sensíveis ou apreensivos, mas aplicar giro e rotação suavemente em casos graves. Reter as agulhas por 30min. Para aqueles que apresentarem resposta e visão debilitadas, aplicar estimulação forte. Tratar diariamente. Doze tratamentos constituem 1 curso. Iniciar um novo curso após intervalo de 3 dias.
   Resultados – Em geral, um efeito positivo pode ser obtido após 1 a 2 cursos.
   (**Fonte** – Guangxi Journal of Traditional Chinese Medicine, (3):46, 1981.)
2. Observação do resultado terapêutico a longo prazo da eletroacupuntura com baixa voltagem no tratamento de 100 casos de miopia.
   Pontos – *Chengqi* (E 1), *Jingming* inferior (B 1), *Yanglao* (ID 6), *Hegu* (IG 4).
   Método – Após inserir e obter a sensação de inserção, conectar as agulhas a um eletroestimulador modelo EDE-1. Para o tratamento da miopia, usar voltagem baixa e reter as agulhas por 15min. Tratar diariamente. Dez tratamentos constituem 1 curso.
   Resultados – Em casos nos quais o tratamento foi interrompido por 1 ano após 10 tratamentos, um efeito marcante (o teste de visão mostrou 5 linhas a mais que antes do tratamento) foi visto em 42 olhos. A melhora (o teste de visão mostrou 2 linhas a mais que antes do tratamento) ficou evidente em 97 olhos. Não houve efeito em 61 olhos. A taxa de efetividade total foi de 69,5%. Quando o tratamento foi interrompido por 3 anos, um efeito marcante foi visto em 12 olhos. Melhora foi vista em 37 olhos e não houve efeito em 151 olhos. A taxa de efetividade total alcançou 24,5%.
   (**Fonte** – Shangai Journal of Acupuncture and Moxibustion, (2):25, 1987.)
3. Resultados observados da Acupuntura de Punho-Tornozelo no tratamento de 151 casos de miopia.
   Ponto – Superior 1.

Método – Escolher os pontos bilaterais nos 2 olhos para miopia, mas 1 ponto do lado afetado para miopia em 1 olho. A inserção das agulhas não deve causar dor. Se houver dor, retirar a agulha e depois reinseri-la. Reter a agulha por 1h. Instruir o paciente para olhar para um ponto distante enquanto a agulha permanecer inserida. Tratar diariamente. Dez tratamentos constituem 1 curso. Iniciar um novo curso após intervalo de 5 dias. Geralmente 2 a 3 cursos são necessários para um tratamento.

Resultados – Padrão terapêutico: considera-se cura quando a visão chega a 1° ou mais; efeito marcante é quando a visão aumenta 3 linhas, porém menos de 1°; melhora é quando a visão aumenta 1 a 2 linhas; não há efeito quando a visão permanece inalterada.

De 151 casos tratados (299 olhos), 17 olhos (5,7%) foram curados, efeito marcante ficou evidente em 97 olhos (32,4%), melhora foi vista em 139 olhos (46,5%) e não houve efeito em 46 olhos (15,4%). A taxa de efetividade total alcançou 84,6%.

(**Fonte** – Shangai Journal of Acupuncture and Moxibustion, (4):11, 1987.)

4. Resultados observados da pressão de pontos auriculares no tratamento de 99 casos de miopia.

Pontos – Coração, Fígado, Olho, Olho 1, Olho 2.

Método – Aplicar sementes de vaccaria com fita adesiva nos pontos. Instruir o paciente a pressioná-los várias vezes durante a manhã, tarde e noite. As sementes e as fitas adesivas devem ser trocadas a cada 2 dias. Alternar as 2 orelhas. Oito tratamentos constituem 1 curso.

Resultados – Após 1 a 2 cursos de tratamento, casos de recuperação de mais de 1° alcançaram 18,8%; casos de visão que melhoraram 3 linhas, porém menos de 1°, alcançaram 25,4%; e casos com visão melhorada em 2 linhas alcançaram 35,4%. A taxa de efetividade total alcançou 79,6%.

(**Fonte** – Jiangsu Chinese Medical Journal, 7(12):21, 1986.)

ESTRABISMO

Pontos principais

Paralisia do músculo reto lateral: *Qiuhou* (Extra), *Taiyang* (Extra), *Sizhukong* (TA 23), *Hegu* (IG 4).

Paralisia do músculo reto medial: *Jingming* (B 1), *Sibai* (E 2), *Zanzhu* (B 2), *Fengchi* (VB 20).

Método – Ao agulhar *Qiuhou* (Extra), empurrar o globo ocular levemente para cima e inserir a agulha lentamente ao longo do sulco infra-orbital, a uma profundidade de 0,5 a 1*cun*. Retirar a agulha após obter a sensação de inserção, dor e distensão. Não retê-la. Inserir diretamente no *Taiyang* (Extra) a uma profundidade de 0,5 a 1*cun*. Agulhar *Sizhukong* (TA 23)

234 Selecionando os Pontos Certos de Acupuntura

juntamente com *Yuyao* (Extra) com 0,5 a 1*cun* de inserção. Aplicar inserção direta a uma profundidade de 0,5 a 1*cun* no *Hegu* (IG 4). Ao agulhar *Jingming* (B 1), deslocar de maneira suave o globo ocular lateralmente, afastando-o do ponto. Inserir a agulha diretamente no sulco orbital a uma profundidade de 0,5 a 1*cun*. Não girar, rotacionar, empurrar ou elevar. Retirar a agulha após obter a sensação de distensão e dor. Não retê-la. Aplicar inserção direta a uma profundidade de 0,3*cun* no *Sibai* (E 2). Inserção inclinada para baixo, a uma profundidade de 0,3 a 0,5*cun* no *Zanzhu* (B 2) em direção ao *Jingming* (B 1). Pressionar suavemente o ponto por vários minutos após retirar a agulha. Em geral, reter as agulhas por 10 a 15min. Tratar diariamente. Dez tratamentos constituem 1 curso.

Pontos complementares
Paralisia do músculo reto lateral: *Tongziliao* (VB 1).
Paralisia do músculo reto medial: *Yintang* (Extra).

Outras terapias

Eletroacupuntura

Pontos
Paralisia do músculo reto medial: *Jingming* (B 1), *Hegu* (IG 4).
Paralisia do músculo reto lateral: *Tongziliao* (VB 1), *Hegu* (IG 4).

Método – Usar vibração elétrica esparsa intensa ou periódica com estimulação moderada por 10 a 15min. Tratar diariamente ou em dias alternados. Dez tratamentos constituem 1 curso. Iniciar um novo curso após intervalo de 3 a 5 dias.

Observações – Acupuntura e eletroacupuntura têm efeito certo no tratamento de estrabismo, principalmente quando este é recente.

REFERÊNCIAS

1. Com base na diferenciação de síndromes, usando agulhas de aço inoxidável, no tratamento de 103 casos de estrabismo comum.
   Pontos principais – *Zhengguang* (Extra, no ponto médio entre *Zanzhu*, B 2 e *Yuyao*, Extra, inferior ao sulco orbital superior), *Zhengguang 2* (Extra, no ponto médio entre *Sizhukong*, TA 23 e *Yuyao*, Extra, inferior ao sulco orbital superior).
   Pontos complementares
   Sangue deficiente no Fígado: *Fengchi* (VB 20), *Ganshu* (B 18), *Danshu* (B 19), *Neiguan* (CS 6), *Baihui* (VG 20).
   Deficiência de *Qi* no Baço: *Pishu* (B 20), *Weishu* (B 21), *Zhongwan* (VC 12), *Baihui* (VG 20), *Fengchi* (VB 20), *Neiguan* (CS 6), *Zusanli* (E 36).
   Deficiência do Rim: *Shenshu* (B 23), *Fengchi* (VB 20), *Ganshu* (B 18), *Danshu* (B 19), *Dazhui* (VG 14) e os 2 lados ao longo das vértebras lombares.

Posição ocular quase restabelecida: *Zhengguang* (Extra), *Zhengguang* 2 (Extra), *Fengchi* (VB 20), os 2 lados ao longo de T8 a T12 e vértebras lombares, *Baihui* (VG 20), *Ganshu* (B 18), *Danshu* (B 19), *Pishu* (B 20), *Shenshu* (B 23), *Zhongwan* (VC 12) ou *Dazhui* (VG 14).

Método – Conectar uma agulha de aço inoxidável a um eletroestimulador com a freqüência tão alta quanto possa suportar o paciente. Golpear uniformemente 0,5 a 1,5*cun* ao redor do ponto 20 a 50 vezes. Tratar em dias alternados. Quinze tratamentos em 1 mês constituem 1 curso. Iniciar um novo curso após intervalo de 15 dias.

Resultados – Entre 182 olhos em 103 casos, 57 recuperaram-se, 101 apresentaram efeito marcante, 21 melhoraram e 3 não sofreram qualquer alteração. A taxa de efetividade total alcançou 98,3%.

(***Fonte*** – Chinese Acupuncture & Moxibustion, 4(2):11, 1984.)

2. Observação dos resultados terapêuticos da Acupuntura no tratamento de 10 casos de estrabismo.

Pontos

Paralisia do músculo reto medial: *Zanzhu* (B 2), *Yuyao* (Extra) ou ponto médio da sobrancelha.

Paralisia do músculo reto lateral: *Tongziliao* (VB 1), o fim da sobrancelha, *Sizhukong* (TA 23).

Método – Dez a 15 tratamentos constituem 1 curso.

Resultados – Entre 3 casos leves, todos foram curados. Entre 3 casos médios, 1 foi curado, 1 melhorou e 1 não apresentou efeito. Entre 4 casos graves, 1 foi curado, 1 apresentou efeito marcante, 1 melhorou e 1 não apresentou efeito.

(***Fonte*** – Fujian Journal of Traditional Chinese Medicine, 1(1):32, 1981.)

3. Observação clínica sobre Acupuntura no tratamento de 18 casos de visão dupla (diplopia) devido a paralisia ocular.

Pontos

Paralisia do músculo reto medial: *Jingming* (B 1) com método de reforço, *Zanzhu* (B 2) associado ao *Yuyao* (Extra), *Yintang* (Extra) com método de redução.

Paralisia do músculo reto lateral: *Taiyang* (Extra) com método de reforço, *Tongziliao* (VB 1) associado ao *Yuyao* (Extra), *Anmian* (Extra) com método de redução.

Paralisia do músculo reto inferior: *Chengqi* (E 1) com método de reforço, *Sibai* (E 2), *Taiyang* (Extra) com método de redução.

Paralisia do músculo reto superior: *Shangming* (Extra, também chamado de *Shangchengqi*), *Yangbai* (VB 14), *Yintang* (Extra), *Yuyao* (Extra).

Método – Reter as agulhas por 45min após obter a sensação de inserção. Tratar diariamente ou em dias alternados. Quinze tratamentos constituem 1 curso.

236 Selecionando os Pontos Certos de Acupuntura

Resultados – De 18 casos tratados, 16 foram curados e os 2 restantes mostraram melhora.
(**Fonte** – Yunnan Journal of Traditional Chinese Medicine, 2(4):32, 1981.)

ATROFIA ÓPTICA

Pontos principais – *Jingming* (B 1), *Qiuhou* (Extra), *Fengchi* (VB 20), *Hegu* (IG 4).

Método – Agulhar *Fengchi* (VB 20) a uma profundidade de 1 a 1,5*cun* com inserção inclinada. A ponta da agulha deve ser direcionada para o globo ocular oposto. Tentar fazer com que a sensação de inserção se estenda à região do olho. Agulhar *Qiuhou* (Extra) com inserção direta. Antes do tratamento, instruir o paciente a olhar para cima. Segurar então o globo ocular por baixo com um dedo e inserir a agulha ao longo do sulco orbital lentamente, a uma profundidade de 1 a 1,5*cun*. Deixar a sensação de inserção estender-se ao olho. Não elevar, empurrar, girar ou rotacionar a agulha. Não se deve retê-la. Quando agulhar *Jingming* (B 1), primeiro instruir o paciente a fechar seus olhos e com suavidade empurrar o globo ocular lateralmente, distânciando-o do ponto e segurando-o com um dedo. Então lentamente inserir a agulha entre a órbita e o osso nasal a uma profundidade de 1 a 1,5*cun*. Não elevar, empurrar, girar ou rotacionar a agulha. Não se aconselha a retenção da mesma. Agulhar *Fengchi* (VB 20) e *Hegu* (IG 4) e reter as agulhas por 20 a 30min. Tratar em dias alternados. Dez tratamentos constituem 1 curso.

Pontos complementares
Deficiência de *Yin* no Fígado e Rim: *Ganshu* (B 18), *Shenshu* (B 23), combinados com moxibustão.

Deficiência de *Yang* do Baço e Rim: *Pishu* (B 20), *Shenshu* (B 23), *Zusanli* (E 36), com método de reforço e combinados com moxibustão.

Qi estagnado no Fígado: *Shanzhong* (VC 17), *Taichong* (F 3), *Guangming* (VB 37).

Qi estagnado e estase sangüínea: *Geshu* (B 17), *Neiguan* (CS 6).

Deficiência de Sangue no Coração: *Shenmen* (C 7), *Geshu* (B 17), *Xinshu* (B 15).

Distensão ocular: *Guanchong* (TA 1), com método de sangria.

Insônia: *Shenmen* (C 7).

Outras terapias

1. Acupuntura cutânea

Pontos – Área Ocular, Pontos *Jiaji* (Extra) de T5 a T12, *Ganshu* (B 18), *Shenshu* (B 23), *Fengchi* (VB 20).

Método – Golpear suavemente ao redor da área ocular e os outros pontos com estimulação moderada. Tratar em dias alternados.

2. Hidroacupuntura

Pontos – *Zusanli* (E 36), *Sanyinjiao* (BP 6), *Guangming* (VB 37), *Ganshu* (B 18).

Método – Injetar 0,5ml de solução de Vitamina B_{12} 0,015mg/ml a cada ponto. Tratar em dias alternados. Dez tratamentos constituem 1 curso.

3. Auriculopuntura

Pontos – Olho, Fígado e Cérebro.

Método – Usar agulhas filiformes com estimulação moderada. Retê-las por 10 a 15min. Tratar diariamente ou em dias alternados. Dez tratamentos constituem 1 curso. O método de embutimento de agulhas também pode ser usado.

Observações – Acupuntura tem efeito certo no tratamento da atrofia óptica. Em geral, é necessário dar continuidade ao tratamento por 3 a 6 meses.

Os vasos sangüíneos ao redor dos olhos são abundantes e os tecidos são muito frouxos. Agulhar *Jingming* (B 1), *Qiuhou* (Extra) ou os outros pontos ao redor dos olhos, pode causar sangramento interno ou hematoma ocular, mas não afetará a visão. Após 1 a 3 semanas estes sinais desaparecerão. A fim de evitar sangramento, a agulha deve ser inserida lentamente sem elevação ou empuxo. Após a retirada desta, se houver sangramento, o ponto deve ser pressionado por 1 a 2min.

REFERÊNCIAS

1. Resultados observados da inserção de *Qiuhou* (Extra) no tratamento de 38 casos de atrofia óptica.

Pontos – *Qiuhou* (Extra), combinado com *Yiming* (Extra).

Método – Agulhar *Qiuhou* (Extra) a uma profundidade de 1,5 a 2*cun* e *Yiming* (Extra) a uma profundidade de 1*cun*. Reter as agulhas por 5min. Tratar diariamente. Dez tratamentos constituem 1 curso. Iniciar um novo curso após intervalo de 5 dias.

Resultados – O incremento de mais de 1° de visão foi observado em 9 olhos. Efeito marcante ficou evidente em 11 olhos, melhora em 25 olhos, e não houve efeito em 20 olhos.

(**Fonte** – Journal of Traditional Chinese Medicine, 29(5):48, 1988.)

2. Análise dos resultados terapêuticos da eletroacupuntura aplicada ao *Xingming* (Extra) no tratamento de 150 casos de alterações oculares.

Pontos – *Xingming* 1 (Extra, ponto médio entre a parte póstero-inferior da aurícula e a prega cutânea atrás do lóbulo auricular ou 0,5*cun* anterior e superior à depressão do processo mastóide do osso temporal e a borda posterior do ramo mandibular), *Xingming* 2 (Extra, na fronte, 0,5*cun* lateral ao ponto que está 1*cun* diretamente acima da extremidade lateral da sobrancelha).

238 Selecionando os Pontos Certos de Acupuntura

Método – Inserir em ângulo de 45° e profundidade de 1 a 1,5*cun* no *Xingming* 1 (Extra) e inserir horizontalmente em direção à frente em profundidade de 0,5 a 0,8*cun* no *Xingming* 2 (Extra).

Resultados – Entre 150 casos com 14 tipos de alterações oculares, a cura foi obtida em 71 olhos, um efeito marcante em 73 olhos, uma melhora em 80 olhos e não houve efeito em 9 olhos. A taxa de efetividade total atingiu 96,13%.

Observações – Este método não é apenas efetivo nas alterações oculares mais comuns, mas também em alterações persistentes, como: atrofia óptica, alterações do fundo do olho, opacificação da córnea, estrabismo, ambliopia e ametropia.

(**Fonte** – Shanxi Traditional Chinese Medicine, "Additional Publication of Acupuncture and Moxibustion", (7), 1981.)

3. Análise dos resultados terapêuticos da Acupuntura no tratamento de 74 casos de retinopatia central grave.

Pontos – *Yifeng* (TA 17) associado ao *Qubin* (VB 7), *Sizhukong* (TA 23).

Método – Agulhar com método uniforme e deixar a sensação de inserção estender-se à região do olho. Conectar então as agulhas a um eletroestimulador por 20 a 30min. Escolher 2 pontos do lado afetado, ou bilaterais se os 2 olhos estiverem afetados. Usar 2 pontos alternadamente. Tratar 3 vezes/semana. Dez tratamentos constituem 1 curso. O intervalo necessário entre 2 cursos é de 3 dias.

Resultados – Entre 90 olhos, 42 foram curados, efeito marcante foi visto em 16 olhos, melhora em 24, e não houve efeito em 8 olhos.

(**Fonte** – Chinese Acupuncture & Moxibustion, 4(1):8, 1984.)

4. Resultados observados do uso de agulha de aço inoxidável no tratamento de 3 casos de cegueira repentina.

Pontos principais – *Jingming* (B 1), *Zanzhu* (B 2), *Yuyao* (Extra), *Sizhukong* (TA 23), *Tongziliao* (VB 1), *Taiyang* (Extra), *Chengqi* (E 1).

Pontos complementares – Pontos Auriculares, Fígado, Rim, Olho; *Yiming* (Extra), *Hegu* (IG 4), massageando *Binao* (IG 14).

Método – Golpear com agulha de aço inoxidável.

Resultados – Todos os 3 casos foram curados com 1 tratamento.

(**Fonte** – New Journal of Traditional Chinese Medicine, (4):35, 1984.)

5. Observação clínica da Acupuntura no tratamento de 20 casos de cegueira cortical psíquica.

Pontos – a) *Jingming* (B 1), *Sibai* (E 2), *Taichong* (F 3); b) *Zanzhu* (B 2), *Fengchi* (VB 20), *Guangming* (VB 37), *Hegu* (IG 4).

Método – Alternar os 2 grupos de pontos. Tratar diariamente. Aplicar método de reforço no *Jingming* (B 1), *Sibai* (E 2) e *Zanzhu* (B 2). Agulhar os outros pontos com método uniforme.

Resultados – Todos foram curados com 6 a 17 tratamentos.

(**Fonte** – Chinese Acupuncture & Moxibustion, 4(3):13, 1984.)

Terapias de Acupuntura 239

TIMPANITE

Pontos principais – *Tinggong* (ID 19), *Yifeng* (TA 17), *Qiuxu* (VB 40), *Hegu* (IG 4).

Método – Selecionar os pontos ao redor da orelha do lado afetado, e pontos bilaterais nos membros. Usar agulhas filiformes com estimulação forte e método de redução. Retê-las por 20 a 30min. Para timpanite aguda, tratar diariamente. Para timpanite crônica, tratar diariamente ou em dias alternados.

Pontos complementares
Calor excessivo: *Dazhui* (VG 14), *Quchi* (IG 11).
Cefaléia: *Taiyang* (Extra), *Shangxing* (VG 23).
Explosão de Fogo na Vesícula Biliar: *Fengchi* (VB 20), *Linqi*-Pé (VB 41), *Waiguan* (TA 5).
Umidade excessiva e Deficiência do Baço: *Zusanli* (E 36), *Yinlingquan* (BP 9), com método de reforço e combinado com moxibustão.

Outras terapias

1. Auriculopuntura

Ponto – Rim, Ouvido Interno, Ouvido Externo, Intertrago, Occipúcio.
Método – Agulhar com estimulação moderada. Reter as agulhas por 20 a 30min. Tratar diariamente. Se houver febre, sangrar os pequenos vasos atrás da orelha.

2. Moxibustão

Ponto – *Yifeng* (TA 17).
Método – Acender o bastão de moxa em uma das pontas e mantê-lo aproximadamente 1*cun* acima da pele. Queimar o bastão de moxa até que a pele se torne quente e avermelhada. Antes do tratamento, usar bolas de algodão esterilizado para limpar pus e outros fluidos do canal auditivo externo, lavar com solução de peróxido de hidrogênio e limpar novamente com bolas de algodão esterelizado. Aplicar então moxibustão com bastão de moxa. Após a moxibustão, posicionar um pedaço de tecido de drenagem para eliminação do pus. A duração da moxibustão é de aproximadamente 1min por sessão. Tratar diariamente.

3. Hidroacupuntura

Pontos – *Yifeng* (TA 17), *Ermen* (TA 21), *Tinggong* (ID 19), *Fengchi* (VB 20), *Waiguan* (TA 5), *Taiyang* (Extra).
Método – Selecionar 1 a 2 pontos ao redor do ouvido, por sessão, combinando-os a pontos do membro superior. Injetar 1ml de solução de hidrocloreto de procaína a 5% em cada ponto. Tratar 1 a 2 vezes/dia.

240   *Selecionando os Pontos Certos de Acupuntura*

Observações – Acupuntura e moxibustão são muito efetivas no tratamento da timpanite.

REFERÊNCIAS

1. Observação dos resultados terapêuticos clínicos após a aplicação da luz de laser He-Ne nos pontos no tratamento de 70 casos de timpanite aguda.
   Pontos principais – *Tinghui* (VB 2), *Yifeng* (TA 17), *Zusanli* (E 36), *Qiuxu* (VB 40).
   Pontos complementares – *Ermen* (TA 21), *Quchi* (IG 11), *Taixi* (R 3), Pontos *Ashi* na região coclear da orelha.
   Método – Escolher 2 a 4 pontos unilateral ou bilateralmente por sessão. Antes de tratar, limpar o pus e outros fluidos do conduto auditivo externo, usando solução de peróxido de hidrogênio a 2%. Usar o modelo 795-B He-Ne de estimulador de laser com 2 tubos, comprimento de onda de 6.328 Å, potência de 10mW, diâmetro de luz de 1,5mm e a uma distância de 20cm dos pontos. Irradiar cada ponto por 5min. Dez tratamentos constituem 1 curso. Dois tratamentos são necessários após recuperação de timpanite crônica em estágios agudos.
   Resultados – Entre 70 casos tratados com 100 ouvidos afetados por timpanite, 75 ouvidos foram curados, uma melhora ficou evidente em 20 e não houve efeito em 5 ouvidos. A taxa de efetividade total foi de 95% e a taxa de cura alcançada foi de 75%.
   (*Fonte* – Chinese Acupuncture & Moxibustion, (5):9, 1987.)

2. Observação terapêutica da auriculopuntura no tratamento de 34 casos de timpanite crônica com pus.
   Pontos – Boca, Ápice do Trago, Concha Média, Ouvido Interno.
   Método – Inserir agulhas cutâneas a uma profundidade de 3 a 5mm e fixá-las com fita adesiva. Instruir o paciente a pressionar o Ponto Boca 3 a 5 vezes/dia. Em geral, pus e outros fluidos desaparecem após 2 a 7 tratamentos. Aplicar mais 3 tratamentos para consolidação.
   Resultados – De 51 ouvidos tratados, 44 foram curados, uma melhora ficou evidente em 4 e não houve efeito em 3 ouvidos.
   (*Fonte* – Chinese Acupuncture & Moxibustion, 5(5):15, 1985.)

Zumbido e Surdez

Pontos principais – *Yifeng* (TA 17), *Tinghui* (VB 2), *Xiaxi* (VB 43), *Zhongzhu*-Mão (TA 3).
Método – Agulhar *Tinghui* (VB 2) primeiramente. Pedir ao paciente que abra a boca e então inserir a agulha diretamente a uma profundidade de 1*cun*. Retirar a agulha após a obtenção da sensação de inserção. Agulhar *Yifeng* (TA 17) com inserção direta a uma profundidade de aproximada-

Terapias de Acupuntura 241

mente 1*cun*. Tentar fazer com que a sensação de dor e insensibilidade se estenda ao ouvido durante a inserção. Agulhar *Xiaxi* (VB 43) e *Zhongzhu-Mão* (TA 3) com estimulação moderada. Reter as agulhas por 30min com manipulação periódica. Tratar diariamente ou em dias alternados.

Pontos complementares

Invasão de Vento externo: *Waiguan* (TA 5), *Hegu* (IG 4).

Excesso de Fogo no Fígado e Vesícula Biliar: *Xingjian* (F 2), *Linqi*-Pé (VB 41).

Essência deficiente no Rim: *Shenshu* (B 23), *Taixi* (R 3).

Deficiência de *Qi* no Aquecedor Médio: *Pishu* (B 20), *Zusanli* (E 36), combinados com moxibustão.

Tontura e vertigem: *Baihui* (VG 20), *Fengchi* (VB 20).

Espermatorréia e impotência: *Zhishi* (B 52), *Qugu* (VC 2).

Outras terapias

1. Auriculopuntura

Pontos – Cérebro, Intertrago, Fígado, Rim.

Método – Selecionar pontos do lado afetado ou os bilaterais. Usar agulhas filiformes com estimulação forte ou conectá-las a um eletroestimulador. Retê-las por 30 a 60min. Tratar diariamente ou em dias alternados. Aproximadamente 15 a 20 tratamentos constituem 1 curso. O embutimento de agulhas também pode ser usado.

2. Hidroacupuntura

Pontos – *Fengchi* (VB 20), *Yifeng* (TA 17), *Ermen* (TA 21), *Tinggong* (ID 19), *Waiguan* (TA 5), *Sanyinjiao* (BP 6).

Método – Escolher 1 a 2 pontos na cabeça e 1 ponto no membro por sessão. Os pontos anteriormente mencionados podem ser selecionados alternadamente para tratamento. Injetar 0,5 a 1,5ml de solução de hidrocloreto de procaína a 0,1 a 0,25% em cada ponto. Tratar diariamente. Dez tratamentos constituem 1 curso. Iniciar um novo curso após intervalo de uma semana.

3. Acupuntura craniana

Pontos – Vertigem e Área da Audição, bilaterais.

Método – Agulhar horizontalmente ao couro cabeludo com rápida inserção. Girar por 5 a 10min. Reter então as agulhas por 30min. Tratar 1 vez a cada 2 a 3 dias.

Observações – Acupuntura é efetiva no tratamento desta doença, quanto menor a duração desta, melhor o resultado. Assim como a surdez acompanhada por zumbido resulta de alguma causa de base com manifestações gerais, a causa primária deve ser cuidadosamente determinada e tratada.

242 *Selecionando os Pontos Certos de Acupuntura*

Acupuntura também é efetiva no tratamento da surdez acompanhada por mudez, e pode fazer com que alguns pacientes restabeleçam suas habilidades de fala e audição. A surdez é tratada antes da mudez. Após a restauração da habilidade da audição até certo grau, inicia-se o treinamento da fala.

Para o tratamento da mudez, devem-se selecionar *Lianquan* (VC 23), *Futu*-Pescoço (IG 18), *Tongli* (C 5), *Hegu* (IG 4) e puncioná-los com estimulação forte. Reter as agulhas por 30min. Tratar em dias alternados. Continuar o tratamento por 1 a 3 meses. Auriculopuntura, eletroacupuntura, hidroacupuntura ou moxibustão podem ser levadas em consideração para enfatizar o resultado terapêutico. Em geral, após os tratamentos, o paciente com ligeira capacidade de audição pode obter um melhor resultado.

REFERÊNCIA

Observação dos resultados terapêuticos do tratamento por Acupuntura de 37 casos de surdez repentina.

Pontos – *Shenshu* (B 23), *Yifeng* (TA 17), *Waiguan* (TA 5), *Tinghui* (VB 2).

Método – Aplicar método uniforme. Após a obtenção da sensação de inserção, conectar as agulhas a um eletroestimulador por 20 a 40min. Selecionar 4 pontos do lado afetado para problemas em um ouvido, e 2 pontos quaisquer, bilaterais, para alternar com esses 4 pontos, em casos de alterações nos 2 ouvidos. Tratar 6 vezes por semana. Doze tratamentos constituem 1 curso. Iniciar um novo curso após intervalo de 2 dias.

Resultados – De 37 casos com 45 ouvidos tratados, 26 ouvidos foram curados, efeito marcante foi visto em 8 ouvidos, melhora ficou evidente em 8 e não houve efeito em 3.

(**Fonte** – Chinese Acupuncture & Moxibustion, 6(1):28, 1986.)

SURDO-MUDEZ

Pontos principais
Para surdez: *Tinggong* (ID 19), *Tinghui* (VB 2), *Ermen* (TA 21), *Yifeng* (TA 17).
Para mudez: *Yamen* (VG 15), *Lianquan* (VC 23), *Tongli* (C 5).
Pontos complementares
Zhongzhu-Mão (TA 3), *Waiguan* (TA 5), *Hegu* (IG 4).
Método – Tratar surdez antes da mudez. Com a melhora da habilidade auditiva, iniciar o treinamento da fala. Selecionar pontos ao redor do ouvido como sendo os pontos principais. Selecionar 1 a 2 pontos por sessão. Os pontos anteriormente mencionados podem ser usados alternadamente. Inserir a agulha a uma profundidade de 1,5 a 2*cun*,

após instruir o paciente a abrir a boca. Para crianças, inserir cuidadosamente a uma profundidade de 1 a 1,5*cun* com estimulação moderada. Não reter as agulhas, ou retê-las por 15 a 20min. Selecionar um ponto suplementar com estimulação moderada para o tratamento. Tratar diariamente e 10 a 15 tratamentos constituem 1 curso. Iniciar um novo tratamento após intervalo de 3 a 7 dias.

Outras terapias

1. Eletroacupuntura

Pontos – Os mesmos mencionados anteriormente.
Método – Usar um eletroestimulador com baixa freqüência e estimulação moderada após a sensação de inserção ter sido obtida. Tratar diariamente. Cada sessão tem duração de 10 a 15min.

2. Acupuntura craniana

Pontos – Vertigem e Área da Audição, Área da Fala.
Método – Seguir os procedimentos de rotina da Acupuntura craniana.

3. Hidroacupuntura

Pontos – *Tinggong* (ID 19), *Wangu*-Cabeça (VB 12), *Fengchi* (VB 20), *Yifeng* (TA 17), *Xinshu* (B 15), *Ganshu* (B 18), *Shenshu* (B 23).
Método – Escolher 3 a 4 pontos por sessão. Injetar 0,3 a 0,5ml de Vitamina B_1 10mg/ml ou Vitamina B_{12} 15µg/ml em cada ponto. Tratar em dias alternados. Dez tratamentos constituem 1 curso.
Observações – Acupuntura é efetiva no tratamento da surdez e mudez. Uma minoria de pacientes pode obter resultados melhores. Pacientes com pequena capacidade auditiva podem ser curados com Acupuntura. Além da Acupuntura, o treino da fala é uma medida muito importante para o tratamento. Quando se punciona *Yamen* (VG 15), aconselha-se observar a localização exata, o ângulo correto, profundidade de inserção apropriada e manipulação cuidadosa.

REFERÊNCIA
Resultados observados da eletroacupuntura no tratamento de 115 casos de surdo-mudez.
Pontos – *Ermen* (TA 21), *Tinggong* (ID 19), *Tinghui* (VB 2), *Tingling* (Extra), *Tingming* (Extra), *Yifeng* (TA 17), *Waiguan* (TA 5), *Hegu* (IG 4), *Zhongzhu*-Mão (TA 3).
Método – Os 9 pontos mencionados são divididos em 3 grupos. Escolher um grupo de pontos e conectá-lo a um eletroestimulador com 3 tomadas por 30min. Rapidamente agulhar 1 a 2 pontos entre

244 *Selecionando os Pontos Certos de Acupuntura*

Yamen (VG 15), *Shanglianquan* (Extra), *Lianquan* (VC 23), *Fengchi* (VB 20) e *Zengyin* (Extra). Não reter as agulhas. Tratar diariamente. Dez tratamentos constituem 1 curso. Iniciar treino da fala quando o paciente puder ouvir uma voz alta. Continuar o tratamento simultaneamente para consolidação.

Resultados – Em 99 pacientes com idades entre 2,5 e 20 anos, após receberem 2 cursos de tratamento, uma melhora foi vista em 72 casos e a taxa de efetividade alcançou 72,7%. Entre 11 pacientes com idades de 21 a 30 anos, uma melhora foi vista em 7 casos e a taxa de efetividade alcançou 63,67%. Entre 5 pacientes com idades de 31 a 33 anos, uma melhora foi vista em 3 casos e a taxa de efetividade alcançou 60%. (**Fonte** – Chinese Acupuncture & Moxibustion, (6):46, 1986.)

TONSILITE AGUDA

Pontos principais – *Shaoshang* (P 11), *Hegu* (IG 4), *Biantaoti* (Extra).
Método – Agulhar *Shaoshang* (P 11) com uma agulha filiforme espessa, causando ligeiro sangramento. Agulhar *Hegu* (IG 4) com manipulação periódica, a fim de fortalecer a sensação de inserção. Reter as agulhas por 30min. Tratar diariamente.
Pontos complementares
Febre: *Dazhui* (VG 14), *Quchi* (IG 11).
Dor de garganta severa: *Yuji* (P 10), *Shaoze* (ID 1).

Outras terapias

1. Moxibustão

Ponto – *Jiaosun* (TA 20).
Método – Aplicar moxibustão com óleo quente, rápida e diretamente sobre o ponto. Pêlos ao redor do ponto devem ser retirados e o mesmo deve estar completamente exposto. Em geral, pode-se obter a cura com 1 tratamento.

2. Auriculopuntura

Pontos – Faringe e Laringe, Hélice 4, Hélice 6, Ápice da Orelha, veias atrás da orelha.
Método – Ao agulhar as veias atrás da orelha, massagear a aurícula a fim de causar dilatação dos vasos. Usar uma agulha filiforme espessa para agulhar 1 a 2 vezes deixando verter 2 ou 3 gotas de sangue e também picar o Ápice da Orelha para que o mesmo ocorra. Tratar diariamente. Ou selecionar Faringe e Laringe, Hélice 4 e Hélice 6 usando agulhas filiformes com estimulação forte. Reter as agulhas por 30 a 60min. Tratar 1 a 2 vezes/dia.

3. Terapia da sangria

Pontos – *Shaoshang* (P 11), *Shangyang* (IG 1).

Método – Usar uma agulha de 3 pontas ou agulha filiforme espessa para agulhar e deixar verter algumas gotas de sangue. Tratar diariamente, e 2 a 3 tratamentos constituem 1 curso.

Observações – Acupuntura e moxibustão podem obter resultados relativamente bons no tratamento da tonsilite aguda. A terapia da sangria, especialmente, pode conseguir resultados rápidos no tratamento. Em casos de tonsilite crônica durante crises agudas, Acupuntura e moxibustão também são muito eficazes na eliminação dos sintomas, mas a recuperação completa requer tratamentos prolongados.

REFERÊNCIAS

1. Resultados observados da inserção no Ponto *Xishang* (Extra) no tratamento de 168 casos de tonsilite aguda.

Ponto – *Xishang* (Extra, 3*cun* acima de *Ximen*, CS 4).

Método – Inserir rapidamente a agulha a uma profundidade de 1 a 1,5*cun*, aplicando um método de redução forte e rotacionando a agulha com grande amplitude. Deixar a sensação de insensibilidade, dor e distensão estender-se à região do ombro e pescoço. Retirar lentamente a agulha após 2min. Tratar 1 vez a cada 8h no primeiro dia. Nos dias subseqüentes, 1 vez/dia. *Hegu* (IG 4) e *Quchi* (IG 11) devem ser usados como pontos secundários.

Resultados – A taxa de cura alcançada foi de 91,65%.

(***Fonte*** – Tianjin Medical Journal, (12):608, 1975.)

2. Resultados observados da Acupuntura no tratamento de 50 casos de tonsilite aguda.

Ponto – *Shousanli* (IG 10).

Método – Selecionar *Shousanli* (IG 10) no lado afetado para o tratamento. É melhor deixar a sensação de inserção estender-se ao istmo da garganta.

Resultados – De 50 casos tratados, 23 foram curados com 1 tratamento, 14 com 2, 10 com 3, e não houve efeito em 3 casos. Em geral, a dor foi interrompida imediatamente após a inserção e giro da agulha.

(***Fonte*** – Chinese Acupuncture & Moxibustion, (3):6, 1987.)

3. Observação dos resultados terapêuticos da Acupuntura no tratamento de 200 casos de tonsilite aguda.

Pontos – Área local (do lado afetado).

Método – Agulhar a amígdala em 2 a 4 pontos avermelhados com agulhas de 3 pontas a fim de deixar que algumas gotas de sangue corram.

Resultados – A febre foi reduzida com 1 tratamento em 124 casos, e após 2 tratamentos em 76 casos.

(***Fonte*** – Hebei Journal of Traditional Chinese Medicine, (2):16, 1988.)

246 *Selecionando os Pontos Certos de Acupuntura*

4. Resultados observados da sangria com agulha de 3 pontas no tratamento de 28 casos de tonsilite.

Pontos – *Shangyang* (IG 1), *Shaoshang* (P 11), *Hegu* (IG 4).

Para casos de febre alta: Adicionar *Yongquan* (R 1).

Método – Agulhar e deixar algumas gotas de sangue correrem no *Shangyang* (IG 1) bilateral e *Shaoshang* (P 11).

Resultados – Considerou-se cura quando: a dor foi interrompida em 6 a 15min, a temperatura normal foi restabelecida em 6 a 8h, o pus foi absorvido ou eliminado em 24 a 48h e os leucócitos foram reduzidos de 16.400 para 6.200. A taxa de cura com 1 tratamento foi de 100%.

(**Fonte** – Chinese Acupuncture & Moxibustion, (5):20, 1984.)

LARINGOFARINGITE

Pontos principais – *Lianquan* (VC 23), *Tiantu* (VC 22), *Hegu* (IG 4).

Método – Quando da inserção do *Lianquan* (VC 23), inserir a agulha em direção à raiz da língua a uma profundidade de 0,5 a 0,8*cun*. Primeiro, inseri-la perpendicularmente a uma profundidade de 0,2*cun* no *Tiantu* (VC 22). Então direcionar a ponta da agulha para baixo ao longo do lado posterior do manúbrio esternal, a uma profundidade de 1 a 1,5*cun*. Não agulhar muito profundamente ou com inclinação para a esquerda ou a direita. Não reter as agulhas. Agulhar *Hegu* (IG 4) com estimulação forte. Reter as agulhas no *Hegu* (IG 4) por 30 a 60min. Tratar diariamente. Em casos de laringofaringite aguda, tratar 2 vezes/dia.

Pontos complementares

Invasão de Vento e Calor externos: *Shaoshang* (P 11), *Shangyang* (IG 1), sangrando com agulha de 3 pontas ou agulha filiforme espessa.

Calor excessivo no Pulmão e Estômago: *Neiting* (E 44), *Yuji* (P 10), *Xuanji* (VC 21).

Laringofaringite crônica devido a Deficiência de *Yin* no Pulmão e Rim: *Taixi* (R 3), *Zhaohai* (R 6), *Feishu* (B 13).

Estagnação de *Qi* e estase de Sangue: *Jianshi* (CS 5), *Sanjian* (IG 3).

Rouquidão repentina, prurido e dor leve na garganta, coriza nasal: *Lieque* (P 7), *Tongli* (C 5).

Cefaléia: *Shangxing* (VG 23), *Taiyang* (Extra).

Tosse: *Chize* (P 5), *Lieque* (P 7).

Coriza e obstrução nasal: *Yingxiang* (IG 20), *Heliao*-Nariz (IG 19).

Outras terapias

1. Auriculopuntura

Pontos – Faringe e Laringe, Pulmão, Traquéia, Pescoço.

Terapias de Acupuntura 247

Método – Para um caso agudo, agulhar com estimulação moderada e rotacionar por 2 a 3min. Reter as agulhas por 1h. Tratar diariamente. Para um caso crônico, agulhar com estimulação suave. Reter as agulhas por 30 a 60min. Tratar diariamente. Dez tratamentos constituem 1 curso.

2. Acupuntura a laser

Ponto–Zengyin (Extra, na depressão lateral da cartilagem tireoideana).

Método – Selecionar *Zengyin* (Extra) bilateral e conectá-lo a um aparelho de laser He-Ne em posição ereta. Selecionar a potência efetiva do laser em 1,5mW, diâmetro da luz vermelha em 0,5cm e suprimento de potência em 0 a 10mA. O paciente deve estar em posição de repouso. A distância entre a fonte de luz e o ponto deve ser de aproximadamente 20cm. Irradiar cada ponto por 1min. Tratar diariamente. Dez tratamentos constituem 1 curso. O intervalo entre os cursos é de 3 a 5 dias. Este método é aplicável em pacientes com laringofaringite crônica.

Observações – Acupuntura é muito efetiva no tratamento da laringofaringite aguda. Quanto à laringofaringite crônica, tem um efeito razoável. Acupuntura a laser poderá ter um efeito bem melhor, mas será necessário um número maior de cursos.

Rouquidão

Pontos principais – Lianquan (VC 23), *Tianding* (IG 17), *Daying* (E 5), *Futu*-Pescoço (IG 18), *Yuji* (P 10).

Método – Agulhar com estimulação moderada, aplicando método de redução ou método uniforme. Reter as agulhas por 20 a 30min. Tratar diariamente ou em dias alternados. Dez tratamentos constituem 1 curso.

Pontos complementares

Dor de garganta: *Erijian* (IG 2).

Febre: *Hegu* (IG 4), *Quchi* (IG 11).

Febre por Deficiência de *Yin*: *Taixi* (R 3), *Zhaohai* (R 6).

Invasão de Vento externo: *Fengchi* (VB 20), *Waiguan* (TA 5).

Fogo proveniente da estagnação de *Qi*: *Taichong* (F 3).

Perda de voz repentina: *Tongli* (C 5).

Outras terapias

1. Auriculopuntura

Pontos – Pulmão, Faringe e Laringe, Pescoço, Traquéia, Rim.

Método – Usar 2 a 3 pontos por sessão. Agulhar com estimulação suave. Tratar diariamente.

2. Hidroacupuntura

Pontos – *Lianquan* (VC 23), *Qiangyiang* (Extra, 2*cun* lateral ao pomo de Adão).

Método – Inserir uma agulha hipodérmica de calibre 5 no *Lianquan* (VC 23) a uma profundidade de 0,5cm. Após obter a sensação de inserção, injetar 2ml de solução salina normal no ponto. Tratar diariamente. Ou inserir uma agulha hipodérmica de calibre 6 no *Qiangying* (Extra) em direção ao pomo de Adão, a uma profundidade de 1,5cm. Após obter a sensação de inserção, injetar 3ml de solução de hidrocloreto de procaína a 1% no ponto. Tratar diariamente.

Observações – Acupuntura é muito efetiva no tratamento da rouquidão aguda, mas é pobre no tratamento da rouquidão crônica.

REFERÊNCIAS

1. Resultados observados da Acupuntura no tratamento de 115 casos de perda funcional de voz.

   Pontos – a) *Tiantu* (VC 22) usado para 33 casos; b) *Hegu* (IG 4) para 10 casos; c) *Lianquan* (VC 23) para 8 casos; d) *Hegu* (IG 4) bilateral e *Tiantu* (VC 22) para 46 casos; e) *Lianquan* (VC 23) e *Tiantu* (VC 22) para 15 casos; f) *Hegu* (IG 4) e *Lianquan* (VC 23) para 3 casos.

   Método – Aplicar estimulação forte e método de redução. A voz será restabelecida quando o paciente tiver sensação de sufoco na região ou aplicar inserção profunda na traquéia, dando origem a uma tosse ruidosa.

   Resultados – De 115 casos tratados, a recuperação foi obtida após 1 tratamento em 110 casos. Recuperação quase total foi obtida em 1 caso, após múltiplos tratamentos. Dois casos foram curados com eletroacupuntura e 2 com indutância.

   (**Fonte** – Shangai Journal of Acupuncture and Moxibustion, (4):9, 1987.)

2. Observação clínica da auriculopuntura no tratamento de nódulos vocais.

   Pontos principais – Pulmão, Intestino Grosso, Rim, Bexiga.

   Pontos complementares – *Taiyuan* (P 9), *Lieque* (P 7), *Hegu* (IG 4), *Zhaohai* (R 6).

   Método – Considerar os pontos auriculares como pontos principais. Para casos crônicos, combinar os pontos complementares. Selecionar pontos auriculares bilaterais para o tratamento. Tratar diariamente. Reter as agulhas por 30 a 45min com 2 manipulações periódicas. Dez tratamentos constituem 1 curso. O intervalo entre 2 cursos é de 7 dias.

   Resultados – Após 1 a 2 cursos de tratamento, todos os pacientes recuperaram a voz normal. Os nódulos vocais desapareceram ou apenas vestígios permaneceram.

   (**Fonte** – Shaanxi Journal of Traditional Chinese Medicine, 7(11):510, 1986.)

Terapias de Acupuntura **249**

3. Resultados observados da inserção de *Renying* (E 9) e *Shuitu* (E 10) no tratamento de 50 casos de hipertrofia da corda vocal em cantores. *Pontos* – *Renying* (E 9), *Shuitu* (E 10).
Método – Posicionar o paciente sentado. Para evitar a inserção na artéria carótida, inserir uma agulha filiforme fina especial com método "picadas de pardal". Reter as agulhas por 15 a 30min. Tratar diariamente. Seis tratamentos constituem 1 curso. Iniciar um novo curso após 1 dia de descanso.
Resultados – De 50 casos tratados, 14 foram curados, 24 apresentaram efeito marcante e melhora foi vista em 12.
(**Fonte** – Chinese Acupuncture & Moxibustion, (3):17, 1987.)
4. Relato sobre Acupuntura no tratamento de 22 casos de faringoplegia.
Pontos principais – *Tiantu* (VC 22), *Hegu* (IG 4), *Shaoshang* (P 11).
Pontos complementares – *Tianding* (IG 17), *Yamen* (VG 15).
Método – Agulhar com método de redução. Reter as agulhas por 15min com manipulação periódica a cada 5min até o surgimento de distensão e insensibilidade.
Resultados – Vinte e um casos foram curados com 6 tratamentos, e 1 caso foi curado após 12 tratamentos.
(**Fonte** – Shandong Medical Journal, (8):42, 1964.)

ODONTALGIA

Pontos principais – *Hegu* (IG 4), *Xiaguan* (E 7), *Jiache* (E 6), *Yifeng* (TA 17).
Método – Agulhar *Yifeng* (TA 17) e *Hegu* (IG 4) com estimulação moderada. Reter as agulhas por 10 a 15min. Se a dor permanecer, adicionar *Xiaguan* (E 7) para dor nos dentes superiores, *Jiache* (E 6) para dor nos dentes inferiores. Reter a agulha por 10 a 15min com manipulação periódica. Tratar 1 ou 2 vezes/dia.
Pontos complementares
Odontalgia por Vento-Calor: *Waiguan* (TA 5), *Fengchi* (VB 20).
Odontalgia por ataque ascendente de Fogo no Estômago: *Neiting* (E 44).
Odontalgia causada por Fogo excessivo conseqüentemente à Deficiência de *Yin*: *Taixi* (R 3), *Rangu* (R 2).
Cefaléia: *Taiyang* (Extra), inserção inclinada para baixo a uma profundidade de 1,5*cun*.
Febre: *Dazhui* (VG 14), *Quchi* (IG 11), picando com agulha de 3 pontas a fim de verter algumas gotas de sangue.

Outras terapias

1. Auriculopuntura

Pontos – Mandíbula, Bochecha, Ápice Superior do Trago.

Método – Usar agulhas filiformes com estimulação forte. Retê-las por 20 a 30min. Ou usar embutimento de agulhas por 2 a 3 dias.

2. Hidroacupuntura

Pontos – *Hegu* (IG 4), *Taiyang* (Extra), *Xiaguan* (E 7), *Jiache* (E 6).

Método – Selecionar *Hegu* (IG 4) e *Taiyang* (Extra) para dor nos dentes superiores. Escolher *Xiaguan* (E 7) e *Jiache* (E 6) para dor nos dentes inferiores. De acordo com os procedimentos de rotina da hidroacupuntura, injetar 0,5 a 1ml de solução de hidrocloreto de procaína a 0,5% em cada ponto. As injeções começam pelo ponto *Hegu* (IG 4) no lado saudável ou lado afetado, ou bilateralmente. Tratar 1 a 2 vezes/dia.

Observações – Acupuntura é muito efetiva no alívio da dor de dente. Mas a causa da dor deve ser determinada e tratada por outros meios.

REFERÊNCIA

Resultados observados de Acupuntura e moxibustão no tratamento de 57 casos de dor de dente.

Pontos

Dor em dentes superiores: *Quanliao* (ID 18), *Neiting* (E 44).

Dor em dentes inferiores: *Jiache* (E 6), *Hegu* (IG 4).

Fogo por Deficiência de *Yin*: *Taixi* (R 3).

Método – Após obter a sensação de inserção, reter as agulhas por 30min com manipulação periódica, rotacionando-as a cada 10min. Aplicar então moxibustão com bastão de moxa nos pontos ou na região. Usar o método "picadas de pardal" até que a dor desapareça totalmente. Tratar 2 vezes/dia.

Resultados – De 57 casos tratados, 49 foram curados, 6 apresentaram melhora e não houve efeito evidente em 2 casos.

(**Fonte** – Shanghai Journal of Acupuncture and Moxibustion, (3):47, 1987.)

NASOSSINUSITE

Pontos principais – *Yingxiang* (IG 20), *Yintang* (Extra), *Lieque* (P 7), *Hegu* (IG 4).

Método – Usar agulhas filiformes com estimulação moderada e método de redução. Reter as agulhas por 15 a 20min. Tratar diariamente ou em dias alternados, e 10 a 15 tratamentos constituem 1 curso.

Pontos complementares

Gosto amargo na boca e dor no hipocôndrio: *Linqi*-Pé (VB 41), *Xingjian* (F 2).

Cefaléia unilateral: *Fengchi* (VB 20).

Sinusite frontal: *Shangxing* (VG 23), *Zanzhu* (B 2).
Sinusite maxilar: *Juliao*-Nariz (E 3).
Sinusite etmóide: *Quanliao* (ID 18).
Deficiência de olfação: *Tongtian* (B 7), *Tianzhu* (B 10).

Outras terapias

1. Auriculopuntura

Pontos – Pulmão, Nariz Interno, Ápice Inferior do Trago, Fronte, *Shenmen*.
Método – Agulhar com estimulação forte. Reter as agulhas por 20 a 30min. Tratar diariamente ou usar método de embutimento de agulha.

2. Método de embutimento de agulha

Pontos – *Zanzhu* (B 2), *Taiyang* (Extra), *Sizhukong* (TA 23), *Yangbai* (VB 14), *Dazhui* (VG 14), *Yuyao* (Extra).
Método – Usar agulhas filiformes para agulhar na região subcutânea. Agulhar *Dazhui* (VG 14) em direção descendente a uma profundidade de 1 a 2cm. Associar *Yangbai* (VB 14) ao *Yuyao* (Extra). Após obter a sensação de inserção, retrair um pouco a agulha e deixá-la com inserção de 1cm. Associar *Taiyang* (Extra) ao *Sizhukong* (TA 23). Após obter a sensação de inserção, retrair um pouco a agulha e deixá-la com inserção de 0,5cm. Fixar as agulhas embutidas com fita adesiva. Retê-las por 20h. Se a doença não for curada, tentar novamente.

3. Agulha de aço inoxidável

Pontos – Pontos *Jiaji* (Extra) no pescoço, *Fengchi* (VB 20), *Yingxiang* (IG 20), Pontos *Ashi* (na região temporal e fronte).
Método – Golpear com uma agulha de aço inoxidável até que a região se torne avermelhada. Tratar diariamente.

4. Moxibustão

Pontos – *Yintang* (Extra), *Baihui* (VG 20), *Shangxing* (VG 23), *Yingxiang* (IG 20).
Método – Para casos crônicos, usar moxibustão com 5 a 7 cones de moxa pequenos em cada ponto. Tratar diariamente.
5. Acupuntura do Punho-Tornozelo
Pontos – Superior 1, bilateral.
Método – Usar a manipulação de rotina da Acupuntura do Punho-Tornozelo.
Observações – Acupuntura e moxibustão têm efeito certo no tratamento da nasossinusite. Os cursos poderão ser encurtados se antibióticos forem associados.

252 *Selecionando os Pontos Certos de Acupuntura*

RINITE

Pontos principais – Yingxiang (IG 20), Yintang (Extra), *Hegu* (IG 4).

Método – Ao inserir Yingxiang (IG 20), direcionar a ponta da agulha para a asa nasal e deixar a sensação de inserção estender-se à cavidade nasal. Agulhar Yintang (Extra) com a ponta da agulha direcionada para baixo a uma profundidade de 1 *cun*, então inclinar para os dois lados do nariz, deixando a sensação de inserção estender-se à cavidade nasal. Aplicar estimulação moderada ao *Hegu* (IG 4). Reter as agulhas por 15 a 30min com manipulação periódica. Tratar diariamente ou em dias alternados.

Pontos complementares

Rinite aguda por invasão de Vento externo e Frio: *Fengchi* (VB 20), *Lieque* (P 7). Adicionar moxibustão após agulhar os pontos.

Rinite aguda por invasão de Vento e Calor externos: *Quchi* (IG 11), *Waiguan* (TA 5).

Rinite crônica: *Feishu* (B 13), *Taiyuan* (P 9), *Zusanli* (E 36). Adicionar moxibustão após a inserção ou usar agulhas aquecidas.

Rinite atrófica: *Shangxing* (VG 23), *Taiyang* (Extra), *Heliao*-Nariz (IG 19). Aplicar inserção superficial no *Taiyang* (Extra) e Shangxing (VG 23) para causar sangramento leve.

Rinite atrófica com nariz seco: *Taiyuan* (P 9), *Taixi* (R 3).

Rinite alérgica: *Fengchi* (VB 20), *Feishu* (B 13), *Taiyuan* (P 9). Adicionar moxibustão após inserção.

Cefaléia severa: *Taiyang* (Extra).

Outras terapias

1. Auriculopuntura

Pontos – Nariz Interno, Fronte, Pulmão, Ápice Inferior do Trago.

Método – Usar agulhas filiformes com estimulação moderada. Reter as agulhas por 20 a 30min com manipulação periódica de giro e rotação. Tratar diariamente ou em dias alternados.

2. Moxibustão

Ponto – Feishu (B 13).

Método: Usar moxibustão com bastão de moxa por 20 a 30min por sessão. Tratar 1 ou 2 vezes/dia.

3. Hidroacupuntura

Pontos – Yingxiang (IG 20), *Hegu* (IG 4).

Método – Usar um ponto por tratamento. Os dois pontos são usados alternadamente. Injetar 0,2 a 0,5ml de complexo de Vitamina B_1 no ponto. Tratar em dias alternados.

Observações – Acupuntura e moxibustão têm certo efeito no tratamento de várias formas de rinite, mas são efetivas na rinite alérgica.

REFERÊNCIAS

1. Relatório primário da Acupuntura no tratamento da rinite alérgica.
   Pontos principais – *Yingxiang* (IG 20), *Hegu* (IG 4).
   Pontos complementares
   Cefaléia: *Baihui* (VG 20), *Yintang* (Extra), *Yangbai* (VG 14), *Fengchi* (VB 20), *Zanzhu* (B 2). Selecionar 1 a 2 pontos por sessão.
   Método – Suavemente agulhar com giro ou rotação até que haja sensação de distensão, dor ou insensibilidade. Reter as agulhas por 20min. Tratar diariamente ou em dias alternados.
   Resultados – De 15 casos do grupo tratado, 7 foram curados, efeito marcante foi visto em 6, e melhora foi vista em 2.
   (*Fonte* – Chinese Otorhinolaryngology Journal, (2):95, 1957.)
2. Resultados observados da inserção profunda no *Yingxiang* (IG 20) no tratamento de 10 casos de rinite crônica.
   Ponto – *Yingxiang* (IG 20).
   Método – Aplicar inserção de 35 a 40° com profundidade de 0,2 a 0,5*cun*. Deixar a ponta alcançar a borda ântero-superior da concha nasal inferior. Reter a agulha por 40min. Tratar diariamente.
   Resultados – A taxa de efetividade foi de 100%.
   (*Fonte* – Chinese Acupuncture & Moxibustion, (5):16, 1984.)
3. Análise dos resultados terapêuticos da auriculopuntura no tratamento de 44 casos de rinite crônica.
   Pontos principais – Nariz Interno, Nariz Externo, Intertrago, Ápice Inferior do Trago, Pulmão.
   Pontos complementares
   Tosse: Asma-Orelha.
   Cefaléia: *Shenmen*.
   Método – Aplicar técnicas comuns de inserção.
   Resultados – De 44 casos tratados, 15 foram curados, efeito marcante foi evidente em 10 , melhora foi observada em 15 e não houve efeito evidente em 4. A taxa de efetividade total alcançou 91,1%.
   (*Fonte* – Shanghai Journal of Acupuncture and Moxibustion, (2):34, 1983.)

EPISTAXE

Pontos principais – *Shangxing* (VG 23), *Yingxiang* (IG 20), *Hegu* (IG 4), *Dazhui* (VG 14).

Método – Usar uma agulha de 3 pontas para causar sangramento suave no *Dazhui* (VG 14) e *Shangxing* (VG 23). Agulhar *Hegu* (IG 4) com

254 *Selecionando os Pontos Certos de Acupuntura*

estimulação moderada. Para epistaxe aguda, reter as agulhas por 3 a 5min com manipulação periódica até que o sangramento seja estancado. Para casos de epistaxe crônica, tratar diariamente. Reter as agulhas por 20 a 30min.

Pontos complementares

Calor excessivo nos Meridianos do Pulmão: *Shaoshang* (P 11), causando sangramento com uma agulha de 3 pontas.

Calor excessivo no Estômago: *Neiting* (E 44).

Ataque ascendente de Fogo no Fígado: *Taichong* (F 3).

Deficiência de *Yin* do Fígado e Rim: *Taixi* (R 3), *Taichong* (F 3).

Deficiência do Baço no controle do Sangue: *Yinbai* (BP 1), *Sanyinjiao* (BP 6). Adicionar moxibustão após a inserção.

Febre: *Quchi* (IG 11).

Invasão de Vento e Calor externos: *Fengchi* (VB 20).

Outras terapias

1. Auriculopuntura

Pontos – Nariz Interno, Pulmão, Ápice Inferior do Trago, Fronte.

Método – Usar agulhas filiformes com estimulação moderada. Retê-las por 20 a 30min após rotacioná-las por 1 a 2min. Tratar diariamente.

2. Moxibustão

Ponto – *Fengfu* (VG 16).

Método – Usar moxibustão com bastão de moxa até que o sangramento pare completamente. Este método é indicado para epistaxes agudas. Ou aplicar uma pasta de alho no *Yongquan* (R 1), bilateralmente, por 1 a 3h. Esta é uma prescrição popular para o tratamento da epistaxe. Seu resultado terapêutico é melhor.

Observações – Epistaxe é um sintoma que pode ser causado por vários fatores. As medidas de primeiros socorros visam parar o sangramento através do bloqueio da cavidade nasal. Se isto falhar, Acupuntura e moxibustão poderão ser adotadas para o tratamento. Em geral, um bom resultado terapêutico pode ser obtido. Em adição à Acupuntura, outras medidas terapêuticas devem ser adotadas de acordo com a causa primária.

REFERÊNCIAS

1. Resultados observados da Acupuntura no tratamento de 30 casos de epistaxe.

Ponto – *Xingjian* (F 2).

Método – Aplicar inserção contralateral a uma profundidade de 1 *cun*. Reter as agulhas por 3 a 5min.

Resultados – De 30 casos tratados, 24 mostraram efeito marcante, 5 apresentaram alguma melhora e 1 caso não apresentou efeito.
(**Fonte** – Chinese Acupuncture & Moxibustion, (6):5, 1984.)
2. Resultados observados da moxibustão no *Yongquan* (R 1) no tratamento de 1 caso de epistaxe.
Ponto – *Yongquan* (R 1).
Método – Aplicar moxibustão com bastão de moxa por 3min.
Resultados – O caso foi curado na primeira aplicação.
(**Fonte** – Shanghai Journal of Acupuncture and Moxibustion, (2):19, 1986.)

SÍNDROME DA ARTICULAÇÃO TEMPOROMANDIBULAR

Pontos principais – *Xiaguan* (E 7), *Jiache* (E 6), *Shangguan* (VB 3), *Ermen* (TA 21), *Hegu* (IG 4).
Método – Inserir diretamente no *Ermen* (TA 21) a uma profundidade de 1*cun*, com a boca do paciente aberta. Tentar fazer com que a sensação de inserção se estenda à bochecha. Com a boca fechada, agulhar *Xiaguan* (E 7) com a ponta da agulha direcionada posteriormente com profundidade de 1*cun*. A sensação de inserção deve estender-se a todo o conjunto da articulação temporomandibular. Inserir no *Shangguan* (VB 3) a uma profundidade de 0,5 a 1*cun*, dispersando a sensação de inserção. Quando da inserção do *Jiache* (E 6), inclinar a ponta da agulha para cima e deixar a sensação de inserção estender-se à bochecha. Agulhar *Hegu* (IG 4) com estimulação forte. Reter as agulhas por 20 a 30min com manipulação periódica. Quanto à síndrome da articulação temporomandibular sem febre, aplicar agulha aquecida ou moxibustão com bastão de moxa na região. Tratar diariamente ou em dias alternados. Dez tratamentos constituem 1 curso.
Pontos complementares
Lesão traumática: Ponto *Ashi.*
Cefaléia: *Fengchi* (VB 20), *Taiyang* (Extra).
Oscilação de som ao abrir e fechar a boca devido ao afrouxamento do ligamento: *Quanliao* (ID 8), combinado com agulha aquecida ou moxibustão com bastão de moxa.

Outras terapias

1. Hidroacupuntura

Ponto – *Xiaguan* (E 7).
Método – Posicionar o paciente sentado com um lado da cabeça repousando sobre a mesa ou em posição recumbente. Injetar 1ml de dexametasona 0,5mg misturado com 1ml de solução de hidrocloreto de

256 *Selecionando os Pontos Certos de Acupuntura*

procaína a 0,5% no ponto de acordo com os procedimentos de rotina da hidroacupuntura. Tratar 1 vez a cada 3 a 5 dias. Cinco tratamentos constituem 1 curso. Parar com as injeções se não for observado nenhum efeito após 2 cursos de tratamento.

2. Eletroacupuntura

Pontos – *Xiaguan* (E 7), *Jiache* (E 6), *Hegu* (IG 4).
Método – Após obter a sensação de inserção, conectar as agulhas a um eletroestimulador. Usar vibração contínua ou esparsa intensa e selecionar a freqüência de acordo com a tolerância do paciente. Tratar em dias alternados. Cada sessão deve durar de 15 a 30min.
Observações – Esta doença é muito comum em clínicas. Um resultado satisfatório pode ser obtido através de Acupuntura e moxibustão no tratamento da síndrome da articulação temporomandibular em estágios primários. Em casos crônicos ou casos com manifestações de Frio ou Deficiência, é melhor combinar moxibustão ao tratamento.

REFERÊNCIAS

1. Resultados observados da auriculopuntura no tratamento de alterações funcionais da articulação temporomandibular.
   Ponto – No tubérculo lateral à curva da cartilagem auricular no antitrago que é o ponto entre Ponto Asma-Orelha e Ponto Glândula Parótida.
   Método – Tratar a cada 2 dias. Três tratamentos constituem 1 curso.
   Resultados – O número total de casos foi 30. Após o tratamento, 14 casos foram curados (dor, oscilação sonora e debilidade motora da boca desapareceram). Melhora após 2 a 5 tratamentos foi vista em 16 casos (um dos três sintomas desapareceu).
   (**Fonte** – Shanghai Journal of Acupuncture and Moxibustion, (1):33, 1985.)
2. Resumo da eletroacupuntura no tratamento de 23 casos de síndrome da articulação temporomandibular.
   Pontos – *Xiaguan* (E 7), *Jiache* (E 6).
   Método – Conectar *Jiache* (E 6) ao eletrodo positivo, e *Xiaguan* (E 7) ao eletrodo negativo. Selecionar os pontos do lado afetado. Usar freqüência de 180 vezes/min. O tratamento deve durar 30min. Tratar 2 vezes por semana.
   Resultados – Todos os casos foram curados após 1 a 4 tratamentos.
   (**Fonte** – Journal of Traditional Chinese Medicine, 24(3):51, 1983.)
3. Análise primária dos resultados clínicos terapêuticos da Acupuntura no tratamento de 145 casos de síndrome da articulação temporomandibular.

Pontos
Hiperfunção do músculo pterigóideo lateral, espasmo ou lesão: *Waiguan* (TA 5) no lado afetado.
Lesão na região posterior à junta: *Ermen* (TA 21).
Espasmo do músculo pterigóideo medial: *Jiache* (E 6), a região superior do ângulo maxilar, as regiões posterior e medial da porção anterior do ramo mandibular.
Método – Após obter a sensação de inserção, retirar as agulhas. Tratar em dias alternados.
Resultados – O resultado terapêutico pode ser obtido com 2 a 6 tratamentos. Cura foi obtida em 133 casos (91,72%), melhora foi vista em 6 casos (4,14%) e não houve efeito evidente em 6 casos (4,14%).
(**Fonte** – Chinese Journal of Stomatology, 17(1):53, 1982.)

URTICÁRIA

Pontos principais – *Quchi* (IG 11), *Xuehai* (BP 10), *Geshu* (B 17), *Sanyinjiao* (BP 6), *Zusanli* (E 36).
Método – Agulhar os pontos com estimulação forte e reter as agulhas por 30 a 60min com manipulação a cada 5 a 10min. Entretanto, em casos de crianças sem nenhuma retenção de agulhas, realizar um rápido empuxo. Em geral tratar diariamente, mas 2 vezes/dia para casos de prurido intenso.
Pontos complementares
Calafrios e febre: *Dazhui* (VG 14), *Hegu* (IG 4).
Rubor e febre excessivos nas erupções cutâneas: *Weizhong* (B 40), com método de sangramento através de agulha de 3 pontas.
Ocorrência da doença na garganta, levando a edema de mucosa e conseqüente dispnéia: *Fengfu* (VG 16), *Fengchi* (VB 20), *Shaoshang* (P 11).
Dor abdominal, diarréia e vômitos: *Neiguan* (CS 6), *Tianshu* (E 25).
Deficiência de *Qi* e Sangue com recorrência freqüente: *Qihai* (VC 6), *Pishu* (B 20).
A urticária ocorre 2 a 3 dias antes da menstruação, mas desaparece automaticamente após o sangramento terminar, com menstruação irregular associada: *Ganshu* (B 18), *Qimen* (F 14), *Guanyuan* (VC 4).
Dismenorréia severa presente: Moxar *Guanyuan* (VC 4).

Outras terapias

1. Auriculopuntura

Pontos – Urticária, Pulmão, Ápice Inferior do Trago, *Shenmen*, Intertrago.

258   *Selecionando os Pontos Certos de Acupuntura*

Método – Selecionar 3 a 4 pontos de cada vez e produzir estimulação forte. Reter as agulhas por 30 a 60min, mas manipular periodicamente. Tratar diariamente. Para tratar um caso crônico, o método de embutimento de agulhas pode ser empregado. Trocar as agulhas a cada 3 a 4 dias, alternando as orelhas.

2. Acupuntura cutânea

Pontos – *Fengchi* (VB 20), *Quchi* (IG 11), *Xuehai* (BP 10), *Fengshi* (VB 31), Pontos *Jiaji* (Extra) da segunda a quinta vértebra torácica e da primeira a quarta vértebra sacral.

Método – Golpear com agulha cutânea para causar sangramento suave. Tratar diariamente ou em dias alternados.

3. Acupuntura craniana

Pontos – Área Sensorial, Área de Dilatação e Constrição dos Vasos Sangüíneos, Área Motora e Sensorial da Perna.

Método – Inserir as agulhas de acordo com os procedimentos de rotina da Acupuntura craniana, depois rotacioná-las rapidamente por 2 a 3min em cada ponto e retê-las por 20 a 30min, mas manipulando-as a cada 10min.

4. Moxibustão

Pontos – *Hegu* (IG 4), *Yangchi* (TA 4), *Xingjian* (F 2), *Jiexi* (E 41).

Método – Aplicar moxibustão indireta com gengibre, 3 cones por vez em cada ponto, 1 a 2 vezes/dia, até que os sintomas desapareçam completamente. Casos crônicos precisam de 2 a 5 tratamentos.

5. Ventosa

Ponto – *Shenque* (VC 8).

Método – Colocar o paciente em posição supina, aplicar a ventosa no *Shenque* (VC 8) e removê-la após 3 a 5min. Repetir o método mais 2 vezes. Isto constitui 1 sessão. Completar 1 sessão diariamente, sendo que 1 curso consiste de 3 sessões.

6. Acupuntura do Punho-Tornozelo

Pontos – Superior 1, Inferior 1, todos bilaterais.

Método – Aplicar os procedimentos de rotina da Acupuntura do Punho-Tornozelo.

Observações – Acupuntura e moxibustão têm bom efeito no tratamento desta doença, especialmente urticária aguda, o efeito no alívio da coceira e eliminação das erupções cutâneas é notável. Para tratar casos crônicos refratários, os métodos anteriormente mencionados podem ser incorporados. É essencial determinar os fatores etiológicos, assim o tratamento pode ser feito de acordo com a etiologia, evitando ou reduzindo as recorrências.

REFERÊNCIA

Resultados observados no tratamento de 132 casos de urticária crônica com Acupuntura.

Pontos – *Xuehai* (BP 10), *Quchi* (IG 11), *Sanyinjiao* (BP 6).

Método – Realizar Acupuntura e reter as agulhas por 20 min. Tratar em dias alternados, e 30 tratamentos constituem 1 curso.

Resultados – De 132 casos tratados, 104 foram curados (não houve recorrência após 1 mês de observação), perfazendo 78,5%, e a média de sessões foi de 5 a 10; e 22 casos foram melhorados, perfazendo 17%; 6 casos não obtiveram efeito, perfazendo 4,5%. (**Fonte** – Shanghai Journal of Chinese Medicine and Medica Materia, (9):22, 1964.)

ECZEMA

Pontos principais – *Quchi* (IG 11), *Xuehai* (BP 10) e Ponto *Ashi* (região da lesão de pele).

Método – Usar método circundante no local das lesões de pele com empuxo de agulhas em um determinado número de locais de acordo com a área da lesão. Para tratar casos agudos, aplicar estimulação forte em todos os pontos por 30min, manipulando a cada 5 a 10min. Para tratar casos crônicos, produzir estimulação moderada e reter as agulhas por 20 a 30min. Tratar diariamente, e 10 tratamentos constituem 1 curso.

Pontos complementares

Casos crônicos: *Zusanli* (E 36), *Sanyinjiao* (BP 6).

Outras terapias

1. Moxibustão

Pontos – Pontos *Ashi* (local da lesão de pele).

Método – Aplicar moxibustão suave com bastão de moxa para produzir congestão da pele, 1 ou 2 vezes/dia ou quando o eczema começar a coçar.

2. Aplicação colateral com ventosa

Pontos – Pontos *Ashi* (local da lesão de pele).

Método – Este método é apropriado para pacientes com eczema crônico. Golpear o local da lesão de pele fortemente com agulha cutânea para causar sangramento do foco da lesão, depois aplicar ventosas. Tratar diariamente ou em dias alternados.

3. Auriculopuntura

Pontos – Pulmão, Ápice Inferior do Trago, Intertrago, *Shenmen* e pontos correspondentes à área afetada.

Método – Selecionar 2 a 3 pontos de cada vez e produzir estimulação moderada com agulhas filiformes. Reter as agulhas por 1 a 2h, manipulando várias vezes. Tratar diariamente e 10 tratamentos constituem 1 curso. O método de embutimento de agulha também pode ser usado. Pedir ao paciente para pressionar as agulhas por alguns minutos assim que o prurido começar.

Observações – Eczema é uma doença de pele refratária e é suscetível à recorrência. Acupuntura tem efeito certo no tratamento desta doença. Deve-se prestar atenção à moxibustão. Moxibustão e auriculopuntura são bastante efetivas no alívio do prurido, sendo benéficas para aqueles com prurido severo. Estimulação mental bem como estimulação pela escarificação devem ser evitadas.

REFERÊNCIAS

Resultados observados no tratamento de 21 casos de eczema infantil:

Pontos – a) *Hegu* (IG 4), *Sanyinjiao* (BP 6); b) *Quchi* (IG 11), *Zusanli* (E 36).

Método – Alternar os dois grupos de pontos e aplicar o método de redução, rotacionando as agulhas. Inserir a uma profundidade de 0,5 a 1*cun*. Não reter as agulhas. Tratar em dias alternados.

Resultados – Todos os casos foram curados, as escaras desapareceram completamente e o rubor, o calor, bem como o prurido cutâneo desapareceram por completo. Cinco casos foram curados com 3 tratamentos, 14 com 6 tratamentos e 2 com mais de 6 tratamentos.

(**Fonte** – Shanghai Journal of Acupuncture and Moxibustion, (1):29, 1985.)

NEURODERMATITE

Pontos principais – *Quchi* (IG 11), *Xuehai* (BP 10), Pontos *Ashi*.

Método – Aplicar método circundante na área da lesão de pele. Agulhar 4 a 6 Pontos *Ashi* ao redor da lesão, de acordo com a dimensão da área da mesma, e inserir as agulhas subcutaneamente, da base para o centro do foco. Agulhar *Quchi* (IG 11) e *Xuehai* (BP 10) com estimulação moderada ou forte e reter as agulhas por 20 a 30min. Tratar diariamente ou em dias alternados, e 10 tratamentos constituem 1 curso. Quando a lesão de pele desaparecer, o tratamento deve continuar por mais 1 curso para consolidar sua efetividade.

Pontos complementares

Deficiência de Sangue e secura do Vento: *Sanyinjiao* (BP 6), *Geshu* (B 17).

Doença no pescoço: *Lieque* (P 7), *Weizhong* (B 40).

Doença no cotovelo: *Ximen* (CS 4), *Laogong* (CS 8).

Doença na fossa poplítea: *Yinmen* (B 37), *Kunlun* (B 60).

Doença no aspecto medial da coxa: *Sanyinjiao* (BP 6).

Doença na pálpebra superior: *Touwei* (E 8), *Baihui* (VG 20).

Insônia devido ao prurido: *Zhaohai* (R 6), *Shenmen* (C 7).

Outras terapias

1. Acupuntura cutânea

Pontos – Pontos *Ashi.*

Método – Após aplicar a técnica convencional de esterilização local, golpear a área da lesão cutânea do centro para as bordas até causar sangramento suave. Aplicar moxibustão com bastão de moxa sobre a área até que esta fique avermelhada, ou então aplicar ventosa. Tratar diariamente ou em dias alternados. Dez tratamentos constituem 1 curso e entre 2 cursos deve haver intervalo de 3 a 5 dias.

2. Auriculopuntura

Pontos – Pulmão, Fígado, Cérebro, *Shenmen*, Ápice Inferior do Trago.

Método – Selecionar 2 a 3 pontos de cada vez. Aplicar estimulação forte ou moderada e reter as agulhas por 30 a 60min. Tratar diariamente e 10 tratamentos constituem 1 curso.

3. Moxibustão

Ponto – Pontos *Ashi.*

Método – Aplicar moxibustão suspensa com bastão de moxa sobre a lesão de pele, das bordas para o centro, 20 a 30min de cada vez. Tratar 1 ou 2 vezes/dia.

4. Eletroacupuntura

Pontos – *Quchi* (IG 11), *Xuehai* (BP 10), *Sanyinjiao* (BP 6), *Hegu* (IG 4), Pontos *Ashi.*

262   *Selecionando os Pontos Certos de Acupuntura*

Método – Selecionar 2 a 4 pontos de cada vez. Agulhar Pontos *Ashi* da borda para o centro do foco. Selecionar a freqüência em 200 vezes/min e a intensidade de acordo com a tolerância do paciente. Conectar um eletroestimulador por 20 a 30min cada vez. Tratar diariamente e 10 tratamentos constituem 1 curso.

5. Hidroacupuntura

Pontos – *Quchi* (IG 11), *Xuehai* (BP 10), *Sanyinjiao* (BP 6), *Fengshi* (VB 31), Pontos *Ashi.*

Método – Selecionar 2 pares de pontos cada vez e injetar 2 a 4ml de novocaína a 0,5% mais 50mg de Vitamina B_1 ou 2 a 4ml de novocaína 0,5% mais 25mg de hidrocloreto de difenidramina em cada ponto, de acordo com os procedimentos de rotina da hidroacupuntura. Selecionar 3 a 4 Pontos *Ashi* ao redor da lesão de pele. Inserir obliquamente a agulha em direção ao centro do foco e injetar 0,5ml de líquido em cada Ponto *Ashi.* Nos outros pontos injetar 1ml do líquido. Tratar 1 vez a cada 2 a 3 dias, e 5 tratamentos constituem 1 curso.

Observações – Os métodos anteriormente mencionados têm efeito certo no tratamento desta doença, mas a combinação mais efetiva é a da Acupuntura cutânea mais a moxibustão com bastões de moxa. Para tratar os casos recorrentes, muitos métodos podem ser integrados.

Pedir ao paciente para evitar esforços e estímulos mentais e alimentos irritantes.

REFERÊNCIAS

1. Resultados observados de 71 casos de neurodermatite tratados com método circundante por eletroacupuntura.

   Pontos – Área da lesão de pele.

   Método – Inserir agulhas filiformes de calibre 28, com 2 a 3*cun* de comprimento, da borda para o centro do foco em 4 locais diferentes, e conectá-las a um aparelho de eletroacupuntura modelo G-6.805. Selecionar a intensidade de onda contínua, 500 a 600 vezes/min, mas ajustá-la de acordo com a tolerância do paciente. Reter as agulhas por 15 a 20min. Tratar diariamente ou em dias alternados, e 10 tratamentos constituem 1 curso.

   Resultados – De 71 casos tratados, 59 foram curados, 10 apresentaram melhora e 2 não mostraram qualquer evidência de efeito.

   (**Fonte** – Chinese Acupuncture & Moxibustion, 5(19), 1987.)

2. Observação do efeito terapêutico de 41 casos de neurodermatite tratados com inserção de agulhas de aço inoxidável.

   Pontos

1. Neurodermatite localizada:

   a. Cabeça, face e pescoço afetados: Região sensível e trajeto dos 2 lados das vértebras cervicais, o foco, e *Quchi* (IG 11), *Hegu* (IG 4) e *Taiyuan* (P 9).

b. Braço afetado: Região sensível e trajeto dos 2 lados da quarta e quinta vértebras torácicas, o foco, e *Neiguan* (CS 6), *Quchi* (IG 11), *Feishu* (B 13), *Xinshu* (B 15).

c. Perna afetada: Trajeto ou vesículas na região lombossacral, o foco, e *Xuehai* (BP 10), *Zusanli* (E 36) e *Shenshu* (B 23).

d. Região abdominal e períneo afetados: Região sensível, nódulos e trajeto dos 2 lados da décima a décima segunda vértebra torácica, na região lombossacral, o foco, e *Pishu* (B 20), *Shenshu* (B 23), *Guanyuan* (VC 4), *Sanyinjiao* (BP 6) e *Zusanli* (E 36).

2. Neurodermatite disseminada: Dois lados da espinha, principalmente da terceira a décima segunda vértebra torácica, área sensível, nódulos e trajeto na região lombar, o foco, e *Fengchi* (VB 20), *Quchi* (IG 11), *Xuehai* (BP 10) e *Zusanli* (E 36).

3. Pontos para consolidar o efeito: Os dois lados da espinha, principalmente *Feishu* (B 13), *Xinshu* (B 15), *Pishu* (B 20), *Taiyuan* (P 9), *Zusanli* (E 36) e o foco.

Método – Golpear com agulha de aço inoxidável e ajustar a estimulação de acordo com a constituição do paciente. Tratar em dias alternados e 15 tratamentos constituem 1 curso.

Resultados – De 41 casos tratados, 22 foram curados, 15 mostraram efeito marcante, 3 apresentaram alguma melhora e 1 falhou. A taxa de efetividade foi 97,6%.

(*Fonte* – Jiangsu Chinese Medical Journal, 7(8):30, 1986.)

ACNE

Pontos principais – *Hegu* (IG 4), *Quchi* (IG 11), *Lingtai* (VG 10), *Weizhong* (B 40).

Método – Produzir estimulação moderada com agulhas filiformes e usar método de redução. Reter as agulhas por 20 a 30min. Tratar diariamente ou em dias alternados, e 10 tratamentos constituem 1 curso.

Pontos complementares

Calor no Pulmão: *Chize* (P 5), com método de redução.

Fogo excessivo no Fígado e Vesícula Biliar: *Xingjian* (F 2), com método de redução.

Fogo excessivo no Estômago: *Jiexi* (E 41), com método de redução.

Acne de longa duração: *Xuehai* (BP 10), sangria no *Weizhong* (B 40).

Outras terapias

1. Método da picada

Pontos – Pontos *Ashi*.

Método – Pedir ao paciente para sentar com o corpo inclinado para frente e localizar vários pontos vermelhos nas costas. Após os procedi-

264   Selecionando os Pontos Certos de Acupuntura

mentos de esterilização de rotina, usar uma agulha de 3 pontas para picar os pontos vermelhos a uma profundidade de 3 mm, então levantar a ponta da agulha para fazer uma pequena incisão na pele. Usar polegares e indicadores para pressionar ao redor da agulha e causar sangramento suave, que deve ser limpo com bola de algodão seca. Tratar 1 vez/semana e 3 a 5 tratamentos constituem 1 curso.

2. Auriculopuntura

Pontos – Intertrago, Cérebro, Occipúcio, Porção Superior da Retro-aurícula, Estômago e partes correspondentes da acne.

Método – Empregar agulhas filiformes para produzir estimulação moderada e retê-las por 20 a 30min. Tratar em dias alternados. O método de embutimento de agulhas também pode ser aplicado.

3. Acupuntura do Punho-Tornozelo

Pontos – Superior 1 e 2, bilaterais.

Método – Aplicar os procedimentos de rotina da Acupuntura do Punho-Tornozelo.

Observações – Acupuntura tem efeito certo no tratamento da acne, mas comidas picantes ou apimentadas ou outros alimentos irritantes devem ser evitados durante o tratamento.

REFERÊNCIAS

1. Observação do efeito clínico terapêutico de 144 casos de acne tratados com Acupuntura.

Pontos principais – *Quchi* (IG 11), *Hegu* (IG 4).

Pontos complementares

Vento-Calor afetando o Meridiano do Pulmão: *Dazhui* (VG 14), *Feishu* (B 13).

Vento-Calor afetando o Pulmão e o Baço: *Zusanli* (E 36)

Desarmonia dos Meridianos *Chong* e Vaso-Concepção: *Sanyinjiao* (BP 6).

Método – Tratar com Acupuntura convencional usando o método uniforme e reter as agulhas por 20min. No caso da eletroacupuntura, usar aparelho modelo G-6.805, conectando-o às agulhas por 20min. Usar ondas periódicas. Tratar os 2 grupos diariamente e 20 tratamentos constituem 1 curso.

Resultados – O grupo tratado com Acupuntura simples envolveu 57 casos, dos quais 30 foram curados, 25 apresentaram efeito marcante e 2 falharam. O grupo tratado com eletroacupuntura teve 87 pacientes, 76 foram curados e 11 apresentaram efeito marcante.

(**Fonte** – New Journal of Traditional Chinese Medicine, 18(5):36, 1985.)

Terapias de Acupuntura **265**

2. Observação clínica de 80 casos de acne tratados com auriculopuntura.
Pontos principais – Pulmão e Rim.
Pontos complementares
Vesículas purulentas: Coração.
Sebo excessivo: Baço.
Obstipação: Intestino Grosso.
Dismenorréia: Fígado, Intertrago.
Método – Empurrar suavemente agulhas filiformes, 0,5*cun* de comprimento, mas não penetrar a cartilagem. Retê-las por 15 a 30min, manipulando-as 3 a 6 vezes. Tratar diariamente e 30 tratamentos constituem 1 curso.
Resultados – De 80 casos tratados, 62 foram curados, 11 apresentaram efeito marcante e 7 falharam. A taxa de efetividade total foi de 91,3%.
(**Fonte** – Journal of Traditional Chinese Medicine, 28(6):18, 1987.)

HERPES ZÓSTER

Pontos principais – Pontos *Ashi*, Pontos *Jiaji* (Extra) no lado afetado, na região correspondente ao herpes.

Método – Aplicar método circundante em 4 a 8 Pontos *Ashi*, 1cm distante do limite da lesão cutânea, isto é, selecionar 1 ponto a partir de cada limite do herpes, e agulhar 1 a 3 pontos de cada lado de acordo com o comprimento da lesão. Empurrar as agulhas filiformes, 1 a 2*cun* de comprimento, horizontalmente em direção ao centro da lesão e retê-las por 20 a 30min. Após retirar as agulhas, pressionar ao redor para causar sangramento suave. Agulhar os Pontos *Ashi* em pares, um de cada lado. Reduzir com estimulação forte os Pontos *Jiaji* (Extra) no lado afetado, na altura correspondente à lesão, e reter as agulhas por 20 a 30min, durante os quais aplica-se moxibustão suave com bastão de moxa sobre a região da lesão de pele. Tratar diariamente e 7 tratamentos constituem 1 curso.

Pontos complementares
Lesão de pele na face e pescoço: *Fengchi* (VB 20), *Waiguan* (TA 5), *Hegu* (IG 4).

Lesão nos membros superiores: Quchi (IG 11), *Hegu* (IG 4).

Lesão no peito e costas: *Zhigou* (TA 6), *Yanglingquan* (VB 34).

Lesão nas costas e abdome: *Weizhong* (B 40), *Taichong* (F 3), *Xiaxi* (VB 43).

Lesão nos membros inferiores: *Sanyinjiao* (BP 6), *Taichong* (F 3).

Dor severa: *Geshu* (B 17), *Xuehai* (BP 10), ou os pontos sensíveis na região com punção e moxibustão.

266 *Selecionando os Pontos Certos de Acupuntura*

Outras terapias

1. Acupuntura cutânea

Pontos – Pontos *Ashi.*

Método – Aplicar golpes circulares, 1cm de distância do limite do herpes, por 3 vezes, a fim de causar congestão subcutânea. Tratar diariamente. Quando o herpes desaparecer mas a dor persistir na região, aplicar golpes com agulha cutânea na região onde há dor a fim de produzir sangramento suave, e aplicar moxibustão com bastão de moxa após a inserção. Tratar diariamente e 5 tratamentos constituem 1 curso.

2. Hidroacupuntura

Pontos – Pontos *Jiaji* (Extra) no lado afetado na região correspondente ao herpes zóster e Pontos *Ashi.*

Método – Misturar 100µg de Vitamina B_{12} com 5 a 7ml de procaína a 1%. Agulhar obliquamente os Pontos *Ashi*, nos limites do herpes em direção ao centro enquanto se puncionam perpendicularmente os Pontos *Jiaji* (Extras). Injetar 1ml de líquido em cada ponto de acordo com os procedimentos de rotina da hidroacupuntura. Injetar diariamente.

3. Auriculopuntura

Pontos – Fígado, Vesícula Biliar, *Shenmen* e partes correspondentes da lesão de pele.

Método – Produzir estimulação forte com agulhas filiformes. Retê-las por 30min. Tratar diariamente. O método de embutimento de agulhas também pode ser usado.

Observações – Acupuntura tem efeito rápido e certo no tratamento desta doença.

REFERÊNCIAS

1. Resultados observados de 60 casos de herpes zóster tratados com inserção de agulha de aço inoxidável.

Pontos – O foco e Pontos *Jiaji* (Extra) na área correspondente do herpes no lado afetado.

Método – Após os procedimentos de esterilização de rotina, usar uma agulha de aço inoxidável para golpear o herpes e a pele circundante, empurrando o herpes para que libere um fluido e cause rubor ao redor do foco. Pontos *Jiaji* (Extra) devem ser usados em alguns pacientes. Administrar medicação oral de "Bolus of Gentiana" para purificar o Fogo do Fígado para aqueles com sintomas significativos de Calor-Umidade no Fígado e Vesícula Biliar.

Resultados – De 60 casos tratados, 30 foram curados, 24 apresentaram efeito marcante, 4 apresentaram alguma melhora e 2 falharam. A taxa de efetividade total foi de 96,7%.
(**Fonte** – Chinese Acupuncture & Moxibustion, 5(10), 1987.)

2. Resultados observados da moxibustão rotativa no tratamento de 120 casos de herpes zóster.
Ponto – Foco do herpes.
Método – Aplicar moxibustão com bastão de moxa, circulando ao redor do foco.
Resultados – Todos os casos foram curados e os tratamentos levaram em média 2,21 dias. O efeito analgésico apareceu entre 5min e 24h.
(**Fonte** – Shaanxi Journal of Traditional Chinese Medicine, 9(5):214, 1988.)

TINEA

Pontos principais
Lesão da pele da mão: *Hegu* (IG 4), *Neiguam* (CS 6).
Lesão da pele do pé: *Bafeng* (Extra), *Yongquan* (R 1), *Kunlun* (B 60).
Lesão da pele da cabeça: *Quchi* (IG 11), *Rangu* (R 2).
Método – Aplicar estimulação moderada com agulhas filiformes e aplicar método penetrante de *Hegu* (IG 4) a *Laogong* (CS 8) e de *Neiguan* (CS 6) a *Waiguan* (TA 5) para lesão da pele da mão; de *Kunlun* (B 60) a *Taixi* (R 3) para lesão da pele do pé. Reter as agulhas por 20 a 30min e manipulá-las por elevação, empuxo e rotação a cada 5 a 10min. Após retirar as agulhas, aplicar moxibustão suave com bastão de moxa sobre a área da lesão até que o prurido desapareça. Tratar diariamente e 10 tratamentos constituem 1 curso.
Pontos complementares
Deficiência de Sangue: *Sanyinjiao* (BP 6), *Zusanli* (E 36), com método de reforço.
Calor no Sangue: *Quchi* (IG 11), *Weizhong* (B 40), com método de sangria.
Estase de Sangue: *Xuehai* (BP 10), *Geshu* (B 17).

Outra terapia

Hidroacupuntura

Pontos
Tinea manuum: *Neiguan* (CS 6), *Hegu* (IG 4).
Tinea pedis: *Sanyinjiao* (BP 6), *Taixi* (R 3).
Método – Injetar 1ml de solução de procaína a 0,25% em cada ponto de acordo com os procedimentos de rotina da hidroacupuntura. Tratar em dias alternados e 7 tratamentos constituem 1 curso.

268   *Selecionando os Pontos Certos de Acupuntura*

Observações – Os métodos anteriormente mencionados têm efeito certo no tratamento da tinea.

REFERÊNCIA

Observação de 100 casos de tinea tratados com Acupuntura.

Pontos – Quchi (IG 11), *Rangu* (R 2), *Ganshu* (B 18), *Shenshu* (B 23), *Zusanli* (E 36).

Método – Puncionar *Quchi* (IG 11) bilateral e *Rangu* (R 2), tratar diariamente e 1 curso de tratamento consiste de 7 dias. Combinar *Ganshu* (B 18), *Shenshu* (B 23) e *Zusanli* (E 36) nos casos que não forem curados após 2 a 3 cursos.

Resultados – De 100 casos, houve 45 de tinea favosa, 33 de tinea alba, 12 de tinea hipercrômica e 10 de quérion. Após 1 a 5 cursos, 83 casos foram curados, 15 melhoraram e 2 permaneceram inalterados.

(***Fonte*** – Journal of Traditional Chinese Medicine, 25(1):57, 1984.)

VERRUGA

Verruga vulgar

Pontos principais – Ponto *Ashi* (no meio da "verruga-mãe", ou seja, a primária ou a maior).

Método – Usar agulha filiforme fina de 0,5 ou 1 *cun* de comprimento e inseri-la com a mão direita rapidamente na base da verruga-mãe, partindo do ponto médio, enquanto a mão esquerda deve agarrar firmemente a base da verruga para aliviar a dor causada pela inserção. Deve-se empurrar, puxar e rotacionar a agulha em grande amplitude por 30 vezes, depois o buraco feito pela agulha deve ser aumentado movimentando-se a mesma e retirando-a para drenar algumas gotas de sangue, que podem ser interrompidas por pressão. Se a verruga for muito grande ou elíptica, deve-se inserir mais uma agulha na junção verruga-pele, em seu maior diâmetro, para penetrar a verruga, aplicando-se o mesmo método de manipulação citado anteriormente. Tratar em dias alternados. A verruga-mãe e as outras cairão após alguns tratamentos.

Pontos complementares

Há um certo número de verrugas ou elas são espalhadas difusamente pelo corpo: *Feishu* (B 13), *Quchi* (IG 11), *Fengshi* (VB 31), *Xuehai* (BP 10), retendo-se as agulhas por 20 a 30min.

Outras terapias

1. Moxibustão

Pontos – Pontos *Ashi* (as próprias verrugas).

Método – Após aplicar o método de rotina de esterilização no foco, injetar uma solução anestésica de procaína a 1%. Enquanto isto faz efeito, deve-se colocar um cone de moxa do tamanho da verruga sobre a mesma e acendê-lo até que queime. Então limpam-se as cinzas e segura-se a verruga com um fórceps, removendo-a com alguns movimentos. Use uma faca pequena para cavar gentilmente a base da verruga. Após algum tempo, aplicar violeta de genciana a 2% ou ungüento de mercúrio amoniacal a 5% na ferida, que é ocluída com gaze. Usualmente 1 cone é suficiente para remover a verruga, mas 2 cones podem ser aplicados quando a mesma é muito grande ou tem raízes profundas. O ferimento deverá estar cicatrizado em aproximadamente 3 dias e as escaras deverão desaparecer, exceto em lesões profundas ocasionais.

2. Auriculopuntura

Pontos – Pulmão, Cérebro, Intertrago e parte correspondente do corpo.

Método – Produzir estimulação moderada com agulhas. Não retê-las ou retê-las por apenas 10min. Selecionar 2 pontos de cada vez e alternar todos. Tratar diariamente e 10 tratamentos constituem 1 curso.

Verruga plana

Pontos principais – Ponto *Ashi* (no meio da verruga-mãe), *Fengchi* (VB 20), *Quchi* (IG 11), *Hegu* (IG 4), *Xuehai* (BP 10).

Método – O método de inserção na verruga-mãe é o mesmo para verruga vulgar. Estimular moderadamente os pontos remanescentes e reter as agulhas por 20 a 30min. Tratar em dias alternados.

Pontos complementares

Verrugas na face e na fronte: *Taiyang* (Extra) e *Yangbai* (VB 14).

Verrugas no dorso da mão, antebraço e região escapular: 1 a 2 pontos nos meridianos adjacentes à área afetada.

Outras terapias

1. Auriculopuntura

Pontos – Pulmão, Intestino Grosso, Occipúcio, *Shenmen*, Cérebro, Intertrago e partes correspondentes do corpo.

Método – Embutir agulhas intradérmicas em 2 a 3 pontos, retendo-as por 1 a 3 dias. Dez tratamentos constituem 1 curso.

2. Acupuntura cutânea

Pontos – Os bilaterais às vértebras cervicais e torácicas, a primeira linha do Meridiano da Bexiga na nuca e região dorsal superior, e os Pontos *Ashi* (região das verrugas).

270   *Selecionando os Pontos Certos de Acupuntura*

Método – Golpear o Meridiano na Nuca e Pescoço, de cima para baixo, 3 vezes com estimulação moderada para produzir congestão da pele. Na área da lesão, aplicar estimulação forte com golpes pesados para causar sangramento suave. Tratar em dias alternados.

Molusco infeccioso

Pontos principais – Pontos *Ashi* (na própria verruga).

Método – Após aplicar os procedimentos de esterilização de rotina na pele da região, usar uma agulha de 3 pontas para picar o topo da verruga e espremer o conteúdo com aspecto de queijo. Aplicar tintura de iodo a 2,5% no ferimento. Se houver um número grande de verrugas, tratá-las em grupos.

Observações – Acupuntura e moxibustão têm efeito positivo rápido no tratamento das várias verrugas. Em geral, as verrugas vulgar e plana cairão rapidamente após o tratamento. Este último é indolor e não deixa cicatriz se executado apropriadamente.

REFERÊNCIA

Resultados observados do tratamento de verrugas vulgares com moxibustão.

Pontos – Regiões afetadas.

Método – Utilizar solução de procaína a 1% para anestesia local, aplicando-a por 2 a 3min. Colocar um cone de moxa do tamanho da verruga sobre a mesma e acendê-lo. Após queimá-la, segurar a verruga com um fórceps, mexendo-a fortemente até removê-la. Cavar suavemente a base residual com uma faca pequena. Aplicar violeta de genciana a 2% ou ungüento de mercúrio amoniacal a 5% e ocluir com gaze.

Resultados – Mais de 100 casos foram tratados e todos foram curados. Geralmente 1 cone é suficiente para remover a verruga. O ferimento cicatrizará em 3 dias e não ficarão escaras. A taxa de recorrência é de aproximadamente 10%. Se o tecido verrucoso está enraizado profundamente, este tratamento não é apropriado.

(***Fonte*** – Chinese Dermatology Journal, 10(4):273, 1964.)

LEUCODERMIA

Pontos principais – Pontos *Ashi*.

Método – Selecionar 4 a 6 Pontos *Ashi*, a 0,5 a 1cm de distância do limite da lesão de pele, e usar agulhas filiformes para empurrar subcutaneamente em direção ao centro dessa lesão, cercando-a. Reter as agulhas por 20 a 30min. Tratar diariamente e 10 a 15 tratamentos constituem 1 curso.

Terapias de Acupuntura **271**

Pontos complementares
Lesão de pele na face e cabeça: *Hegu* (IG 4), *Quchi* (IG 11).
Lesão de pele no peito: *Shanzhong* (VC 17).
Lesão de pele nos membros superiores: *Quchi* (IG 11).
Lesão de pele nos membros inferiores: *Xuehai* (BP 10), *Sanyinjiao* (BP 6).
Desarmonia de *Qi* e Sangue: *Xuehai* (BP 10), *Sanyinjiao* (BP 6), *Zusanli* (E 36), usando método uniforme.
Deficiência do Fígado e Rim: *Ganshu* (B 18), *Shenshu* (B 23), *Mingmen* (VG 4), *Taixi* (R 3), *Sanyinjiao* (BP 6), aplicando método de reforço.
Obstrução de Sangue estagnado: *Xuehai* (BP 10), *Geshu* (B 17), *Sanyinjiao* (BP 6), aplicando método de redução.

Outras terapias

1. Inserção de agulhas de aço inoxidável mais moxibustão

Pontos – Pontos *Ashi*.
Método – Golpear a área da lesão de pele com agulha de aço inoxidável e estimular suavemente a parte central da lesão e fortemente a parte marginal. A punção termina quando a região começa a sangrar levemente. Aplicar então moxibustão suspensa com bastão de moxa por 5 a 10min. Tratar em dias alternados e 5 tratamentos constituem 1 curso.

2. Moxibustão

Pontos – Pontos *Ashi*.
Método – Usar aproximadamente 5 cones de moxa para moxibustão. Colocar os cones no ponto médio dorsal da junta interfalangeana proximal das 2 mãos. Tratar diariamente ou em dias alternados.

3. Técnica de sangria em combinação com ventosa

Pontos – Pontos *Ashi*.
Método – Utilizar agulha de 3 pontas para picar a área central da lesão de pele em forma de pintas de leopardo, aplicar então a ventosa para sugar o sangue. Tratar 1 a 2 vezes/semana. O método é apropriado para a obstrução de sangue estagnado.

4. Auriculopuntura

Pontos – Intertrago, Ápice Inferior do Trago, Fim da Helix Crus Inferior, Occipúcio e a região correspondente à lesão de pele.
Método – Selecionar alternadamente 2 a 3 pontos em uma orelha para cada tratamento. Embutir as agulhas por 5 a 7 dias.

272　*Selecionando os Pontos Certos de Acupuntura*

Observações – No tratamento da leucodermia, alguns pacientes obtêm resultados com os métodos anteriormente mencionados. Na maioria dos casos, vários métodos são usados simultaneamente.

REFERÊNCIA

Observação do efeito terapêutico de 26 casos de leucodermia tratados com Acupuntura.

Pontos – *Xiaxia* (Extra, localizado na junção do terço médio e terço inferior da borda lateral do bíceps braquial) e *Dianfeng* (Extra, localizado na dobra transversa da junta interfalangeana distal do dedo médio).

Método – Sangrar os pontos com agulha de 3 pontas. Se o sangue for escasso, usar ventosa no local da sangria. Tratar 1 vez/semana, alternando os lados. Após cada aplicação de agulha, aplicar moxibustão com 3 cones de moxa no *Dianfeng* (Extra), unilateral, sem causar bolhas.

Resultados – De 26 casos tratados, 2 foram curados, 11 apresentaram efeito marcante, 10 melhoraram e 3 permaneceram inalterados. A efetividade tornou-se evidente entre 2 semanas e 6 meses após o início do tratamento.

(***Fonte*** – Journal of Clinical Dermatology, 10(1):12, 1981.)

ALOPECIA

Pontos principais – Pontos *Ashi* (ao redor da alopecia), *Fengchi* (VB 20), *Geshu* (B 17), *Sanyinjiao* (BP 6).

Método – Aplicar método circundante ao redor da área da alopecia. Inserir 4 agulhas horizontalmente de cima para baixo e da esquerda para a direita, respectivamente, em direção ao centro da alopecia areata. Quando a área da alopecia for grande, aplicar mais agulhas ao seu redor. Puncionar os outros pontos com estimulação moderada e reter as agulhas por 15 a 20min. Tratar diariamente ou em dias alternados. Moxibustão suave com bastão de moxa pode ser combinada sobre a área da alopecia durante a retenção das agulhas.

Pontos complementares

Palpitação e insônia: *Neiguan* (CS 6), *Shenmen* (C 7).

Deficiência de Sangue: *Zusanli* (E 36), *Pishu* (B 20).

Deficiência do Fígado e Rim: *Ganshu* (B 18), *Shenshu* (B 23), *Taixi* (R 3).

Estagnação de *Qi* e Sangue: *Taichong* (F 3), *Xuehai* (BP 10).

Outras terapias

1. Acupuntura cutânea

Pontos – Pontos *Ashi* (o foco da alopecia).

Método – No estágio inicial da alopecia areata, quando o foco é luminoso e não crescem pêlos novos, devem-se aplicar golpes pesados com agulha cutânea para causar sangramento suave. Quando cabelos esparsos são visíveis na região, é necessário aplicar golpes suaves. Tratar em dias alternados e 10 tratamentos constituem 1 curso.

2. Moxibustão

Pontos – Pontos *Ashi* (o foco da alopecia).
Método – Aplicar moxibustão com bastão de moxa sobre a área da alopecia, causando vermelhidão na pele. Tratar diariamente.

3. Hidroacupuntura

Pontos – *Xinshu* (B 15), *Feishu* (B 13), *Geshu* (B 17), *Pishu* (B 20), *Fengchi* (VB 20), *Dazhui* (VG 14), *Mingmen* (VG 4), *Quchi* (IG 11).
Método – Selecionar 2 a 3 pontos de cada vez, alternando os pontos mencionados anteriormente. Injetar 0,5 a 1ml de solução de Vitamina B_{12} 100 a 200µg em cada ponto. Tratar diariamente e 10 tratamentos constituem 1 curso. Deve haver um intervalo de 5 a 7 dias entre 2 cursos.
Observações – Acupuntura é muito eficaz no tratamento da alopecia. Especialmente a Acupuntura corporal e a Acupuntura cutânea têm maior eficácia, por isso são alternativamente usadas na clínica. Após o golpeamento com agulhas cutâneas, usar gengibre fresco para friccionar a pele ou aplicar moxibustão com bastão de moxa a fim de reforçar o efeito.

A duração do tratamento desta doença é longa, portanto confiança e paciência são indispensáveis. Os pacientes devem estar convencidos da necessidade de libertação de seus receios e de evitar estímulos emocionais desfavoráveis. Enquanto isso, um bom sono deve ser assegurado.

REFERÊNCIAS

1. Resultados observados de 82 casos de alopecia tratados com inserção de agulhas de aço inoxidável e estímulos elétricos.
   Pontos – O foco da alopecia, *Fengchi* (VB 20), a espinha das vértebras cervicais até as sacrais.
   Método – Golpear o foco da alopecia para causar sangramento suave. Tratar por 10 a 15min cada vez.
   Resultados – De 82 casos tratados, 91,5% foram completamente curados e 8,5% apresentaram alguma melhora.
   (**Fonte** – Chinese Acupuncture & Moxibustion, (1):25, 1982.)
2. Resultados observados da Acupuntura usando "três pontos cranianos" para o tratamento de 108 casos de alopecia.

Pontos principais – Fanglao (Extra, 1*cun* posterior ao *Baihui*, VG 20), *Jiannao* (Extra, 1*cun* abaixo do ponto *Fengchi*, VB 20).

Pontos complementares

Alopecia severa na região temporal: *Touwei* (E 8).

Prurido na cabeça: *Dazhui* (VG 14).

Secreção sebácea excessiva: *Shangxing* (VG 23).

Método – Reforçar os pontos principais e reter as agulhas por 15 a 30min. Tratar diariamente ou em dias alternados e 10 tratamentos constituem 1 curso. O tratamento deve ser feito por vários meses ou meio ano.

Resultados – De 108 casos tratados, 70 (81,5%) foram curados, 38 (18,5%) apresentaram melhora e a taxa de efetividade total alcançou 100%. Entre 70 casos com alopecia areata, 55 foram curados e 15 melhoraram. Entre 38 casos de alopecia seborréica, 32 foram curados e 6 melhoraram.

(**Fonte** – Jiangsu Chinese Medical Journal, 3(6), 1982.)

FOLICULITE

Pontos principais – Pontos *Ashi* (o foco), *Shenzhu* (VG 12), *Lingtai* (VG 10).

Método – Aplicar moxibustão indireta com alho sobre o foco 1 ou 2 vezes/dia. Sangrar *Shenzhu* (VG 12) e *Lingtai* (VG 10) com uma agulha de 3 pontas.

Pontos complementares

Cabeça, face e membros superiores atingidos: *Hegu* (IG 4), *Quchi* (IG 11).

Costas e membros inferiores atingidos: *Zusanli* (E 36), *Weizhong* (B 40).

Método – Usar agulhas filiformes com estimulação moderada. Retê-las, ou não, por 15 a 30min.

Observações – Acupuntura, moxibustão e sangria têm bom efeito terapêutico no tratamento desta doença, mas não devemos puncionar diretamente o foco para evitar a difusão da infecção.

REFERÊNCIAS

1. Resultados observados de 17 casos de furúnculos múltiplos na nuca tratados com Acupuntura.

   Pontos e método

1. Inserir uma agulha especial arredondada e afiada com 2*cun* de comprimento e 2mm de diâmetro, perpendicularmente à sexta vértebra torácica, e empurrá-la subcutaneamente até a sétima vértebra torácica, Retê-la por 30min.

Terapias de Acupuntura **275**

2. Utilizar agulhas filiformes com 2,5*cun* de comprimento para estimular fortemente *Hegu* (IG 4) bilateral, então retirar e empurrar a agulha subcutaneamente com o dedo indicador, com a ponta da agulha indo através da junta metacarpofalangeana. Reter a agulha por 30min e rotacioná-la a cada 10min. Tratar 2 vezes/semana e 3 a 10 tratamentos constituem 1 curso.
   Resultados – De 17 casos tratados, 13 foram curados, 3 melhoraram e 1 falhou.
   (**Fonte** – Journal of Beijing College of Traditional Chinese Medicine, (1):39, 1984.)

2. Resultados observados de 80 casos de furúnculo tratados com moxibustão.
   Ponto – Ápice do foco.
   Método – Aplicar moxibustão suave com bastão de moxa para produzir congestão da pele e elevar levemente sua temperatura. Tratar diariamente por 30min.
   Resultados – De 80 casos tratados, 54 de furúnculos não supurativos foram curados com 2 a 3 tratamentos. Entre 26 casos de furúnculos supurativos iniciais, 10 foram curados ou absorvidos após 3 tratamentos e 16 com pus drenado por incisão foram curados com a aplicação de moxibustão após a drenagem.
   (**Fonte** – Shanghai Journal of Acupuncture and Moxibustion, 7(2):19, 1988.)

CALO

1. Inserção de agulhas incandescentes

Pontos – Pontos *Ashi*.
Método – Após esterilização da área, aquecer a agulha até ficar incandescente e inseri-la rapidamente no centro da base do calo. Penetrar a camada córnea e empurrar a agulha até a raiz do calo, então removê-la rapidamente assim que o paciente sentir dor. Após remover a agulha, pressionar a região com bola de algodão embebida em tintura de iodo e cobrir com fita adesiva. Em geral, casos leves precisam de apenas 1 tratamento e após 1 semana, o calo simplesmente cai. Em casos mais severos, tratar mais 1 vez após 1 semana de intervalo.

2. Moxibustão

Pontos – Pontos *Ashi*.
Método – Aplicar moxibustão direta no foco com cones de moxa levemente menores que a área do calo. Cada calo precisa de 3 a 5 cones por vez. Tratar diariamente ou em dias alternados. Geralmente cerca de

276 *Selecionando os Pontos Certos de Acupuntura*

10 tratamentos são necessários para que o tecido do calo se queime e se torne necrótico. Então ele cairá automaticamente.

Observações – Efeito terapêutico certo pode ser obtido com a inserção de agulhas incandescentes e moxibustão.

REFERÊNCIA

Resultados observados do tratamento de 65 casos de calo com injeção nos pontos de Acupuntura.

Pontos – *Taichong* (F 3), *Taixi* (R 3), no lado afetado.

Método – Injetar 0,2mg de hidrocloreto de adrenalina e 1ml de solução de novocaína a 2% em cada ponto. Tratar a cada 6 dias.

Resultados – A taxa de cura foi de 89,23% e a taxa de falha foi de 10,77%. De 65 casos tratados, 49 foram curados com 1 a 5 injeções, 9 com 5 a 8 injeções e 7 falharam.

(*Fonte* – Chinese Acupuncture & Moxibustion, 4(9), 1982).

LINFANGITE AGUDA

Pontos principais – Pontos *Ashi* (limite proximal da linha vermelha) e o Ponto *Xi-Fenda* do meridiano da área afetada.

Método – Primeiro agulhar Ponto *Ashi* e depois agulhar o Ponto *Xi-Fenda* do meridiano, pelo qual passam as linhas vermelhas ou dele se aproximam. Agulhar então os pontos próximos à linha vermelha ou bilateralmente. Reter as agulhas por 15 a 30min e tratar 1 ou 2 vezes/dia.

Pontos complementares

Febre alta: *Shixuan* (Extra) com método de sangria ou *Quchi* (IG 11).

Membros inferiores afetados: *Yinlingquan* (BP 9), *Jimen* (BP 11).

Membros superiores afetados: *Chize* (P 5), *Quze* (P 3).

Outras terapias

1. Método de sangria

Pontos – Os doze Pontos *Ting* (bilateral P 11, IG 1, C 9, ID 1, TA 1, CS 9), o Ponto *Xi*-Fenda do meridiano da área afetada e o Ponto *Ashi*.

Método – Usar uma agulha de 3 pontas para empurrar através do meridiano pelo qual passa a linha vermelha, até causar sangramento, e sangrar a linha vermelha a partir de seu ponto inicial até seu ponto final a uma distância de 1 a 2cm. Aplicar sangria também ao redor do foco da infecção em vários pontos. Inserir agulhas de aço inoxidável em 5 locais no Ponto *Xi*-Fenda do meridiano pelo qual a linha vermelha passa ou está próxima, e deixar verter algumas gotas grandes de sangue. Simultaneamente, pressionar com a mão a 2 até 3cm de distância do lado proximal do Ponto *Xi*-Fenda.

2. Auriculopuntura

Pontos – *Shenmen*, Ápice Inferior do Trago, Cérebro, Occipúcio e partes correspondentes da infecção.

Método – Selecionar 2 a 3 pontos de cada vez, aplicar estimulação forte ou moderada e reter as agulhas por 30 a 60min. Tratar 1 ou 2 vezes/dia.

3. Moxibustão

Pontos – Pontos *Ashi* (a região da linha vermelha).

Método – Aplicar moxibustão suave com bastão de moxa. Lentamente mover o bastão do limite proximal ao distal da linha vermelha por 15 a 20min para produzir sensação confortável de aquecimento para o paciente.

Observações – Acupuntura tem efeito antiinflamatório e analgésico no tratamento desta doença, tendo portanto efeito satisfatório. Para tratar casos severos, uma medicação deve ser associada.

REFERÊNCIA

Resultados observados de 18 casos de linfangite aguda tratados com inserção de agulhas incandescentes.

Pontos – Região da doença.

Método – Realizar inserção incandescente em 3 a 5 pontos sensíveis na linha vermelha, depois esterilizar com álcool, aplicar ungüento de berberina e fixar com curativo anti-séptico.

Resultados – A taxa de cura foi de 100%.

(**Fonte** – New Journal of Traditional Chinese Medicine, 20(3):34, 1988.)

ESCRÓFULO

Pontos principais – Ponto *Ashi*, *Bailao* (Extra), *Zhoujian* (Extra), *Jianjing* (VB 21), *Quchi* (IG 11), *Binao* (IG 14).

Método – Usar agulhas filiformes para empurrar o nódulo linfático dos lados para a base e elevar, empurrar, girar e rotacionar as agulhas após a inserção. Inserir *Bailao* (Extra, 2*cun* acima de *Dazhui*, VG 14, e 1*cun* lateral ao Meridiano VG) a uma profundidade de 0,3 a 0,5*cun*; agulhar horizontalmente *Zhoujian* (Extra, no topo do olecrânio com o cotovelo flexionado) para baixo por 0,5 a 1*cun*; agulhar *Jianjing* (VB 21) perpendicularmente por 0,5 a 0,8*cun*; e empurrar *Binao* (IG 14) para *Quchi* (IG 11) por 3 a 4*cun*. Produzir estimulação moderada ou forte em todos os pontos e reter as agulhas por 10 a 20min. Tratar em dias alternados. Moxibustão suave com bastão de moxa pode ser usada simultaneamente sobre os pontos.

278 *Selecionando os Pontos Certos de Acupuntura*

Pontos complementares
Escrófulo cervical: *Shousanli* (IG 10).
Escrófulo na nuca: *Yifeng* (TA 17), *Zhigou* (TA 6), *Linqi*-Pé (VB 41).
Estagnação de *Qi* e Mucosidade: *Yanglingquan* (VB 34), *Fenglong* (E 40).
Calor interno resultando em Deficiência de *Yin*: *Dazhui* (VG 14), *Jianshi* (CS 5), *Sanyinjiao* (BP 6), *Taixi* (R 3).
Deficiência de *Qi* e Sangue: *Pishu* (B 20), *Qihai* (VC 6), *Zusanli* (E 36), *Sanyinjiao* (BP 6).
Sudorese noturna excessiva: Moxar *Yinxi* (C 6), *Houxi* (ID 3).

Outras terapias

1. Inserção incandescente

Pontos – Pontos *Ashi* (o foco do edema).
Método – Após esterilização da região, usar novocaína para anestesia local. Usar a mão esquerda para segurar o linfonodo edemaciado e a mão direita para segurar uma agulha de calibre 28, de 1*cun* de comprimento sobre uma lamparina até tornar-se incandescente. Inserir suavemente a agulha no centro do linfonodo e retirá-la rapidamente. Agulhar 1 a 3 nódulos por vez, mas não realizar inserção profunda demais, alcançando apenas o centro do nódulo. Após a inserção, cobrir a superfície do nódulo com gaze estéril. Se as protuberâncias estiverem muito próximas, a inserção incandescente poderá ser feita ao redor das mesmas a uma distância de 1 a 2cm. Se a área é grande, o ponto médio dos nódulos também pode ser puncionado. A localização da inserção incandescente deve ser trocada. Tratar 1 vez por semana.

2. Método da picada

Pontos – Pontos *Ashi* (local da tuberculose).
Método – O Ponto da Tuberculose pode ser localizado dos 2 lados da espinha, acima do ângulo inferior da escápula, onde pontos vermelhos elevam-se levemente da pele e não sofrem descoloração sob pressão. Quando a doença se localiza do lado esquerdo, os pontos devem ser procurados do lado direito e vice-versa. Após a esterilização da pele, usar uma agulha espessa para picar a epiderme dos pontos e agulhar mais profundamente para remover matéria branca com aspecto fibroso. Neste momento, o paciente sentirá dor leve mas não haverá sangramento. Após remover todas as fibras, cobrir o local com gaze estéril e fixá-la com curativo. Tratar 1 vez a cada 1 a 2 semanas.

3. Método de incisão

Pontos – *Ganshu* (B 18), *Geshu* (B 17).

Método – Após esterilizar a pele da região, aplicar anestesia local. Fazer uma incisão de 0,5cm de comprimento em cada ponto, aprofundando-se na pele. Remover então uma pequena quantidade de gordura subcutânea. Cobrir a incisão com gaze estéril e fixá-la com curativo. Tratar 1 vez por semana ou quinzenalmente, usando um par de pontos de cada vez.

4. Moxibustão

Pontos – Pontos *Ashi* (foco do nódulo edemaciado).

Método – Usar posição de repouso lateral e posicionar uma fatia de alho de 3mm de espessura sobre o linfonodo. Colocar então cones de moxa sobre a fatia e aplicar moxibustão até que o alho se torne seco e queimado. Após a terapia, devem surgir bolhas, devendo-se aplicar violeta de genciana externamente ou usar gaze para cobrir as mesmas. Tratar a cada 20 a 30 dias.

Observações – Acupuntura e moxibustão são muito efetivas no tratamento desta doença. O que é importante mencionar é a inserção incandescente, que obtém efeito notável, tomando-se cuidado para não inserir muito profundamente. Medicação e medidas cirúrgicas devem ser combinadas em casos de supuração ou ulceração. Se a ulceração for de longa data e difícil de ser curada, moxibustão suave poderá ser aplicada com bastões de moxa sobre o foco ou ao seu redor, 5 a 10min cada vez, 1 a 2 vezes/dia, podendo assim acelerar a cura.

REFERÊNCIA

Resultados observados de 211 casos de escrófulo tratados com método de incisão no *Ganshu* (B 18).

Ponto – *Ganshu* (B 18).

Método – Após localizar o ponto minuciosamente e realizar os procedimentos de esterilização de rotina, aplicar procaína 1 a 2% para anestesia local. Cortar a pele no local do ponto, fazendo uma incisão de 1 a 1,5cm na camada muscular. Usar um bisturi especial para cortar 10 a 20 fibras musculares. Aplicar tintura de iodo na incisão e cobrir com gaze estéril. Exercer pressão e usar bandagem flexível para fixar a gaze. A mão esquerda deve segurar a área afetada para prevenir sangramentos, enquanto a mão direita manipula o bisturi apropriado para esta intervenção. Cortar o ponto do lado afetado.

Resultados – Todos os casos obtiveram sucesso; a taxa de cura foi de 93% e a taxa de efetividade marcante foi de 7%.

(**Fonte** – Chinese Acupuncture & Moxibustion, (3):45, 1987.)

MALÁRIA

Pontos principais – *Dazhui* (VG 14), *Taodao* (VG 13), *Jianshi* (CS 5), *Houxi* (ID 3).

280 *Selecionando os Pontos Certos de Acupuntura*

Método – O ideal é realizar o tratamento 1 a 2h antes de um ataque. Em geral, deve-se agulhar primeiro *Dazhui* (VG 14), com método de redução através da elevação e empuxo da agulha para fortalecer a sensação de inserção. Tentar fazer com que a sensação se estenda para baixo. Agulhar todos os outros pontos com estimulação forte. Reter as agulhas por 20 a 30min com manipulação periódica. Tratar uma ou várias vezes/dia. Continuar o tratamento por 2 a 3 dias.

Pontos complementares

Febre: Os doze Pontos *Ting-Poço* (bilaterais P 11, IG 1, C 9, ID 1, TA 1, CS 9), *Weizhong* (B 40), agulhando-os para causar sangramento.

Coma: *Renzhong* (VG 26), *Zhongchong* (CS 9), com estimulação forte.

Vômitos severos: *Neiguan* (CS 6), *Zhongwan* (VC 12).

Dor abdominal e diarréia: *Tianshu* (E 25), *Qihai* (VC 6), *Zusanli* (E 36).

Calafrios: *Zhiyang* (VG 9), *Zusanli* (E 36), agulhando com método de reforço e combinando moxibustão com bastão de moxa ou indireta com gengibre, com 5 a 7 cones de moxa para cada ponto.

Malária crônica causada por exaustão de *Qi* e Sangue: *Ganshu* (B 18), *Pishu* (B 20), *Zusanli* (E 36), *Sanyinjiao* (BP 6), agulhando-se com método de reforço e associando-se moxibustão.

Outras terapias

1. Auriculopuntura

Pontos – Ápice Inferior do Trago, Cérebro, Intertrago, Fígado, Baço.

Método – Selecionar pontos bilaterais nas orelhas. Tratar 2 a 6h antes do ataque. Agulhar com estimulação forte. Reter as agulhas por até 1 a 2h após o tempo esperado do ataque. Aplicar rotação periódica 2 a 3 vezes. Tratar diariamente por 3 dias.

2. Ventosa

Pontos – *Dazhui* (VG 14), *Taodao* (VG 13).

Método – Aplicar ventosas 1h antes de um ataque. Retê-las por 5 a 10min. Tratar diariamente.

3. Acupuntura cutânea

Pontos – *Dazhui* (VG 14), via do Meridiano Vaso-Governador no dorso, região lombossacral, Pontos *Jiaji* (Extra) T5-S4, *Jianshi* (CS 5), *Hegu* (IG 4) *Taichong* (F 3), *Taixi* (R 3).

Método – Agulhar para causar sangramento no *Dazhui* (VG 14) antes de um ataque. Então golpear repetidamente as outras porções e pontos.

Terapias de Acupuntura 281

Observações – Acupuntura e moxibustão são muito eficazes no tratamento da malária cotidiana, malária terçã e malária quartã. Quanto à malária maligna, também têm bom efeito. Um caso grave de malária maligna deve ser tratado com combinação de medicamentos.

REFERÊNCIA

1. Resultados observados da Acupuntura no tratamento de 126 casos de malária.
   Pontos – a) *Dazhui* (VG 14), *Neiguan* (CS 6); b) *Taodao* (VG 13), *Jianshi* (CS 5).
   Método – Alternar os 2 grupos de pontos. Tratar 2h antes de um ataque. Após obter a sensação de inserção, reter as agulhas por 30min com manipulação periódica a cada 5min. Tratar 1 a 2 vezes/dia. Três dias de tratamento constituem 1 curso.
   Resultados – De 126 casos tratados, 11 (8,7%) obtiveram cura (sintomas controlados em 72 a 96h e pesquisa de parasita de malária negativa em 120h), melhora foi vista em 40 (31,7%), (sintomas controlados em 72 a 96h, porém com pesquisa de parasita de malária positiva) e não houve efeito evidente em 75 casos (59,5%).
   (***Fonte*** – Journal of Hunan College of Traditional Chinese Medicine, 7(3):37, 1987.)

ENCEFALITE EPIDÊMICA B

Pontos principais – *Zhongchong* (CS 9), *Fengchi* (VB 20), *Fengfu* (VG 16), *Yongquan* (R 1), *Quchi* (IG 11).

Método – Durante o estágio agudo, agulhar os pontos anteriormente mencionados com manipulação repetida. Aplicar método de redução de rotação no *Fengchi* (VB 20) e *Fengfu* (VG 16), enquanto se aplica método de redução com elevação, empuxo, giro e rotação nos outros pontos. Reter as agulhas por 30 a 60min. Tratar 1 a 3 vezes/dia dependendo da severidade da doença. Mas método uniforme deve ser aplicado em casos de encefalite B epidêmica em estágio de recuperação e suas seqüelas. Em crianças ou bebês, inserção superficial, empurrando e puxando rapidamente as agulhas, é aconselhável.

Pontos complementares

Febre: *Dazhui* (VG 14), *Hegu* (IG 4), agulhando com método de redução e retendo as agulhas.

Inconsciência: *Hegu* (IG 4), *Renzhong* (VG 26), *Baihui* (VG 20), picando para causar sangria no *Hegu* (IG 4) e *Zhongchong* (CS 9), agulhando *Renzhong* (VG 26) com inserção inclinada para cima a uma profundidade de 1*cun*, e aplicando manipulação repetida.

282 *Selecionando os Pontos Certos de Acupuntura*

Convulsão: *Taichong* (F 3), *Dazhui* (VG 14), *Yanglingquan* (VB 34) aplicando manipulação repetida com estimulação forte.

Choque: *Renzhong* (VG 26), *Suliao* (VG 25), usando estimulação forte e retendo as agulhas. Adicionar *Guanyuan* (VC 4), *Shenque* (VC 8) e *Zusanli* (E 36) com moxibustão indireta com gengibre, 10 cones em cada ponto. Moxibustão com bastão de moxa também pode ser usada.

Febre baixa, sudorese intensa no estágio de recuperação: *Taodao* (VG 13), *Jianshi* (CS 5), *Fuliu* (R 7), *Zusanli* (E 36).

Afasia: *Yamen* (VG 15), *Tongli* (C 5), *Lianquan* (VC 23).

Olhar fixo: *Jingming* (B 1), *Xingjian* (F 2).

Paralisia dos membros superiores: *Dazhu* (B 11), *Jianyu* (IG 15), *Shousanli* (IG 10), *Hegu* (IG 4), aplicando manipulação repetida com estimulação forte.

Paralisia dos membros inferiores: *Huntiao*(VB 30), *Fengshi* (VB 31), *Yanglingquan* (VB 34), *Kunlun* (B 60), aplicando manipulação repetida com estimulação forte.

Deficiência de *Qi* e Sangue: *Zusanli* (E 36), *Ganshu* (B 18), *Pishu* (B 20), agulhando com método de reforço ou aplicando moxibustão.

Outras terapias

1. Auriculopuntura

Pontos – Coração, Fígado, Aba Central, Cérebro e partes correspondentes sobre a área paralisada.

Método – Agulhar suavemente com inserção superficial. Reter as agulhas por 30min. Eletroacupuntura também pode ser usada.

2. Acupuntura craniana

Pontos – Área Motora, Área Sensorial, Área Motora e Sensorial da Perna, bilateral.

Método – Aplicar inserção profunda com 10 a 20min de manipulação contínua. Tratar diariamente ou em dias alternados.

Observações – Acupuntura e moxibustão têm efeito certo no tratamento da encefalite B epidêmica, mas outras medicações devem ser adotadas. Para o estágio de recuperação e suas seqüelas, massagem pode ser combinada. Pedir ao paciente para que reforce os exercícios funcionais.

REFERÊNCIA

Resultados da Acupuntura no tratamento de 11 casos de afasia como seqüela de encefalite virótica.

Pontos – a) *Yamen* (VG 15), *Shanglianquan* (Extra), *Tiantu* (VC 22), *Neiguan* (CS 6); b) *Yamen* (VG 15), *Zengyin* (Extra), *Tongli* (C 5).

Método – Tratar diariamente. Usar Grupo A para 2 tratamentos e então usar o Grupo B. Dez tratamentos constituem 1 curso. O intervalo entre 2 cursos é de 7 a 10 dias. Algumas vezes, deve-se adicionar *Yongquan* (R 1) após falha ao usar os pontos mencionados anteriormente. Ou deve-se agulhar *Jinjin-Yuye* (Extra) para causar sangramento com agulha de 3 pontas quando existir dano motor da língua. Reter as agulhas nos pontos, exceto *Yamen* (VG 15) por 15 a 20min com manipulação periódica.

Resultados – Todos os 11 casos foram curados em 3 a 30 tratamentos. (**Fonte** – Jiangxi Journal of Traditional Chinese Medicine, (4):54, 1983.)

CARBOXIEMOGLOBINEMIA

Pontos principais – *Baihui* (VG 20), *Neiguan* (CS 6), *Taiyang* (Extra).
Pontos complementares
Casos de intoxicação leves e moderados: *Touwei* (E 8), *Fengchi* (VB 20), *Hegu* (IG 4).
Intoxicação grave com coma: *Renzhong* (VG 26), *Shaoshang* (P 11), *Shixuan* (Extra), *Yongquan* (R 1).
Método – Para casos leves de intoxicação, aplicar estimulação forte nos pontos e reter as agulhas por 20 a 30min, rotacionando periodicamente. Para tratar casos graves, dar estimulação intensa e rápida com empuxo e rotação rápidos da agulha. Retirar as agulhas após o paciente recuperar a consciência.

Outras terapias

1. Método de sangria

Pontos – *Shixuan* (Extra), *Quze* (CS 3).
Método – Picar *Shixuan* (Extra) com agulha de 3 pontas e depois amarrar firmemente o braço do paciente para congestionar as veias. Sangrar *Quze* (CS 3) com agulha de 3 pontas ou agulha de injeção, geralmente de um lado, mas em casos graves, bilateralmente.

2. Moxibustão

Pontos – *Baihui* (VG 20), *Shenque* (VC 8), *Qihai* (VC 6), *Suliao* (VG 25), *Zusanli* (E 36).
Método – Aplicar moxibustão forte suspensa até que os membros do paciente se aqueçam.
Observações – O paciente com carboxiemoglobinemia deve primeiramente ser removido para um local fresco e com boa ventilação, então é providenciado o tratamento de emergência. O ambiente não deve ser aquecido.
Acupuntura e moxibustão têm bons efeitos para casos leves e moderados, mas outras medidas devem ser tomadas para casos graves, podendo-se associar a elas a Acupuntura.

284 *Selecionando os Pontos Certos de Acupuntura*

Casos de intoxicação crônica ou seqüelas de intoxicação aguda, podem ser tratados com método de Acupuntura corporal, moxibustão, auriculopuntura, eletroacupuntura ou hidroacupuntura e também é possível obter efeitos positivos.

REFERÊNCIAS

Relatório preliminar de 58 casos de carboxiemoglobinemia tratados com Acupuntura.

Pontos e método

1. Síndrome espástica:

Casos leves: Agulhar *Renzhong* (VG 26), *Chengjiang* (VC 24), *Shaoshang* (P 11), e o paciente recobrará a consciência imediatamente.

Casos graves: Complementar *Suliao* (VG 25), *Yintang* (Extra), *Jiache* (E 6), *Zhongchong* (CS 9), *Shaochong* (C 9) e *Yongquan* (R 1), mas reduzir todos com estimulação forte, e após a inserção, pressionar *Tianrong* (ID 17) com força usando o dedo médio, e então aplicar massagem no pescoço, ombro e fossas axilar e cubital. Apertar com força o olecrânio, puxar os dedos, beliscar com força o grande tendão abaixo da região do hipocôndrio, e então beliscar os tendões de *Weizhong* (B 40), *Kunlun* (B 60) e *Taixi* (R 3). Após a massagem, colocar "Lying-Dragon Pellets" dentro do nariz para causar espirros. Se o paciente não espirrar, pressionar novamente com força o *Tianrong* (ID 17).

2. Síndrome flácida:

Casos leves: Agulhar *Renzhong* (VG 26), *Yintang* (Extra) e *Shaoshang* (P 11), e o paciente recobrará a consciência imediatamente.

Casos graves: Complementar *Suliao* (VG 25) com inserção, e *Shenque* (VC 8), *Qihai* (VC 6) e *Baihui* (VG 20) com moxibustão. Se o paciente não recuperar a consciência, aplicar massagem e colocar bebidas quentes em sua boca à força. Em casos de apnéia e ausência de pulso, a respiração artificial e outros métodos devem ser adotados.

Resultados – De 58 casos tratados, 18 voltaram imediatamente com inserção de *Renzhong* (VG 26) e *Shaoshang* (P 11); 25 casos complementados com *Chengjiang* (VC 24) e *Suliao* (VG 25); 9 casos complementados com inserção de *Zhongchong* (CS 9), *Yintang* (Extra) e *Hegu* (IG 4) e moxibustão no *Shenque* (VC 8) complementada com massagem, "Lying-Dragon Pellets" e suco de gengibre gotejado nos olhos; e 6 casos com inserção no *Huiyin* (VC 1) e respiração artificial. (**Fonte** – Journal of Anhui College of Traditional Chinese Medicine, (2):55, 1959.)

INSOLAÇÃO

Pontos principais – *Quchi* (IG 11), *Dazhui* (VG 14), *Renzhong* (VG 26), *Neiguan* (CS 6).

Método – Produzir estimulação moderada ou forte com agulhas filiformes, e que devem ser retidas por 10 a 20min para casos leves, mas continuamente manipuladas para causar estimulação forte para casos graves.

Pontos complementares

Febre alta: *Shixuan* (Extra), *Quze* (CS 3), *Weizhong* (B 40), todos sangrados com agulha de 3 pontas.

Convulsão dos membros: *Yanglingquan* (VB 34), *Hegu* (IG 4), *Chengshan* (B 57).

Sudorese excessiva, membros frios e pulso fraco: *Shenque* (VC 8), *Guanyuan* (VC 4), *Qihai* (VC 6), *Taiyuan* (P 9).

Muita sede com ingestão abundante de bebidas: Sangrar *Jinjin-Yuye* (Extra).

Outras terapias

1. Método de raspagem-Sha (um método popular e efetivo no tratamento de casos leves de insolação)

Usar uma colher de cerâmica com pequenas quantidades de óleo vegetal ou água limpa para esfregar os músculos paraespinhais, nuca, peito, espaço intercostal, ombros, braços, fossas cubital e poplítea, até tornar a pele arroxeada ou vermelho-escura.

2. Auriculopuntura

Pontos – Ápice da Orelha, *Shenmen*, Coração, Ápice Inferior do Trago, Occipúcio.

Método – Aplicar estimulação forte com agulhas filiformes, rotacioná-la por 5min e retê-las então por 20min. Sangrar o Ápice da Orelha. Alguns pontos podem ser complementados de acordo com os sintomas específicos, por exemplo, Ponto Fronte para casos de dor de cabeça.

Observação – Medidas médicas modernas devem ser incorporadas em casos graves.

TONTURAS E VERTIGEM

Pontos principais – *Fengchi* (VB 20), *Touwei* (E 8), *Yintang* (Extra), *Neiguan* (CS 6).

Método – Agulhar primeiramente *Neiguan* (CS 6). Inserir então *Fengchi* (VB 20) a uma profundidade de 0,5 a 1 *cun*, e deixar a sensação de inserção estender-se à têmpora. Agulhar então *Touwei* (E 8) e *Yintang* (Extra). Reter as agulhas por 20 a 30min.

Pontos complementares – Hiperatividade de *Yang* do Fígado: *Taichong* (F 3), *Xiaxi* (VB 43), *Shenshu* (B 23), *Ganshu* (B 18).

286 *Selecionando os Pontos Certos de Acupuntura*

Deficiência de *Qi* e Sangue: *Zusanli* (E 36), *Pishu* (B 20), *Qihai* (VC 6), *Baihui* (VG 20).

Umidade-Mucosidade obstruindo o Aquecedor Médio: *Fenglong* (E 40), *Zhongwan* (VC 12).

Outras terapias

1. Acupuntura craniana

Pontos – Vertigem e Área da Audição, bilateral.

Método – Agulhar de acordo com os procedimentos de rotina da Acupuntura craniana. Tratar diariamente e 5 a 10 tratamentos constituem 1 curso.

2. Auriculopuntura

Pontos – Rim, *Shenmen*, Occipúcio, Ouvido Interno, Cérebro.

Método – Escolher 2 a 3 pontos por sessão. Agulhar com estimulação moderada. Reter as agulhas por 20 a 30min com manipulação periódica. Tratar diariamente e 5 a 7 tratamentos constituem 1 curso.

3. Hidroacupuntura

Pontos – *Hegu* (IG 4), *Taichong* (F 3), *Yiming* (Extra), *Neiguan* (CS 6), *Fengchi* (VB 20), *Sidu* (TA 9).

Método – Escolher 2 a 3 pontos por sessão. Injetar 1 a 2ml de solução de glicose a 5% ou 10%, ou 0,5ml de solução de Vitamina B_{12} em cada ponto. Tratar em dias alternados.

4. Acupuntura cutânea

Pontos – *Baihui* (VG 20), *Taiyang* (Extra), *Yintang* (Extra), Pontos *Jiaji* (Extra).

Método – Usar agulhas cutâneas para golpear com estimulação moderada, 1 a 2 vezes/dia, e 5 a 10 tratamentos constituem 1 curso.

Observações – Se os sintomas envolvem tontura e vertigem, as causas primárias devem ser diagnosticadas e tratadas primeiramente.

REFERÊNCIAS

1. Resultados observados da aplicação de "camphol" nos pontos auriculares, no tratamento de 77 casos de tontura e vertigem.

Pontos – *Shenmen*, Aba Central, Cérebro, Coração, Fim da Helix Crus Inferior.

Método – Escolher 2 a 3 pontos bilateralmente por sessão. Aplicar grãos de "camphol" com fita adesiva nos pontos. Trocar a cada 2 dias. Quatro tratamentos constituem 1 curso.

Resultados – De 77 casos tratados, 53 foram curados sem recorrência após 1 ano. Melhora foi vista em 22 casos e não houve efeito em 2. A maioria dos casos de vertigem e tontura foi reduzida após 30min da aplicação. Este método não deve ser usado em gestantes.
(**Fonte** – Henan Traditional Chinese Medicine, (4):14, 1986.)

2. Resultados observados do embutimento de sementes de vaccaria nos pontos auriculares, no tratamento de 200 casos de tontura e vertigem.
Pontos principais – Tontura, Vertigem, Olho.
Pontos complementares
Hipertensão: *Shenmen*, Sulco Hipotensor.
Hipotensão: Baço, Ponto Hipertensor.
Neurastenia: Neurastenia, *Shenmen*.
Insônia: Cérebro.
Alteração de vértebras cervicais: Vértebras Cervicais, Pescoço.
Zumbido: Ouvido Interno, Triplo Aquecedor.
Náusea ou vômitos: Estômago, Ouvido Médio.
Resultados – A taxa de cura alcançada foi de 76%, a taxa de efeito marcante foi de 13,5% e a taxa de melhora foi de 10,5%. A taxa de efetividade total alcançou 100%.
(**Fonte** – Chinese Acupuncture & Moxibustion, (6):22, 1987.)

3. Estudo clínico da moxibustão com cones de moxa como medida principal aplicada ao *Baihui* (VG 20) no tratamento de 255 casos de tontura e vertigem.
Ponto – *Baihui* (VG 20).
Método – Para zumbido no ouvido esquerdo, aplicar moxibustão a 0,5cm lateral ao *Baihui* (VG 20) do lado esquerdo. Para zumbido no ouvido direito, o mesmo procedimento deve ser feito, só que do lado direito. Para casos de zumbido nos 2 ouvidos, aplicar moxibustão no centro do *Baihui* (VG 20). Aplicar 50 a 70 cones de moxa no ponto por sessão. Após a moxibustão agulhar *Zusanli* (E 36) com método de redução.
Resultados – de 255 casos tratados, a cura a curto prazo foi obtida em 201 (78,9%) e a melhora foi vista em 54 (21,1%).
(**Fonte** – *Xingjiang* Chinese Medicine and Medica Materia, (4):30, 1985.)

4. Resultados observados da inserção do Ponto Vertigem e Área da Audição nos pontos cranianos, no tratamento de 15 casos de tontura e vertigem.
Ponto – Vertigem e Área da Audição.
Método – Inserir rapidamente a agulha na área de estímulo. Continuar rotacionando por 2min. Reter a agulha por 10min e então rotacioná-la mais 3 vezes. Tratar diariamente ou em dias alternados.
Resultados – Entre 15 casos, 7 foram curados e melhora foi vista em 8.
(**Fonte** – Shanghai Journal of Acupuncture and Moxibustion, (2):16, 1988.)

288 Selecionando os Pontos Certos de Acupuntura

DOENÇAS MOTORAS

Pontos principais – Hegu (IG 4), Neiguan (CS 6), Baihui (VG 20), Fengchi (VB 20).

Método – Aplicar estimulação leve e moderada com agulhas filiformes. Reter as agulhas por 20 a 30min e rotacioná-las periodicamente. A punção pode ser proporcionada antes do quadro da doença ascender ou logo na ocorrência de alguns sintomas leves.

Pontos complementares

Colapso (acompanhado de queda repentina, palidez, membros frios, respiração tênue e pulso fraco): Renzhong (VG 26), Guanyuan (VC 4), Qihai (VC 6), Zusanli (E 36), com moxibustão através de agulhas aquecidas ou moxibustão suave com bastões de moxa até a recuperação da consciência e aquecimento dos membros.

Outras terapias

1. Método de sangria

Pontos– Zhongchong (CS 9), Neiguan (CS 6), Taiyang (Extra), Fengchi (VB 20).

Método – Antes ou após a ocorrência dos sintomas, um ou vários pontos podem ser sangrados levemente.

2. Auriculopuntura

Pontos – Cérebro, Shenmen, Estômago, Coração.

Método– Estimular os pontos com agulhas. Retê-las por 10 a 20min, rotacionando-as periodicamente. O método de embutimento de agulhas também pode ser usado durante o trajeto, por causa da pressão dos pontos a qualquer hora.

3. Moxibustão

Pontos – Neiguan (CS 6), Baihui (VG 20), Shenmen (C 7), Zusanli (E 36), Zhongwan (VC 12).

Método – Alicar moxibustão suspensa com bastão de moxa por 2 a 3min em cada ponto.

EDEMA

Pontos principais – Shuifen (VC 9), Qihai (VC 6), Sanjiaoshu (B 22), Zusanli (E 36).

Método– Usar agulhas filiformes com estimulação moderada. Retê-las por 20 a 30min. Se o edema for causado por Deficiência e Frio, adicionar moxibustão. Tratar diariamente.

Pontos complementares
Edema da face: *Renzhong* (VG 26).
Edema dos membros superiores: *Pianli* (IG 6).
Edema dos membros inferiores: *Yinlingquan* (BP 9), *Linqi*-Pé (VB 41), *Shangqiu* (BP 5).
Sintomas exteriores devido à invasão de Frio e Vento externos: *Hegu* (IG 4), *Feishu* (B 13).
Yang deficiente do Baço e Rim: Moxar *Pishu* (B 20), *Shenshu* (B 23), *Pangguangshu* (B 28).

Outras terapias

Auriculopuntura

Pontos – Fígado, Baço, Rim, Cérebro, Bexiga, Abdome.
Método – Escolher 2 a 3 pontos por sessão. Agulhar os pontos bilateralmente com estimulação moderada. Tratar em dias alternados.
Observações – Acupuntura e moxibustão têm efeito certo no tratamento do edema, no entanto, precisam ser combinadas a outras medicações.

REFERÊNCIA
Resultados observados da Acupuntura craniana no tratamento de 25 casos de edema.
Pontos principais – Área de Dilatação e Constrição dos Vasos Sangüíneos e Área Motora, no lado saudável.
Pontos complementares
Sensação sufocante no peito e distensão abdominal: Área da Cavidade Torácica, Área do Estômago.
Método – Colocar o paciente de bruços. Inserir agulha filiforme de calibre 28 e com 2 a 3*cun* de comprimento, inclinada no couro cabeludo, a uma profundidade de 2 a 3*cun* . Reter as agulhas por 1h com manipulação periódica a cada 10min. Sete tratamentos constituem 1 curso. Iniciar um novo curso após 3 dias de repouso.
Resultados – De 25 casos deste grupo, 15 eram masculinos e 10 femininos. Entre eles, 21 estavam com trombose cerebral, 3 com hemorragia cerebral e 1 com embolia cerebral. Os 25 casos tiveram manifestações de edema nos membros superiores ou inferiores, acompanhadas por sensação sufocante no peito, distensão abdominal, insônia e afasia. Após o tratamento com menos de 3 cursos, houve desaparecimento total do edema em 22 casos, redução marcante em 3 e as outras manifestações melhoraram em graus diferentes.
(**Fonte** – Shanghai Journal of Acupuncture and Moxibustion, (4):30, 1987.)

290   *Selecionando os Pontos Certos de Acupuntura*

ÚLCERA POR FRIO

Ulceração localizada

Pontos principais – Pontos *Ashi* (ao redor do foco).

Método – Empregar método circundante ao redor do foco, com agulhas inseridas em vários pontos de acordo com o tamanho da área afetada. Produzir estimulação moderada ou forte e reter as agulhas por 30 a 60min, porém manipulando-as a cada 5 a 10min. Tratar diariamente. Após a inserção, moxibustão suave pode ser aplicada com bastão de moxa sobre o foco por 10 a 20min.

Pontos complementares
Dorso da mão afetado: *Houxi* (ID 3).
Dorso do pé afetado: *Kunlun* (B 60).
Aurícula afetada: *Waiguan* (TA 5).

Ulceração generalizada

Pontos – *Dazhui* (VG 14), *Renzhong* (VG 26), *Yongquan* (R 1), *Hegu* (IG 4), *Zusanli* (E 36).

Método – Aplicar estimulação forte e reter as agulhas por 30min. Tratar 2 a 3 vezes/dia. Quando houver choque, medidas tradicionais chinesas e ocidentais devem ser combinadas.

Observações – Em casos de ulcerações localizadas curadas com Acupuntura, moxibustão suave com bastões de moxa pode ser aplicada sobre a área durante o próximo inverno, para prevenir a recorrência.

AFOGAMENTO

Pontos principais – *Renzhong* (VG 26), *Chengjiang* (VC 24), *Shixuan* (Extra), *Yongquan* (R 1).

Pontos complementares – *Baihui* (VG 20), *Suliao* (VG 25), *Neiguan* (CS 6), *Shenque* (VC 8), *Zusanli* (E 36), *Huiyin* (VC 1).

Método – Primeiro agulhar os pontos principais com estimulação forte, rapidamente elevando, empurrando e rotacionando as agulhas por 3 a 5min. Após remoção das agulhas, puncionar os pontos complementares com estimulação forte, retendo as mesmas com manipulação intermitente. Não agulhar *Shenque* (VC 8), que recebe moxibustão indireta com sal.

Observações – Para tratar casos de afogamento, as medidas necessárias devem ser tomadas. Em primeiro lugar, materiais impróprios devem ser retirados da boca e nariz, aplicando-se em seguida a respiração artificial. Acupuntura é apenas uma das várias medidas de resgate que devem ser usadas.

TABAGISMO

Auriculopuntura

Pontos – Boca, Traquéia, Pulmão, Intertrago, *Shenmen.*

Método – Após os procedimentos de rotina para esterilização da pele, embutir agulhas intradérmicas esterilizadas nos pontos, fixando-as com fita adesiva. Trocar as agulhas a cada 5 dias. Durante o embutimento, as agulhas devem ser pressionadas com o polegar ou o indicador, por 1min, cada vez que houver desejo de fumar.

Observações – Nos últimos anos, houve um aumento no número de casos de abandono do tabagismo através da auriculopuntura. Após a inserção de agulhas nos pontos auriculares, o fumante sente gosto desagradável em sua boca, semelhante ao do tabaco ou cigarro, e sua relação com o fumo passa a ser amarga e picante. Tosse devido à irritação causada pelo fumo e tontura após fumar aparecerão, portanto os fumantes não terão mais o desejo de fumar. Auriculopuntura também pode eliminar a "síndrome de abstinência do fumo", que causa, por exemplo, insônia após o abandono do vício.

REFERÊNCIAS

1. Observação do efeito de 80 casos de tabagismo tratados com eletroacupuntura da Orelha.

   Pontos – *Shenmen*, Fumo 1 (ponto sensível entre Pontos Pulmão e Traquéia), Fumo 2 (ponto sensível ao redor do Ponto Ápice Inferior do Trago).

   Método – Usar agulhas filiformes de calibre 28 e 1 *cun* de comprimento para agulhar as 2 orelhas. Conectá-las a um aparelho de eletroacupuntura modelo G-6.805 (corrente direta, 6V) após a chegada do *Qi*. Selecionar ondas contínuas, ajustar a uma freqüência de 200 vezes/min e a potência efetiva de eletricidade entre 2 e 3 na chave do interruptor. Se o paciente tiver uma tolerância maior, a corrente elétrica poderá ser mais intensa. A conexão dura 30min. Tratar diariamente. A média de cursos é 1 a 3.

   Resultados – De 80 casos tratados, 38 apresentaram efetividade marcante, 22 mostraram efeitos positivos, 11 melhoraram e 9 falharam.

   (**Fonte** – Shanghai Journal of Acupuncture & Moxibustion, (2):29, 1985.)

2. Resumo do tratamento de 108 casos de tabagismo tratados com Acupuntura.

   Pontos – *Hegu* (IG 4), *Zusanli* (E 36), bilateral.

   Método – Agulhar diariamente um ponto de cada vez. Dez tratamentos constituem 1 curso. Após a chegada do *Qi*, repetir empuxo suave e elevação forte, empurrando e rotacionando em grande amplitude

292 *Selecionando os Pontos Certos de Acupuntura*

com freqüência rápida. Conectar as agulhas a um aparelho de eletroacupuntura modelo G 6.805. Usar ondas contínuas, ajustar a eletricidade de acordo com a tolerância do paciente e conectar por 15min. Após a retirada das agulhas, inserir agulhas intradérmicas a 1cm subcutaneamente nos pontos já usados. Deixar a agulha corporal perpendicular ao trajeto do meridiano e fixá-la com fita adesiva. Reter as agulhas por um dia e pedir ao paciente que pressione a região várias vezes/dia, por alguns minutos de cada vez. *Resultados* – De 108 casos tratados, 82 (75,4%) apresentaram algum efeito (ausência do desejo de fumar e distância do vício por 1 mês após o término do tratamento) e 26 casos (24,6%) falharam. (***Fonte*** – Guangxi Journal of Traditional Chinese Medicine, 9(1):34, 1986.)

Bócio Simples e Hipertireoidismo

Pontos principais – *Naohui* (TA 13), *Tiantu* (VC 22), *Tianding* (IG 17), *Hegu* (IG 4), *Zusanli* (E 36).

Método – Agulhar com estimulação moderada e reter as agulhas por 30min. Tratar diariamente ou em dias alternados. Dez tratamentos constituem 1 curso.

Pontos complementares

Estagnação de *Qi* no Fígado: *Taichong* (F 3), *Shanzhong* (VC 17).

Deficiência de *Yin* e Fogo excessivo: *Jianshi* (CS 5), *Taixi* (R 3), *Taichong* (F 3).

Fogo do Fígado atacando o Estômago: *Neiting* (E 44), *Taichong* (F 3), *Fengchi* (VB 20).

Aumento da glândula tireóide: Área da glândula tireóide. Posicionar o paciente em posição supina. Inserir a agulha na margem da glândula tireóide em direção ao centro da massa. Em geral, escolher 1 a 2 pontos ao redor da margem para cada tratamento. A manipulação deve ser suave para evitar danos aos vasos sangüíneos ou nervos. É aconselhável retirar as agulhas sem que haja sangramento.

Sensação de sufocamento no peito e tosse: *Shanzhong* (VC 17).

Palpitação: *Neiguan* (CS 6), *Shenmen* (C 7).

Irritabilidade e insônia: *Shenmen* (C 7).

Exoftalmia: *Jingming* (B 1), *Zanzhu* (B 2), *Sizhukong* (TA 23), *Fengchi* (VB 20).

Tremores intensos nas mãos: *Quchi* (IG 11), *Hegu* (IG 4).

Astenia: *Qihai* (VC 6).

Outras terapias

1. Auriculopuntura

Pontos principais – Tireóide, Intertrago, Cérebro, *Shenmen*.

Pontos complementares – Hipertireoidismo, Coração, Rim.

Método – Puncionar com agulhas filiformes e estimulação forte. Retê-las por 30min. Tratar em dias alternados ou embutir agulhas intradérmicas por 1 a 2 dias. Alternar as orelhas, ou embutir sementes de vaccaria com fita adesiva nos pontos auriculares por 5 dias. Iniciar um novo tratamento após 2 dias de repouso.

2. Acupuntura cutânea

Pontos – Área do bócio, Pontos *Jiaji* (Extra) correspondentes no pescoço.

Método – Golpear suavemente a área até que fique avermelhada. Tratar em dias alternados.

Observações – Acupuntura é efetiva no tratamento do bócio simples e hipertireoidismo. Pode ser combinada a outras medicações.

REFERÊNCIAS

1. Resultados observados da moxibustão no tratamento de 30 casos de hipertireoidismo.

    Pontos principais – *Dazhu* (B 11), *Fengmen* (B 12), *Feishu* (B 13), *Fengfu* (VG 16), *Dazhui* (VG 14), *Shenzhu* (VG 12), *Fengchi* (VB 20).

    Pontos complementares – Pontos de acordo com os sintomas.

    Método – Usar moxibustão direta ou indireta, agulhas incandescentes ou agulhas aquecidas para alguns pacientes.

    Resultados – De 30 casos tratados, 4 obtiveram cura em um curto período de tempo, efeito marcante ficou evidente em 11 e melhora foi vista em 15. A maioria dos casos apresentou resultados terapêuticos após 2 a 10 tratamentos.

    (**Fonte** – Journal of Chengdu College of Traditional Chinese Medicine, 10(1):23, 1987.)

2. Observação dos resultados terapêuticos a longo prazo da Acupuntura no tratamento de 50 casos de hipertireoidismo.

    Pontos principais – Centro da Glândula Tireóide.

    Pontos complementares

    Exoftalmia: *Sizhukong* (TA 23), *Zanzhu* (B 2), *Jingming* (B 1), *Fengchi* (VB 20), *Sikuangxue* (Extra, 4 pontos à esquerda, à direita, acima e abaixo do cume do globo ocular).

    Palpitação: *Neiguan* (CS 6), *Shenmen* (C 7).

    Fome constante, emagrecimento, sudorese intensa: *Sanyinjiao* (BP 6), *Zusanli* (E 36).

    Método – Aplicar método de reforço ou redução, elevando e empurrando a agulha em direção ao Centro da Glândula Tireóide, enquanto aplica-se método uniforme nos outros pontos. Agulhar com estimulação suave. Não reter as agulhas.

294 *Selecionando os Pontos Certos de Acupuntura*

Resultados – Todos foram curados, exceto 2 casos nos quais houve necessidade de cirurgia.

(*Fonte* – Beijing Traditional Chinese Medicine, (1):45, 1982.)

3. Observações clínicas da Acupuntura na melhora da visão em casos de exoftalmia hipertireóide.

Pontos – *Shangtianshu*(Extra, logo acima do *Tianzhu*, B 10), *Fengchi* (VB 20), *Tongziliao* (VB 1), *Zanzhu* (B 2), *Hegu* (IG 4).

Método – Reter as agulhas por 30min com manipulação periódica a cada 10min. Aplicar combinação de elevação, empuxo, giro e rotação, a fim de fortalecer a sensação de inserção. Tratar 2 vezes/semana. Dois meses de tratamento constituem 1 curso. Seguir com 3 cursos de tratamento.

Resultados – Um efeito marcante na visão após a punção ou 3 cursos de tratamento ficou evidente em 15 olhos, houve melhora em 27 e não houve efeito em 3.

(*Fonte* – Jiangsu Chinese Medical Journal, 7(1):28, 1986.)

DIABETES

Pontos principais – *Yishu*(Extra), *Feishu*(B 13), *Pishu*(B 20), *Shenshu* (B 23), *Zusanli* (E 36), *Sanyinjiao* (BP 6).

Método – Usar agulhas filiformes para produzir estimulação leve ou moderada e reter as agulhas por 15 a 20min. Tratar diariamente ou em dias alternados. Dez tratamentos constituem 1 curso, e é necessário intervalo de 3 a 5 dias entre 2 cursos. *Yishu* (Extra) é usado no tratamento do diabetes. Este ponto tem bom efeito no controle da glicemia e glicosúria, e pesquisas recentes provaram que o mesmo é capaz de regular a secreção de insulina. O ponto está localizado nas costas, 1,5*cun* lateral à borda inferior da oitava vértebra torácica.

Pontos complementares

Sede e polidipsia: *Shaoshang* (P 11), *Yuji* (P 10), *Taiyuan* (P 9).

Polifagia e emagrecimento: *Weishu* (B 21), *Zhongwan* (VC 12), *Neiting* (E 44).

Poliúria: *Guanyuan* (VC 4), *Taixi* (R 3), *Shuiquan* (R 5).

Membros frios devido à Deficiência de *Yang*: *Mingmen* (VG 4), *Guanyuan* (VC 4), *Qihai* (VC 6), aplicando-se moxibustão suave com bastões ou cones de moxa.

Visão embaçada: *Zanzhu*(B 2), *Guangming*(VB 37), *Fengchi*(VB 20), *Taichong* (F 3).

Prurido nos órgãos genitais: *Qugu* (VC 2), *Qihai* (VC 6).

Palpitação: *Neiguan* (CS 6), *Xinshu* (B 15), *Shanzhong* (VC 17).

Insônia: *Shenmen* (C 7).

Tontura: *Shangxing* (VG 23), *Fengchi* (VB 20).

Outras terapias

1. Auriculopuntura

Pontos – Pâncreas, Intertrago, Rim, Triplo Aquecedor, Ponto Sede, Estômago, Pulmão.

Método – Selecionar 3 a 5 pontos de cada vez e produzir estimulação suave com agulhas filiformes. Reter as agulhas por 20min. Tratar em dias alternados. O método de embutimento de agulhas intradérmicas também pode ser usado.

2. Acupuntura cutânea

Pontos – Músculos paraespinhais, principalmente da sétima a décima vértebra torácica.

Método – Aplicar golpes suaves ou moderados por 5 a 10min de cada vez. Tratar em dias alternados e 10 tratamentos constituem 1 curso.

Observações – Podem ocorrer complicações de infecções de pele, por isso a anti-sepsia deve ser rigorosa no tratamento por Acupuntura.

Acupuntura tem efeito satisfatório no tratamento de casos leves e moderados, mas dificilmente obtém resultados em casos de diabéticos insulino-dependentes.

OBESIDADE

Pontos principais – Pishu (B 20), Zusanli (E 36), Sanyinjiao (BP 6).

Método – Usar agulhas filiformes para produzir estimulação moderada e retê-las por 20 a 30min. Repetir a manipulação de agulhas durante a retenção para intensificar a estimulação. Tratar diariamente ou em dias alternados. Outros pontos podem ser combinados e moxibustão apropriada pode ser feita.

Pontos complementares

Hiperatividade do Baço e Estômago com consumo excessivo de alimentos: Weishu (B 21), Quchi (IG 11), Hegu (IG 4), Neiting (E 44), com método de redução.

Deficiência do Baço e Estômago com anorexia: Weishu (B 21), Shenshu (B 23), Qihai (VC 6), Guanyuan (VC 4), com método de redução ou adição de moxibustão.

Deficiência de Yang do Baço e Rim com gordura mais evidente nas nádegas e coxas: Shenshu (B 23), Mingmen (VG 4), Taixi (R 3), com método de redução ou adição de moxibustão.

Dor no estômago e polifagia: Zhongwan (VC 12), Liangqiu (E 34).

Obstipação associada: Tianshu (E 25), Zhigou (TA 6).

Oligúria e edema: Yinlingquan (BP 9).

Distensão abdominal: Zhongwan (VC 12).

Sonolência e amnésia: *Renzhong* (VG 26), *Baihui* (VG 20).

Emissão seminal, impotência e ejaculação precoce: *Guanyuan* (VC 4), *Zhongji* (VC 3), com método de redução ou adição de moxibustão.

Palpitação e respiração curta: *Neiguan* (CS 6).

Hiperlipemia: *Yanglingquan* (VB 34), *Taichong* (F 3), *Fenglong* (E 40).

Outras terapias

Auriculopuntura

Pontos – Estômago, Intestino Delgado, Rim, *Shenmen*, Intertrago, Baço.

Método – Selecionar 2 a 3 pontos de cada vez e após os procedimentos de esterilização e anti-sepsia de rotina, embutir agulhas intradérmicas esterilizadas e fixá-las com fita adesiva. No verão, trocar as agulhas a cada 4 dias, e no inverno, a cada 7 dias. Pressionar as agulhas antes das refeições ou quando houver sensação de fome.

Observações – Há muitos relatos de emagrecimento por Acupuntura, com resultados satisfatórios. Na clínica, a inserção é combinada com embutimento de agulhas ou este último pode ser usado isoladamente.

REFERÊNCIA

Observação clínica de 567 casos de obesidade tratados com auriculopressão.

Pontos – Intertrago, Ovário, Aba Central, Ponto Fome, Ponto Sede, *Shenmen*, Baço, Estômago, todos bilaterais.

Método – Pressionar 4 a 6 pontos de cada vez, 1 vez/semana. Cinco tratamentos constituem 1 curso.

Resultados – De 567 casos tratados, 84 apresentaram efeito marcante (15%), 385 apresentaram algum efeito (68%) e 98 falharam (17%). A taxa de efetividade total foi de 83%.

(**Fonte** – Shanghai Journal of Acupuncture and Moxibustion, (2):22, 1984.)

Apêndice

Apêndice 299

I. Pontos Extras de Acupuntura

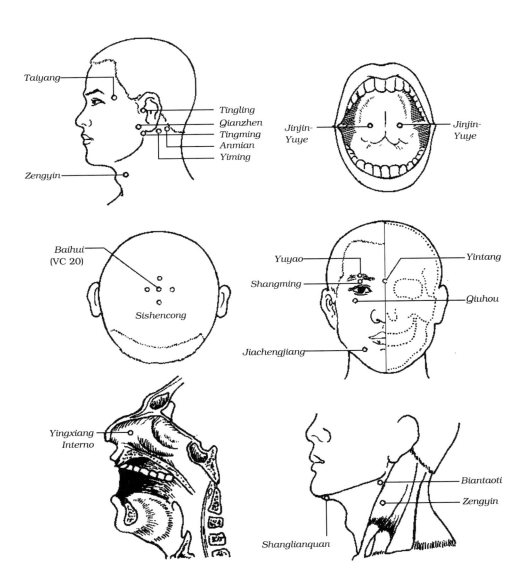

300 Selecionando os Pontos Certos de Acupuntura

II. Pontos Extras de Acupuntura

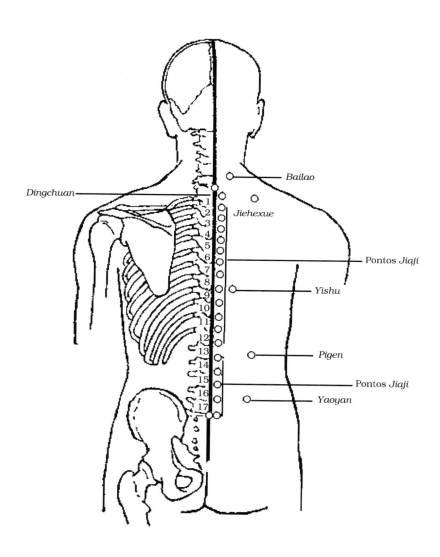

III. Pontos Extras de Acupuntura

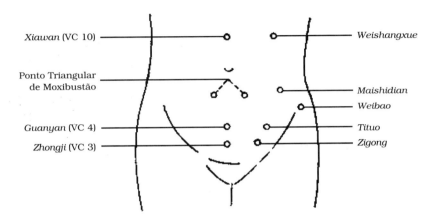

- Xiawan (VC 10)
- Ponto Triangular de Moxibustão
- Guanyan (VC 4)
- Zhongji (VC 3)
- Weishangxue
- Maishidian
- Weibao
- Tituo
- Zigong

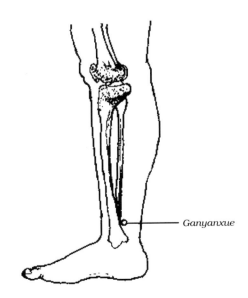

- Ganyanxue

IV. Pontos Extras de Acupuntura

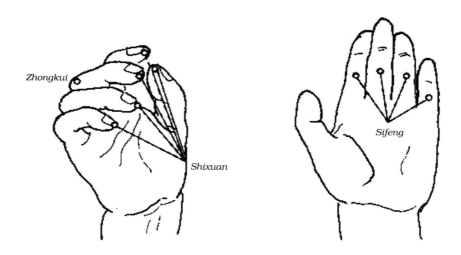

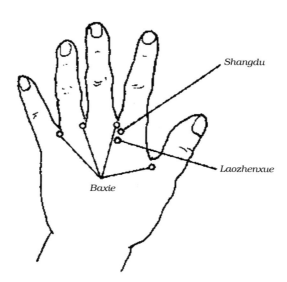

V. Pontos Extras de Acupuntura

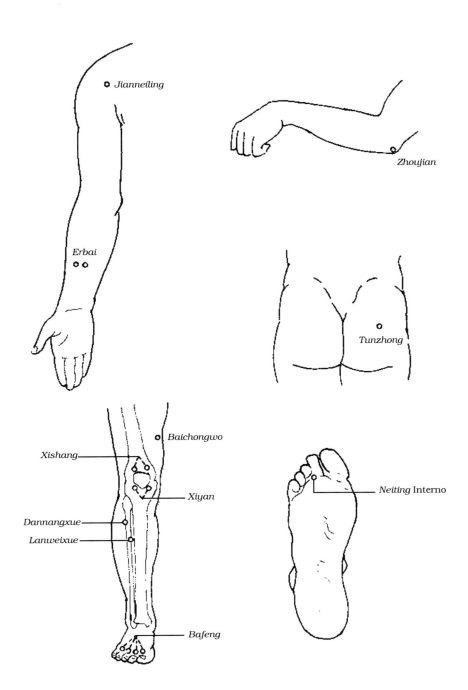

Índice Remissivo*

A

Acupuntura
  corporal, 1
  craniana, 22, 24 *f*
  da mão, 26
  do pé, 30
  do punho e tornozelo, 34
  ocular, 25, 26 *f*
  punho-tornozelo, 36 *f* - 39 *f*
Alopecia, 272
Anding (Extra), 59
Anemia, 122
Anmian , 235
Anmian (Extra), 299
Apêndice, 138
Ápice
  da orelha, 115, 206, 220 - 223, 225, 244, 285
  do foco, 275
  do trago, 99, 119, 120, 123, 124, 144, 154 - 159, 161, 166, 171,
    173, 180, 193, 203, 213, 240, 249 - 254, 257, 260, 261, 271,
    277, 280, 285
Apoplexia, 46
Área da audição, 287
Articulação
  do ombro, 99
  temporomandibular, Síndrome da, 255
Ascaríase, 149

---

*   As páginas seguidas de *f* e *t* indicam, respectivamente, Figura e
Tabela.

306   *Selecionando os Pontos Certos de Acupuntura*

Ashi, 43, 52, 88 - 90, 97, 99, 101 - 112, 121, 122, 150, 161, 168, 179, 190, 206, 220, 240, 251, 255, 259 - 279, 290

Asma
  -orelha, 156, 159, 162, 218, 253, 256
  brônquica, 158, 160

Atrofia óptica, 236

Auriculopuntura, 7

Ausência de pulso (aortoarterite), 119

B

Baço, 119, 123 - 126, 129, 131, 133, 134, 137, 144, 145, 152, 157, 173, 182, 184, 187, 190, 193, 195, 209, 213, 225, 228, 265, 280, 287, 289, 296

Bafeng , 70, 92, 107, 117, 120, 267

Bafeng (Extra), 303

Baichongwo, 149, 207

Baichongwo (Extra), 303

Baihuanshu (B 30), 146, 148

Baihui (VG 20), 41, 42, 45, 46, 49, 50, 68, 69, 78, 80, 82 - 84, 132, 136, 147, 148, 173, 177, 183, 196, 205, 206, 211, 212, 214, 228, 231, 234, 235, 241, 251, 253, 261, 274, 281, 283, 284, 286 - 288, 290, 296, 299

Bailao, 158, 277

Bailao (Extra), 300

Baliao (B 31 a 34), 48, 78, 87, 124, 173, 177, 197

Baxie, 70, 71, 85, 95, 107, 117, 120

Baxie (Extra), 302

Bexiga, 163, 166, 169, 173, 184, 188, 211, 248, 289

Biantaoti, 50

Biantaoti (Extra), 244, 299

Biguan (E 31), 71, 72, 85, 86, 101, 216

Binao (IG 14), 74, 98, 99, 102, 216, 238, 277

Bingfeng (ID 12), 101

Blefaroptose, 226

Boca, 125, 213, 240, 291

Bochecha, 220, 249

Bócio simples e hipertireoidismo, 292

Bronquite, 154, 156

Burong (E 19), 128, 129, 130, 149, 151

C

Cabeça e pescoço, Pontos na, 11 *f*

Cálculo urinário, 167, 168

Calo, 275

Carboxiemoglobinemia, 283

Cegueira
  noturna, 227
  para cores, 229

Cérebro, 79, 84, 89, 90, 103, 113 - 117, 119, 121, 122, 125, 127, 134, 136, 137, 142, 145, 146, 148, 159, 169, 171, 174, 176, 179, 182, 187 - 189, 195, 196, 199, 206, 211, 216, 220, 225, 237, 241, 261, 264, 269, 277, 280, 282, 286 - 289, 293

Changqiang (VG 1), 42, 45, 85, 132, 146 - 149, 209, 210

Chengfu (B 36), 85, 115, 216

Chengjiang (VC 24), 47, 50, 54, 55, 63, 65, 213, 284, 290

Chengjin (B 56), 60, 61, 93, 115

Chengqi (E 1), 62, 224, 227, 231, 232, 235, 238

Chengshan (B 57), 51, 54, 60, 61, 85, 87, 93, 98, 102, 111, 112, 115, 118, 124, 145 - 148, 216, 285

Chize (P 5), 74, 98, 103, 113, 119, 121, 154, 156 - 158, 160, 161, 173, 206, 216, 217, 246, 263, 276

Chongyang (E 42), 92

Ciatalgia, 51

Ciliao (B 32), 54, 85, 109, 140, 148, 164, 166, 169, 173, 176 - 181, 184, 185, 192, 194, 195, 211

Cinco pontos *Shu*, 3

Cisto, 106

Clavícula, 99

Colecistite, 141

Colélito, 141

Cólica renal, 168

Concha média, 240

Conjuntivite, 222

Convulsão infantil, 205

Coqueluche, 217

Coração, 79, 81, 83, 84, 113 - 123, 126, 144, 180, 206, 228, 233, 265, 282, 285, 286, 288, 293

Costas, Pontos nas, 13 *f*

Cotovelo, 103

D

Dabao (BP 21), 226

Dachangshu (B 25), 53, 85, 93, 129, 131, 133, 138, 139, 144, 146, 148, 153, 181, 194, 209

Dadun (F 1), 42, 169, 171, 176, 177, 182, 189, 214, 215

Dahe (R 12), 177, 200

Daheng (BP 15), 139, 141, 145, 149, 151

Daimai (VB 26), 184, 216

Daling (CS 7), 46, 75, 80, 81, 105, 115, 118, 128, 204

Dannangxue (Extra), 129, 141 - 143, 149, 303
Danshu (B 19), 78, 141, 142, 150, 151, 228, 234, 235
Daying (E 5), 55, 247
Dazhong (R 4), 189
Dazhu (B 11), 95, 96, 155, 217, 282, 293
Dazhui (VG 14), 42, 54, 68, 74, 75, 80, 83, 85, 94, 95, 107, 108, 121 - 123, 126, 133, 141, 142, 151, 153, 155, 160, 163, 166, 169, 171, 204 - 208, 217 - 219, 225, 229, 234, 235, 239, 244, 249, 251, 253, 257, 264, 273, 274, 278 - 282, 284, 290, 293
Dazhui (VG 4), 117, 132
Dedo
    da mão, 120, 121
    do pé, 120, 121
Deslactação, 191, 192
Desnutrição infantil, 206
Diabetes, 294
Dianfeng (Extra), 272
Diarréia, 131
    infantil, 208
Dicang (E 4), 47, 51, 61 - 69, 213, 214
Diji (BP 8), 118, 178, 180, 182, 192, 200
Dilatação gástrica aguda, 137
Dingchuan, 155 - 159, 219
Dingchuan (Extra), 300
Disenteria, 132
Dismenorréia, 178 - 181
Doença(s)
    de Raynaud, 120, 121
    motoras, 288
Dor
    abdominal, 128
    no hipocôndrio, 56
Dubi (E 35), 89, 216
Duodeno, 143, 150
Dushu (B 16), 116

E

Eczema, 259
Edema, 288
Encefalite epidêmica B, 281
Enurese infantil, 210
Epicondilite umeral externa, 102
Epididimite, 171
Epilepsia, 84
Epistaxe, 253
Erbai, 146
Erbai (Extra), 303
Erchuixia (Extra), 66
Erijan (IG 2), 220

Erijian (IG 2), 247
Eritromelalgia, 121
Ermen (TA 21), 78, 239, 240, 241, 242, 243, 255, 257
Escrófulo, 277
Espasmos diafragmáticos (soluços), 57
Espermatorréia, 174, 175
Espondilose cervical, 94
Estômago, 79, 125 - 129, 131, 133, 134, 136, 137, 140, 144, 145, 152, 180, 186, 190, 209, 264, 287, 288, 295, 296
Estrabismo, 233
Extremidades
    inferiores, Pontos nas, 9 *f*, 10 *f*
    superiores, Pontos nas, 8 *f*

F

Fanglao (Extra), 274
Faringe, 244, 246, 247
Feishu (B 13), 154 - 163, 172, 206, 218, 219, 246, 252, 263, 264, 268, 273, 289, 293, 294
Feiyang (B 58), 88, 89
Fengchi (VB 20), 42 - 45, 47, 50, 51, 54, 61 - 63, 65, 68, 69, 78, 81, 82, 84, 95, 96, 112, 114, 119, 153 - 155, 205, 206, 220, 222, 223, 226 - 239, 241, 243, 244, 247, 249 - 255, 257, 258, 263, 265, 269, 272 - 274, 281, 283, 285, 286, 288, 292 - 295
Fengfu (VG 16), 45, 49, 50, 82, 109, 254, 257, 281, 293
Fenglong (E 40), 43, 45, 51, 56, 61, 62, 80, 113 - 118, 127, 155 - 158, 160, 186, 197, 199, 202, 205, 206, 217 - 219, 278, 286, 296
Fengmen (B 12), 107, 155, 157, 161, 217, 219, 293
Fengshi (VB 31), 46, 48, 51, 68, 71 - 73, 85, 216, 258, 262, 268, 282
Fígado, 84, 114, 117, 119, 120, 123 - 127, 142 - 144, 149, 152, 171, 175, 178, 180, 182 - 187, 193, 195, 201, 206, 222, 225, 228, 229, 231, 233, 237, 238, 241, 261, 265, 266, 280, 282, 289
Fim da helix crus inferior, 95, 103, 107, 113 - 122, 127, 129, 131, 134, 136 - 138, 141, 142, 144, 149, 152, 155, 156, 159, 161 - 163, 166, 169, 179, 186, 187, 189, 190, 195, 196, 206, 209, 218, 271, 286
Foco do herpes, 267
Foliculite, 274
Fronte, 251, 252, 254
Fufen (B 41), 203
Fujie (BP 14), 130, 168

Fuliu (R 7), 70, 115, 163, 282
Fumo 1 e 2, 291
Fushe (BP 13), 192
Futu (E 32), 216
Futu
  -fêmur (E 32), 71, 72, 75, 85
  -pescoço (IG 18), 47, 242, 247
Fuxi (B 38), 77
Fuyang (B 59), 216

G

Ganshu (B 18), 48, 56, 58, 68, 70, 78, 85,
  123, 126, 134, 141, 142, 149, 152, 163,
  178, 181, 190, 191, 194, 197, 199, 201,
  215, 225, 227 - 231, 234 - 237, 243,
  257, 268, 271, 272, 278 - 280, 282, 285
Ganyanxue, 301
Ganyanxue(Extra), 153
Gaohuangshu (B 43), 123, 156, 158,
  161 - 163, 203
Gastroptose, 136
Geguan (B 46), 58
Genitália externa, 163, 169, 171, 174,
  176, 195, 196
Geshu (B 17), 51, 56, 58, 81, 85, 88, 107,
  109, 113, 116, 123 - 126, 134, 155, 160,
  162, 163, 172, 178, 222, 226, 229, 236,
  257, 261, 265, 267, 271 - 273, 278
Glândula parótida, 220, 256
Gongsun (BP 4), 81, 127, 134, 135, 140,
  151, 153, 169, 181, 185, 198
Guanchong (TA 1), 236
Guangming (VB 37), 191, 227, 229 - 231,
  236 - 238, 295
Guanyuan (VC 4), 41, 42, 46, 58, 78, 81,
  83, 85, 107, 114, 116, 124, 129 - 136,
  140, 152, 161 - 179, 181 - 184, 192,
  193, 196, 197, 199, 205 - 215, 218,
  257, 263, 282, 285, 288, 294 - 296, 301
Guanyuanshu (B 26), 53
Guilai (E 29), 130, 171, 177, 179,
  180 - 183, 193, 194, 197, 212, 214

H

Hegu (IG 4), 42 - 50, 54, 55, 61 - 71, 74,
  80 - 82, 85, 98, 104, 106, 107, 114, 115,
  117, 120 - 123, 127, 128, 131, 133, 138,
  139, 141, 142, 144, 153, 154, 160, 166,
  172, 173, 178, 181, 188, 189, 198, 201,
  203, 205 - 208, 213, 214, 216, 217,
  219 - 224, 227, 228, 230 - 234, 236, 238 -
  250, 252, 253, 255 - 265, 267, 269, 271,
  274, 275, 280 - 286, 288 - 290, 292 - 295

Heliao-nariz (IG 19), 246, 252
Hélice 4 e 6, 244
Hemorragia uterina funcional, 182
Hemorróidas, 146
Henggu (R 11), 198, 212
Hepatite infecciosa, 151
Hérnia infantil, 214
Herpes zóster, 265
Hiperplasia da glândula mamária, 200 - 202
Hipertensão, 114
Hipertireoidismo, 293
Hordéolo, 224
Houding (VG 19), 42, 82
Houxi(ID 3), 42 - 46, 60, 61, 71, 74, 75, 80,
  85, 88, 93, 96 - 98, 107, 153, 205, 216,
  278, 279, 290
Huantiao (VB 30), 46, 48, 51, 52, 54, 68, 70,
  75, 77, 80, 87, 101, 107, 109, 121, 216
Huiyang (B 35), 146, 148, 149
Huiyin (VC 1), 170, 171, 174, 175, 195,
  284, 290
Huntiao (VB 30), 282

I

Iache (E 6), 68
Impotência, 173 - 175
Infecção urinária, 166, 167
Inferior 1, 137, 175, 211, 258
Infertilidade, 200
  feminina, 199
  masculina, 176, 177
Inflamação pélvica crônica, 192, 193
Insolação, 284
Intertrago, 83, 116, 119, 123, 124, 126,
  145, 169, 173 - 180, 182 - 184, 188,
  190, 193, 195, 197, 199, 201, 211, 239,
  241, 253, 257, 260, 264, 265, 269, 271,
  280, 291, 293, 295, 296
Intestino
  delgado, 129, 131, 133, 140, 209, 296
  grosso, 129, 131, 133, 138, 140, 144,
  145, 209, 248, 265, 269

J

Jiache (E 6), 46, 47, 51, 54, 56, 61 - 67,
  205, 213, 214, 219, 220, 249, 250,
  255 - 257, 284
Jiachengjiang, 299
Jiachengjiang (Extra), 54
Jiaji, 51, 57, 94, 95, 107, 150, 159
Jiaji(Extra), 48, 51 - 53, 71, 75, 85 - 87, 95,
  96, 100, 107, 110, 111, 117, 148, 150,
  159, 170, 192, 193, 207, 211, 216, 220,
  236, 251, 258, 265, 266, 280, 286, 293

Jianjing (VB 21), 94, 200 - 204, 216, 277
Jianli (VC 11), 83, 134, 186, 208
Jianliao (TA 14), 46, 74, 98, 99, 101, 216
Jiannao (Extra), 274
Jianneiling (Extra), 95, 303
Jianshi (CS 5), 78, 83, 84, 113, 207, 216, 246, 278 - 282, 292
Jianwaishu (ID 14), 95, 96
Jianyu (IG 15), 46, 48, 68, 70, 74, 85, 86, 94, 98 - 102, 106, 115, 216, 282
Jianzhen (ID 9), 69, 70, 74, 75, 99
Jianzhongshu (ID 15), 95
Jiao, 49
Jiaosun (TA 20), 206, 220, 221, 244
Jiaoxin (R 8), 168
Jiehexue, 300
Jiexi (E 41), 46, 70, 75, 77, 85, 90, 107, 216, 258, 263
Jihexue (Extra), 161, 162
Jimen (BP 11), 119, 276
Jingbangxue (Extra), 54
Jinggu (B 64), 96
Jingmen (VB 25), 130, 167, 168
Jingming (B 1), 81, 93, 222 - 224, 227 - 231, 233 - 238, 282, 292, 293
Jingqu (P 8), 104, 163
Jinjin-Yuye (Extra), 47, 127, 283, 285, 299
Jiuwei (VC 15), 84, 151
Jiuzhengxue (Extra), 67
Joelho, 89
Jueyin, 44, 45
Jueyinshu (B 14), 78, 113, 116, 117, 162
Jugu (IG 16), 102, 216
Juliao (VB 29), 216
Juliao
   -fêmur (VB 29), 107
   -nariz (E 3), 54, 63, 67, 251
Juque (VC 14), 58, 113, 128, 129, 149, 151

K

Kongzui (P 6), 160, 162, 217
Kunlun (B 60), 44, 46, 51, 54, 75, 85, 90, 107, 111, 115, 118, 216, 226, 261, 267, 282, 284, 290

L

Lactação insuficiente, 189 - 191
Lanweixue, 130, 138
Lanweixue (Extra), 303
Laogong (CS 8), 46, 130, 163, 261, 267
Laozhenxue (Extra), 96, 302
Laringe, 244, 246, 247
Laringofaringite, 246

Lesão dos tecidos moles
   da cintura, 87
   do joelho, 89
   do tornozelo, 90
Leucodermia, 270
Leucopenia, 126
Leucorréia, 184, 185
Liangmen (E 21), 58, 129, 134, 140, 216
Liangqiu (E 34), 75, 89, 107, 130, 135, 203, 216, 296
Lianquan (VC 23), 47, 51, 63, 69, 81, 83, 214, 242, 244, 246 - 248, 282
Lieque (P 7), 43, 74, 96, 98, 104, 105, 153, 154, 172, 191, 205, 213, 217, 220, 221, 246, 248, 250, 252, 261
Ligou (F 5), 83, 169, 178, 184, 185, 195
Lineiting, 58, 129, 134, 137
Lineiting (Extra), 208
Linfangite aguda, 276
Lingdao (C 4), 216
Lingtai (VG 10), 127, 263, 274
Língua, 213
Linqi-pé (VB 41), 77, 191, 230, 239, 241, 250, 278, 289
Lombalgia, 109
Luxi (TA 19), 82

M

Maigen (Extra), 118
Maishidian, 130
Maishidian (Extra), 301
Mal-estar matinal, 185
Malária, 279
Malposição fetal, 186
Mandíbula, 249
Mastite aguda, 202 - 204
Meio
   da Cymba, 145
   da orelha, 124
Menstruação irregular, 177, 178
Métodos de seleção dos pontos, Introdução geral, 1
Mingmen (VG 4), 70, 75, 78, 109, 123, 131, 146, 152, 163, 167, 169, 173, 176 - 178, 181, 183, 185, 208, 214, 228, 271, 273, 294, 296
Mioma uterino, 197, 198
Miopia, 231

N

Naohui (TA 13), 292
Naoshu (ID 10), 102, 106
Nariz, 154, 251 - 254

310   *Selecionando os Pontos Certos de Acupuntura*

Nasossinusite, 250
Nefrite, 172
Neiguan (CS 6), 41, 44, 47, 57, 58, 69, 74,
    77, 79 - 83, 85, 113 - 119, 121, 127,
    129, 131 - 142, 149, 151, 153, 161,
    167, 173, 174, 176, 177, 180, 181, 185,
    188, 190 - 192, 198, 200, 204, 205,
    207, 208, 216, 218, 222, 228, 229, 234,
    236, 257, 263, 267, 272, 280, 281 - 286,
    288, 290, 292, 294 - 296
Neiting (E 44), 44, 47, 51, 54, 65, 107, 129,
    132, 138 - 140, 144, 149, 208, 224,
    246, 249, 250, 254, 292, 294, 295, 303
Neurastenia, 77, 287
Neurites periféricas, 74
Neurodermatite, 260
Nevralgia do trigêmio, 54

O

Obesidade, 295
Obstipação, 144
Obstrução intestinal aguda, 139
Occipúcio, 81, 83, 166, 206, 211, 239,
    264, 269, 271, 277, 285, 286
Odontalgia, 249
Olho, 222, 223, 225, 228, 229, 231, 233,
    237, 238, 287
Ombro, 95, 99
Orquite, 171
Ouvido, 239, 240, 286, 287
Ovário, 83, 178, 182 - 184, 193, 197, 199,
    201, 296

P

Palpitação, 113
Pâncreas, 141, 142, 149, 150, 209, 295
Pancreatite, 140
Pangguangshu (B 28), 78, 85, 166, 167,
    173, 289
Paraplegia, 85
Pelve, 193
Periartrite da articulação do ombro, 98
Pescoço, 95, 97, 246, 247, 287
Pianli (IG 6), 163, 289
Pigen, 152
Pigen (Extra), 300
Pishu (B 20), 71, 78, 79, 83, 84, 107, 123 - 127,
    129, 131, 132, 134, 135, 141, 144, 147,
    149 - 151, 156, 163, 172, 173, 178,
    181, 183, 184, 190, 193, 201, 205 - 208,
    218, 219, 224, 226 - 229, 234 - 236,
    241, 257, 263, 272, 273, 278, 280, 282,
    286, 289, 294, 295

Pneumonia, 160
Pohu (B 42), 203
Poliomielite, Seqüelas de, 215
Ponto(s)
    Ashi, 7, 73, 96, 98
    auriculares, 20 *f*, 21 *f*
    da acupuntura
        craniana, 22 *t*, 23 *t*
        da mão, 30 *t*
        do pé, 31 *t*, 33 *t*
        do punho e tornozelo, 35 *t*
        na mão, 28 *t*, 29 *t*
    de assentimento, 4 *t*, 85, 86
    de confluência com canais extras, 6 *t*
    de reunião, 5 *t*
    extras de acupuntura, 299 - 303
    fome, 296
    fonte, 5 *t*
    hipertensor, 287
    Ho-mar inferiores, 6 *t*
    Jiaji (Extra), 74, 75, 300
    Luo (de conexão), 5 *t*
    Métodos de seleção, 1
    Mo, 4
    na orelha, 14 *t* - 19 *t*
    sede, 295, 296
    Shu dos canais
        Yang, 3 *t*
        Yin, 4 *t*
    triangular de moxibustão, 301
    Xi, 7 *t*
Porção
    inferior do reto, 133, 145, 146, 148
    superior da retro-aurícula, 264
Prolapso
    do reto, 147
    uterino, 196
Próstata, 157, 169
Prostatite, 169
Prurido vulvar, 194, 195
Ptose da pálpebra superior, 226
Pulmão, 119, 125, 144, 145, 154 - 156, 161,
    162, 218, 246 - 248, 251 - 254, 257, 260,
    261, 265, 269, 291, 295
Punho, 103, 120
Pushen (B 61), 111

Q

Qianding (VG 21), 42
Qiangyiang (Extra), 248
Qianzhen (Extra), 47, 64, 65
Qiaoyin
    -cabeça (VB 11), 82
    do pé (VB 44), 44

Qichong (E 30), 119, 192, 195

Qihai (VC 6), 41, 42, 45, 58, 61, 78, 83, 87, 116, 123, 129, 132, 133, 135, 136, 138, 140, 141, 145, 147, 149, 152, 153, 156, 158, 161, 163, 165, 172, 173, 176, 178, 180, 181, 183, 184, 188, 193, 194, 196, 197, 200, 202, 205 - 207, 210, 211, 214, 218, 226, 257, 278, 280, 283 - 286, 288, 293 - 295

Qihaishu (B 24), 146

Qimen (F 14), 56, 129, 130, 134, 141 - 143, 149, 151, 181, 190, 203, 218, 257

Qingling (C 2), 118

Qiuhou (Extra), 227 - 230, 232, 233, 236, 237

Qiuxu (VB 40), 48, 51, 56, 70, 75, 90, 107, 216, 239, 240

Quanliao (ID 18), 61, 63, 65, 67, 250, 251

Quanliao (ID 8), 255

Qubin (VB 7), 238

Quchi (IG 11), 46, 48, 68 - 70, 71, 74, 80, 82, 83, 85, 86, 94, 98, 101, 102, 104, 105 - 107, 114, 115, 117 - 122, 124, 127, 129 - 133, 138 - 141, 144, 147, 151, 153 - 155, 157, 161, 162, 169, 171, 182, 203 - 206, 208, 213 - 215, 217, 219, 222, 224, 228, 239, 240, 244, 245, 247, 249, 252, 254, 257 - 269, 271, 273, 274, 276, 277, 281, 284, 293, 295

Quepen (E 12), 121

Qugu (VC 2), 164, 168 - 173, 176, 177, 179, 184, 185, 195, 196, 198, 211, 212, 220, 241, 295

Quianzhen, 299

Ququan (F 8), 115, 170, 195, 206, 214, 220, 229

Quyuan (ID 13), 96

Quze (CS 3), 46, 75, 131, 204, 205, 216, 276, 283, 285

R

Raiz do vago, 152, 180

Rangu (R 2), 173, 249, 267, 268

Raynaud, Doença de, 120, 121

Renying (E 9), 249

Renzhong (VG 26), 41, 42, 46, 50, 55, 63, 65, 68, 69, 80, 81, 84, 87, 93, 109, 137, 160, 161, 172, 205, 280 - 284, 288 - 290, 296

Resfriado comum, 153

Retenção e incontinência urinárias, 163

Rim, 79, 81, 83, 84, 110, 114, 116, 117, 123, 124, 126, 133, 163, 166, 169, 173, 175, 176, 178 - 180, 182 - 184, 188, 193, 195 - 197, 199, 211, 228, 229, 231, 238, 239, 241, 247, 248, 265, 286, 289, 293, 295, 296

Rinite, 252

Riyue (VB 24), 129, 130, 142

Rouquidão, 247

Rugen (E 18), 58, 189 - 191, 200, 202

Ruzhong (E 17), 202

S

Sancha, 56

Sangramento uterino disfuncional, 183

Sanjian (IG 3), 246

Sanjiao, 125, 143, 145, 169

Sanjiaojiuxue (Extra), 214

Sanjiaoshu (B 22), 164, 207, 288

Sanyinjiao (BP 6), 42, 43, 46, 51, 56, 60, 61, 69 - 71, 77, 79 - 81, 83, 85, 87, 90, 113, 114, 117, 119 - 122, 124 - 126, 129 - 131, 134, 153, 161 - 174, 176 - 185, 188, 189, 192 - 201, 207, 210 - 216, 220, 227 - 229, 231, 237, 241, 254, 257, 259 - 265, 267, 271, 272, 278, 280, 294, 295

Seleção de pontos, 1, 2

Shangdu, 92

Shangdu (Extra), 302

Shangguan (VB 3), 230, 255

Shangjuxu (E 37), 81, 132, 133, 136, 139, 144, 216

Shangjuxu (E 37), 206

Shanglian (IG 9), 104

Shanglianquan, 299

Shanglianquan (Extra), 244, 282

Shangliao (B 31), 179, 193

Shangming (Extra), 235, 299

Shangqiu (BP 5), 70, 216, 289

Shangtianshu (Extra), 294

Shangwan (VC 13), 58, 81, 141, 151, 208

Shangxing (VG 23), 42, 124, 218, 222, 226, 228, 239, 246, 251 - 253, 274, 295

Shangyang (IG 1), 220, 245, 246

Shanzhong (VC 17), 42, 57, 58, 80, 83 - 85, 91, 113, 116, 127, 156, 157 - 159, 172, 178, 186, 189 - 191, 200, 201, 203, 205, 219, 236, 271, 292, 295

Shaochong (C 9), 284

Shaohai (C 3), 75, 117, 216

Shaoshang (P 11), 44, 59, 81, 154, 155, 206, 219, 220 - 222, 244 - 246, 249, 254, 257, 283, 284, 294

Shaoze (ID 1), 75, 189, 202, 224, 244

Shegen (Extra), 49

Shenmai (B 62), 107, 205

312   *Selecionando os Pontos Certos de Acupuntura*

Shenmen, 42, 43, 47, 55, 57, 79, 83, 84, 88, 90, 107, 110, 112 - 114, 116, 121, 122, 127, 129, 131, 133, 134, 136 - 138, 140 - 142, 144, 146, 148, 149, 155, 162, 171, 173, 174, 176, 180, 182, 183, 186, 195, 206, 209, 216, 218, 225, 251, 253, 257, 260, 261, 269, 277, 285 - 288, 291, 293, 296

Shenmen(C 7), 69, 75, 77 - 85, 105, 113, 114, 119, 121, 123, 173, 174, 211, 228, 236, 261, 272, 288, 292, 294, 295

Shenque (VC 8), 41, 46, 129, 132, 145, 176, 177, 208, 209, 215, 258, 282 - 285, 290

Shenshu (B 23), 48, 52, 68, 70, 78, 79, 83, 85, 87, 88, 107, 109, 110, 113, 114, 116, 123, 124, 126, 129 - 132, 156, 163 - 168, 170, 172 - 174, 176 - 178, 180, 183, 184, 192 - 194, 197, 199, 205, 208, 211, 215, 226 - 229, 231, 234 - 236, 241 - 243, 263, 268, 271, 272, 285, 289, 294 - 296

Shentang (B 44), 203

Shenting (VG 24), 45

Shenzhu (VG 12), 107, 158, 205, 219, 274, 293

Shimen (VC 5), 145

Shixuan (Extra), 42, 70, 121, 206, 276, 283, 285, 290, 302

Shousanli (IG 10), 46, 67 - 71, 74, 102 - 104, 118, 216, 221, 245, 278, 282

Shuaigu (VB 8), 42, 45

Shuidao (E 28), 163, 165, 167, 169, 170, 177, 192

Shuifen (VC 9), 153, 172, 288

Shuiquan (R 5), 294

Shuitu (E 10), 249

Sialorréia infantil, 213

Sibai (E 2), 54, 55, 61 - 65, 67, 149, 224, 227 - 229, 231, 233, 235, 238

Sidu (TA 9), 216, 286

Sifeng, 107, 140, 149, 160, 206 - 208, 210, 217 - 219

Sifeng (Extra), 302

Sikuangxue (Extra), 293

Síndrome *Pi*, juntas doloridas, 106, 108

Sishencong, 45, 77, 84, 212

Sishencong (Extra), 299

Sizhukong (TA 23), 63, 81, 224, 226, 228, 229 - 231, 233 - 235, 238, 251, 292, 293

Sulco hipotensor, 114, 115, 180, 287

Suliao (VG 25), 41, 59, 113, 282 - 284, 290

Superior 1, 2 e 5, 101, 137, 232, 251, 258, 264

Surdo-mudez, 242

T

Tabagismo, 291

Tabela de tempo, Seleção de pontos da, 7

Taibai (BP 3), 71

Taichong (F 3), 42, 43, 45, 46, 55, 56, 58, 61, 65, 68, 78, 80 - 84, 107, 113 - 115, 119, 121, 122, 127, 129, 133 - 135, 149, 151, 153, 163, 164, 166, 171 - 173, 178 - 185, 188, 190, 195 - 197, 200 - 203, 205, 214, 222, 230, 236, 238, 247, 254, 265, 272, 276, 280, 282, 285, 286, 292, 295, 296

Taichong (F3), 203

Taixi (R 3), 43, 55, 56, 61, 70, 78, 83, 85, 109, 111, 113 - 115, 118, 119, 123, 124, 126, 127, 131, 156, 162, 163, 165, 166, 169, 175, 176, 178, 188, 196, 201, 202, 206, 215, 216, 228, 229, 231, 240, 241, 246, 247, 249, 250, 252, 254, 267, 271, 272, 276, 278, 280, 284, 292, 294, 296

Taiyang (Extra), 42 - 44, 45, 54, 55, 61 - 65, 67, 68, 78, 114, 154, 220, 222 - 224, 226 - 233, 235, 238, 239, 246, 249 - 252, 255, 269, 283, 286, 288, 299

Taiyi (E 23), 128

Taiyuan (P 9), 48, 98, 104, 119, 161, 162, 163, 218, 248, 252, 262, 285, 294

Taodao (VG 13), 85, 204, 279 - 282

Tenossinovite, 105

Terapias de acupuntura, 41
   auriculopuntura, 42
   moxibustão, 41

Tianchuang (ID 16), 49

Tianding (IG 17), 247, 249, 292

Tianrong (ID 17), 284

Tianshu (E 25), 81, 85, 87, 129 - 133, 135 - 139, 144, 146, 149, 152, 153, 163, 167, 173, 178, 180, 182, 206 - 210, 216, 218, 257, 280, 296

Tiantu (VC 22), 57, 58, 80, 81, 83, 94, 155, 156, 158, 159, 206, 217, 219, 246, 248, 249, 282, 292

Tianzhu (B 10), 42, 82, 110, 214, 251, 294

Tianzong (ID 11), 95, 102, 201, 205

Tiaokou (E 38), 98, 101, 102

Tigangxue (Extra), 147, 148

Ting (P 11, C 9, CS 9, IG 1, TA 1, ID 1), 46

Ting (P 11, IG 1, C 9, ID 1, TA 1, CS 9), 276

Ting (P 11, IG 1, ID 1, TA 1, C 9, CS 9), 160 -poço, 280

Tinggong (ID 19), 239, 241 - 243

Tinghui (VB 2), 63, 81, 240, 242, 243

Tingling, 243

Tingling (Extra), 299

Tireóide, 293

Tituo, 214
Tituo (Extra), 301
Tongli (C 5), 47, 51, 78, 81, 113, 118, 242, 246, 247, 282
Tongtian (B 7), 251
Tongziliao (VB 1), 61, 65, 223, 224, 227, 230, 234, 235, 238, 294
Tonsil (Extra), 154
Tonsilite aguda, 244
Tontura, 285, 287
Tórax, 190, 201, 203
    e região abdominal, Pontos no, 12 *f*
Torcicolo, 96
Tornozelo, 90, 120
Touwei (E 8), 42, 55, 220, 261, 274, 283, 285
Trabalho de parto prolongado, 188, 189
Traquéia, 155 - 157, 159, 161, 218, 246, 247, 291
Triplo aquecedor, 287, 295
Tromboangiite, 117
Trombocitopenia, 124
Tronco cerebral, 81, 84
Tuberculose pulmonar, 161, 162
Tunzhong, 303

U

Úlcera
    gastroduodenal, 134, 135
    por frio, 290
Ureter, 169
Uretra, 163, 169, 211
Urticária, 257
Útero, 83, 178 - 180, 182 - 184, 187, 189, 193, 196, 197, 199
    Inércia do, 188

V

Verruga, 268
Vértebra
    cervical, 95, 97, 216, 287
    lombossacral, 88, 110, 189, 216
    torácica, 216
Vertigem, 287
Vesícula
    biliar, 141 - 144, 149, 152, 180, 209, 266
    seminal, 175
Vômitos, 127

W

Waiguan (TA 5), 46, 57, 61, 68 - 71, 74, 82, 85, 86, 95, 96, 98, 102, 104 - 107, 117, 118, 120, 122, 201, 208, 216, 217, 220, 239, 241 - 243, 247, 249, 252, 257, 265, 267, 290

Wangu
    -cabeça (VB 12), 66, 243
    -mão (ID 4), 75, 107
Weibao, 193, 196
Weibao (Extra), 301
Weicang (B 50), 150
Weidao (Extra), 197
Weidao (VB 28), 164
Weishangxue, 136
Weishangxue (Extra), 301
Weishu (B 21), 71, 78, 127, 129, 134, 135, 141, 144, 163, 178, 206, 207, 234, 294, 295
Weiyang (B 39), 75, 167
Weizhong (B 40), 42, 46, 51, 52, 75, 85, 88, 89, 93, 107, 109, 115, 121, 124, 131, 160, 192, 205, 216, 257, 261, 263, 265, 267, 274, 280, 284, 285
Wuli (F 10), 220
Wuli -mão (IG 13), 94, 121
Wuyi (E 15), 200, 201

X

Xi-fenda, 276
Xiabai (P 4), 94
Xiaguan (E 7), 47, 51, 54 - 56, 61 - 63, 65 - 67, 111, 249, 250, 255, 256
Xiahexue (Extra), 56
Xiajuxu (E 39), 77, 101, 141, 145, 210, 216
Xialiao (B 34), 194, 195
Xiaochangshu (B 27), 131
Xiaohai (ID 8), 75, 98, 121
Xiawan (VC 10), 127, 128, 140, 208, 301
Xiaxi (VB 43), 201, 240, 241, 265, 285
Xiaxia (Extra), 272
Ximen (CS 4), 75, 116, 118, 245, 261
Xingjian (F 2), 44, 114, 115, 117, 120, 144, 156, 163, 166, 181, 184, 197, 220, 222, 241, 250, 254, 258, 263, 282
Xingming (Extra), 237, 238
Xinshu (B 15), 69, 78 - 80, 83 - 85, 113, 116, 117, 119, 123, 173, 174, 191, 236, 243, 263, 273, 295
Xishang, 303
Xishang (Extra), 245
Xisixue (Extra), 143
Xiyan , 89, 107
Xiyan (Extra), 303
Xiyangguan (VB 33), 89, 107
Xuanji (VC 21), 127, 246
Xuanli (VB 6), 100
Xuanlu (VB 5), 45
Xuanzhong (VB 39), 44, 48, 51, 62, 70, 75, 77, 82, 85, 86, 90, 96, 97, 107, 117, 118, 120, 126, 215

314 Selecionando os Pontos Certos de Acupuntura

Xuehai (BP 10), 43, 56, 75, 85, 87, 88, 107, 113, 118, 120, 121, 123 - 126, 134, 146, 158, 162, 166, 167, 169, 172, 178, 180 - 183, 193, 194, 197, 199, 200, 215, 220, 257 - 263, 265, 267 - 269, 271, 272

Y

Yamen (VG 15), 45, 47, 51, 183, 206, 242, 243, 249, 282, 283

Yangbai (VB 14), 47, 54, 55, 63 - 66, 224, 226, 227, 229 - 232, 235, 251, 253, 269

Yangchi (TA 4), 48, 70, 107, 171, 216, 258

Yangfu (VB 38), 43

Yanggang (B 48), 151

Yanggu (ID 5), 216

Yanglao (ID 6), 70, 94, 96, 109, 232

Yanglingquan (VB 34), 46, 48, 51 - 54, 56, 60, 61, 68 - 72, 75, 77, 80, 85, 86, 106 - 108, 111, 117, 118, 127, 129, 134, 140 - 144, 149, 151, 153, 156, 181, 185, 205, 215, 218, 265, 278, 282, 285, 296

Yangming, 44

Yangxi (IG 5), 104, 105, 107, 216

Yaobangxue (Extra), 54

Yaoning (Extra), 94

Yaoyan, 93

Yaoyan (Extra), 300

Yaoyangguan (VG 3), 54, 70, 75, 87, 93, 107, 109, 124, 173, 181, 215

Yemen (TA 2), 98, 154

Yifeng (TA 17), 49, 54, 58, 62 - 64, 66, 78, 81, 219 - 221, 230, 238 -243, 249, 278

Yiming (Extra), 230, 237, 238, 286, 299

Yinbai (BP 1), 123, 124, 169, 178, 181 - 184, 254

Yinbao (F 9), 118

Yingruxue, 191

Yingu (R 10), 229

Yingxiang (IG 20), 47, 54, 55, 63, 64, 67, 149, 154, 155, 218, 246, 250 - 253

Yingxiang -interno (Extra), 224, 299

Yiniaodian (Extra), 210

Yinjiao (VC 7), 195

Yinjiao -boca (VG 28), 146

Yinlian (F 11), 176, 177, 195

Yinlingquan (BP 9), 46, 51, 107, 114, 117, 118, 130 - 132, 136, 147, 151, 153, 163, 164, 166 - 170, 172, 173, 184, 186, 192, 193, 195, 196, 199, 208, 239, 276, 289, 296

Yinmen (B 37), 51, 54, 85, 87, 261

Yinshi (E 33), 71, 72, 75, 216

Yintang, 299

Yintang, 42 - 44, 93, 154, 206, 222, 234, 235, 250 - 253,

Yintang (Extra), 284 - 286

Yinxi (C 6), 46, 69, 70, 83, 123, 126, 162, 278

Yishu (Extra), 294, 300

Yixi (B 45), 203

Yongquan (R 1), 41, 42, 45, 46, 80, 81, 111, 137, 153, 160, 205, 246, 255, 267, 281, 283, 284, 290

Youmen (R 21), 134

Yuji (P 10), 74, 75, 219, 244, 246, 247, 294

Yunmen (P 2), 162

Yuyao, 63, 223, 224, 227, 228, 230, 234, 235, 238, 251

Yuyao (Extra), 299

Z

Zanzhu (B 2), 47, 54, 58, 60, 63, 191, 224, 226 - 235, 238, 251, 253, 292 -295

Zengyin, 49, 244, 247, 282

Zengyin (Extra), 299

Zhangmen (F 13), 131, 134, 141, 152, 153, 163

Zhaohai (R 6), 51, 107, 111, 121, 195, 198, 199, 228, 246 - 248, 261

Zhengguang (Extra), 234, 235

Zhibian (B 54), 51 - 53, 85, 121, 146, 165

Zhigou (TA 6), 56, 62, 85, 133, 135, 136, 138, 142, 144, 145, 151, 153, 156, 160, 167, 181, 183, 216, 218, 265, 278, 296

Zhimai (Extra), 49

Zhishi (B 52), 87, 88, 109, 162, 169, 175, 176, 241

Zhishu (Extra), 146

Zhixiexue (Extra), 133

Zhiyang (VG 9), 113, 127, 141, 142, 150, 151, 280

Zhiyin (B 67), 42, 54, 186 - 188

Zhizheng (ID 7), 96

Zhongchong (CS 9), 41, 205, 280, 281, 284, 288

Zhongdu-fêmur (VB 32), 72

Zhongdu-pé (F 6), 152

Zhongfeng (F 4), 153, 166

Zhongfu (P 1), 162, 163, 219

Zhongji (VC 3), 46, 83, 85, 87, 124, 129, 153, 163 - 167, 169, 170, 174 - 181, 184, 193 - 197, 199, 200, 210, 212, 296, 301

Zhongkui, 59

Zhongkui (Extra), 302

Zhongliao (B 33), 199

Zhonglushu (B 29), 132

Zhongwan (VC 12), 42, 44, 57, 58, 61, 71, 78, 81, 122, 127 - 129, 131 - 137, 140, 141, 144, 149, 151, 153, 163, 167, 185, 198, 206 - 210, 213, 218, 234, 235, 280, 286, 288, 294, 296

Zhongzhu-mão (ID 3), 42

Zhongzhu-mão (TA 3), 74, 75, 98, 117, 240 - 243

Zhoujian, 277

Zhoujian (Extra), 303

Zhouliao (IG 12), 102, 104

Zhourong (BP 20), 180

Zigong, 193, 194, 196 - 199

Zigong (Extra), 301

Zishi (B 52), 173

Zulinqi (VB 41), 200

Zumbido e surdez, 240

Zusanli (E 36), 41, 43, 45, 46, 48, 50, 52, 55, 56, 58, 60, 61, 65, 69, 70, 75, 77 - 83, 85 - 87, 92, 107, 115, 117 - 119, 121 - 124, 126 - 143, 147, 151 - 156, 158, 161, 163, 164, 168, 169, 172, 173, 175 - 178, 180, 181, 183 - 185, 188, 190, 192, 193, 196 - 202, 205 - 211, 213 - 215, 218, 224, 226 - 231, 234, 236, 237, 239 - 241, 252, 257, 259, 260, 263, 264, 267, 268, 271, 272, 274, 278, 280, 282, 283, 286 - 288, 290, 292, 294, 295